化险为夷

——湘雅医疗安全 SAFE-CARE 体系探索与实践

主　编　周胜华

主　审　周智广

顾　问　刘伏友　尹邦良

副主编　夏良伟　王建新

编　委（以姓氏笔画为序，带＊号者为核心编委）

王　锐	王玉林＊	王建新＊	冯志凌
刘瑞洪	杨一峰	杨连粤	李乐之＊
肖　涛＊	张劲强＊	陈艳平＊	陈晋东
周胜华＊	周智广	段绍斌＊	施小六
夏良伟＊	柴湘平＊	徐军美	黄刊迪＊
黄江生	谢续标＊	雷先阳	黎志宏
薛志敏			

人民卫生出版社

图书在版编目（CIP）数据

化险为夷：湘雅医疗安全 SAFE-CARE 体系探索与实践 /
周胜华主编 . —北京：人民卫生出版社，2014

ISBN 978-7-117-20085-1

Ⅰ.①化…　Ⅱ.①周…　Ⅲ.①医院-卫生服务-安全管理-
研究-湖南省　Ⅳ.①R197.32

中国版本图书馆 CIP 数据核字（2014）第 279984 号

人卫社官网　**www.pmph.com**		出版物查询，在线购书
人卫医学网　**www.ipmph.com**		医学考试辅导，医学数据库服务，医学教育资源，大众健康资讯

化 险 为 夷

——湘雅医疗安全 SAFE-CARE 体系探索与实践

主　　编：周胜华
出版发行：人民卫生出版社（中继线 010-59780011）
地　　址：北京市朝阳区潘家园南里 19 号
邮　　编：100021
E - mail：pmph @ pmph.com
购书热线：010-59787592　010-59787584　010-65264830
印　　刷：潮河印业有限公司
经　　销：新华书店
开　　本：787×1092　1/16　印张：17
字　　数：228 千字
版　　次：2014 年 12 月第 1 版　2014 年 12 月第 1 版第 1 次印刷
标准书号：ISBN 978-7-117-20085-1/R·20086
定　　价：49.00 元

打击盗版举报电话：**010-59787491**　E-mail：**WQ @ pmph.com**
（凡属印装质量问题请与本社市场营销中心联系退换）

序　一

医疗质量与安全是医学发展的主线和底线。只有这一主线抓牢了，底线守住了，才能确保医疗事业健康发展。

中国是世界上最大的发展中国家，自然也面临着许多"发展中"的阶段性问题。医院管理体制机制不畅，服务能力水平欠佳，人民群众满意度不高，是这些阶段性问题在医疗领域的突出表现。上世纪末、本世纪初的大学合并潮，使很多医院由原来的医学院校附属医院，成为综合性大学的附属医院，这一转变给医院管理提出了许多新的课题，现在仍在不断探索之中。管理的滞后，势必给医院的发展和社会功能的实现产生一定的影响。而就在这一时期，国家医药卫生体制改革的不断推进，人民群众的看病就医需求得到极大的释放。一方面，各级医院的硬件设施、就医环境、医院规模等方面得到了极大的改善，促进了我国医疗资源的总量不断丰富；另一方面，随着患者的就医期待和体验要求的提升，优质医疗资源、服务水平与百姓的需求水平之间尚有一定差距，导致医生护士不堪重负，医患关系面临着巨大的压力。在这种形势之下，医疗质量和安全这一古老的话题，显得愈发突出和重要。

那么，路在何方？大家都在思考和探索。医学是中南大学的特色和优势之一，为解决这一问题，学校近年提出了"以临床为统筹，以医生为核心，以病人为中心"的战略。以临床为统筹，就是医学事业的发展和进步要依靠医院来进行，医院的各项工作要以临床为龙头来开展。以医生为核心,就是打造一支仁心仁术的高水平医生队伍,特别是要注重培育一批名医和大师,并着力提升医务人员的幸福指数。以病人为中心,就是医院一切工作都要围绕如何改善服务,提高质量来开展。围绕这一战略构想,在近几年的实践中,中南大学推出了"湘雅名医"、"湘雅最美护士"、"临床大数据"等举措,各家附属医院也在苦苦探索可行之路,湘雅二医院提出的 SAFE-CARE 体系,就是其中之一。

众所周知,湘雅医学是中国唯一的"医教研"延续百年且未中断的医学体系,在这里培养了张孝骞、汤飞凡、李振翩等一批闻名中外的医学巨匠。2014 年,湘雅医学院将迎来建院一百周年。在百年华诞之际,中南大学湘雅二医院《化险为夷——湘雅医疗安全 SAFE-CARE 体系探索与实践》一书正式出版。该书切中了当前医院管理或者说医疗卫生事业发展的热点话题,继承了百年湘雅的优良传统,融入了前沿的管理理念,并与医院的实践进行了紧密的结合,首创性地提出了以弘扬湘雅精神(S)、规范医院管理(A)、完善一线服务(F)、强化教育培训(E)、加强医患沟通(C)、风险防范前移(A)、提升集体荣誉感(R)、建设数字化医院(E)为主要内容的医疗安全保障体系,不仅为医院管理者、临床医生、医学生提供了可资借鉴的经验,也为广大关心和热爱医学事业的人打开了一扇了解医院和医生的窗户,必将有力地推动医学事业的发展和进步。

中南大学党委书记

中南大学校长、中国工程院院士

2014 年 9 月 28 日

序　二
——大楼·天使·小狗

医院里时刻上演生老病死、悲欢离合，是人生百态的缩影，也是一个盛产故事的地方。这个发生在我们医院的故事，有些特别，故事的"主人公"是"大楼、天使和小狗"。

2012年9月，经过3年多紧张建设的科教楼正式投入使用。新建成的科教楼面积3.4万平方米，集教学、科研、办公于一体，独具一格的外形，不仅在院内是一道风景线，就是在周边的中心城区，也吸引了不少赞许的目光。宽敞明亮、设施一流的内部环境让我院的教学、科研及办公环境一下子得到了明显的改善。是时，天公作美，连续数日秋高气爽，晴空万里，办公楼、部分实验室、教室相继搬入新楼，二院人个个喜笑颜开，乔迁之喜洋溢在医疗、教学、科研等各条战线上。

大楼投入使用没几天，大家不约而同地发现，在大楼下经常可以看到一只黑色的母狗，有时躺在墙根下晒太阳，有时干脆找个阴凉的地方打起了盹，有时一路小跑，好像去办什么事，有时眼神里还透着一丝警惕，好像你侵占了它的地盘，有时你又似乎几天看不到它的影子……不像流浪狗那样落魄，也没有家狗那样娇贵。

"它是谁？从哪里来？到哪里去？"这三个困扰世人上千年的"终极哲学问题"，第一次降临到一条小黑狗的头上，并迅速成为大家茶余饭后谈论的话题。当然，很快，它的"身世之谜"便被破解了。

原来，这狗是修建大楼的施工队留下的，在修建大楼的时候，帮助看守材料。大楼建成后,施工队走了,但它却没被带走。随着科教楼的竣工,工棚被拆迁,狗的窝棚也被拆了,成了"拆迁户"。或许是故土难离,或许是无处安身,狗在与科教楼一路之隔的第二门诊部 1 楼的架空层下安了家,好像在继续履行看家守院的职责。

再后面的故事,我想用三个字来概括。

第一个字是"容"。

我们能不能"容"得下它? 根据有关规定,医院里是不允许养狗、养宠物的。职工中,有的赞成立即杀掉它,有的建议把它送到爱心之家去,有的则提出把它送往乡下……一时众说纷纭,难以抉择。争论中,大家发现,它位于第二门诊部的"家门口",天天会有些饭菜,偶尔还会有狗粮,而"争论"的声音也越来越弱,大家似乎已经接受它了,还给了它一个中英结合的名字"黑皮",与英文 HAPPY 谐音。一位给它送饭的爱心人士说,反正我们中午有那么多人在这里吃饭,总有些剩饭剩菜,有我们一口,也给它一口,它也是一条生命。就这样,黑皮继续留在我们身边。

第二个字是"处"。

常言道:"相爱容易,相处难。"长期相处,往往要面对许多意想不到的问题。没过多久,大家便发现,黑皮"怀孕"了。大家都知道,通常母狗在这个时候都很凶,可能会咬人,而且小狗生下来怎么办? 大家意识到,不仅仅是"容"那么简单,接下来的"处"才是考验。

2013 年的春天来得较早,小狗们就出生在那个并不暖和的初春。出生后过了些日子,小狗才被大家发现,一共 3 只,浑身长满了毛绒绒的小斑点,十分可爱。或许是懂得我们大家的担心,或许是要照顾小狗,黑皮那段日子很少出来晃悠。当再看到它们时,细心的人发现,三只小狗不同程度地生病了,身体显得十分脆弱。作为享有盛誉的"南湘雅",历来是人们求医问药的殿堂,但面对这些小生命,我们还得求助他人。没过多久,爱心人士把小狗送去了动物医院;小狗康复后,都被好心人领养。到如今,黑皮已经生了三窝小崽了;小狗生下来不久,都会被爱心人士抱养;而黑皮,却始终守候在这里。

第三个字是"爱"。

这个故事还在继续,其他故事每天都发生,这是医院里千百个故事中的一个。我时常在想,在这个"大楼·天使·小狗"的故事中,没有谁刻意组织导演,也没有任何名利的驱使,更不关乎医院的生存与发展,是什么让这样温情的一幕幕持续上演呢?

是"爱",是文化,是"爱"的文化!

我曾在中国医院院长论坛等场合跟大家分享过这个故事,许多人都为之动容,当我把原因归结为"爱"时,总会博得听众们发自内心的掌声。

再联系到近年来,医院发生的其他故事,其实,这个爱心故事并非个案,而只是冰山一角。还有些故事,也同样或许更加让人动容,让人体验到爱的文化。如生前省吃俭用助学助人,死后捐献遗体的徐立副教授;路遇昏倒老人,挺身相救的邓幼文副教授、徐敏医生;病人凌晨自杀,舍身冒险相救的赵琴医生、郭利敏护士等,这些都是在当下医患关系环境下的正能量,弥足珍贵、值得弘扬。

本书所介绍的 SAFE-CARE 体系的理论和实践,正是在这种"爱"的文化土壤里成长起来的。我们把它总结并成书,希望能为医疗质量和安全提供可资借鉴的经验,也借此弘扬一种爱的文化、爱的精神和爱的能量,进而给医学以温度,给人心更多的温暖。

中南大学湘雅二医院院长　周胜华

2014 年 9 月 20 日

前　言
——居危与思安

　　美国国家医学研究院(IOM)调查报告曾指出,全美每年因医疗错误死亡的人数,远远超过交通意外、乳腺癌或艾滋病所造成的死亡。而英国医院每年发生的不良事件占住院总人数的10%,医疗差错发生率约18%;在澳大利亚医疗差错致死占医院死亡人数的1/9;加拿大每年医疗不良事件约520万例,约2.4万人死于医疗不良事件。世界卫生组织报告指出,到世界任何一个国家就医,遭遇医疗事故的风险概率为1/10。这远远高于低空跳伞、乘坐飞机等的事故发生率。于是,有人曾说:医院是世界上最危险的地方。

　　作为世界上最大的发展中国家,我国医务人员所处的执业环境、所承受的工作压力更为特殊。社会转型期的阶段性特征,使得医疗卫生行业成为各种社会矛盾和问题的密集地之一,医护人员面对着来自各方面的挑战和影响:高尚纯洁的医疗职业受到怀疑,救死扶伤的神圣殿堂遭受亵渎,亲如一家的医患关系温情骤减。这既是患者身上的伤,更是医护身上的痛,我们不愿看到,但却不得不面对。医患本是治愈疾病、挽回生命的亲密战友,和则两利,伤则两害,细若毫发的罅隙都可能危及生命。然而,现在却出现了信任的藩篱,医患各自画地为牢、小心翼翼,甚至上演"患者带着摄像机就医,医生护士戴着钢盔上班"的荒诞剧和暴力冲突的"全武行"。而与国外同行相较,中国医生承担了美国医生三到四倍的工作量,如此身心交累,事故和差错风险必将高乎想象。或许有人会说,中国医院是世界上最最危险的地方。

怎么办?出错是一种人性,化险为夷则是自我超越。错误可通过完整的制度设计来预防,科学的系统可以减少人们犯下错误的几率。对于医疗行业来说,安全是规避医疗风险、防范医疗差错的关键一步。

电脑系统为了防止病毒入侵,设置了一道"防火墙",那么医院能不能也建立"防火墙",以尽量防范差错,保护医务人员和患者呢?作为写就中国半部西医史的湘雅人,在百年的发展进程中,在这方面积累了许多宝贵的经验,如"严谨治学"的优良传统,"公勇勤慎、诚爱谦廉、求真求确、必邃必专"的校风,"如履薄冰、如临深渊"及"戒、慎、恐、惧"的行医理念等。这些都源自于湘雅前辈们呕心沥血、日积月累的辛勤探索,是湘雅百年瑰宝和永不过时的精神财富,亦是下一个百年、下下个百年里续写辉煌的不竭源泉与动力。一代代湘雅人薪火相传,耳濡目染中,前辈们的求索精神与开拓勇气,鞭策着我们坚守使命、破浪前行。

作为湘雅大家庭中的一员,我们有着得天独厚的先天优势和义不容辞的责任使命,来弘扬传统与特色,为医学殿堂添砖加瓦。通过对湘雅历史和本院实践的回顾,参照国内外的先进理念,我们总结出了一套医疗安全 SAFE-CARE 体系。SAFE-CARE 中各个字母代表了不同的含义,依次是弘扬湘雅精神、规范医院管理、完善一线服务、强化教育培训、加强医患沟通、风险防范前移、提升集体荣誉感、建设数字化医院。SAFE-CARE 体系在我院施行后,在一定程度上降低了医疗事故和差错率,和谐了医患关系。在湘雅医学院百年院庆之际,我们将 SAFE-CARE 体系编辑出版,向百年华诞献礼,也希望能为医护同行提供借鉴。

在此,我们要衷心感谢美国中华医学基金会(CMB)、清华大学工商管理学院、中华医学会、中南大学领导以及国内同行的关心、支持和肯定,正是你们的指导、激励,才使得该体系得以不断完善。也衷心感谢湘雅前辈们的精心培育和谆谆教诲,不仅传授我们知识,更言传身教,铸就一座座精神丰碑。还要感谢湘雅二医院的历届领导班子,临床、职能科室的各位同仁,是大家在各条战线上兢兢业业的工作实践,为本书提供了丰富而生动的宝贵素材。

　　由于该体系还在不断完善当中,作者水平亦有限,本书错漏之处在所难免,欢迎广大读者批评指正!

本书写作组

2014 年 10 月 8 日

目 录

第一章
湘雅精神与 SAFE-CARE 体系

【本章导读】

本章主要介绍了湘雅的诞生和湘雅精神的形成,SAFE-CARE 体系的内涵、产生背景和形成过程,分析了 SAFE-CARE 体系与湘雅精神的关系。SAFE-CARE 体系是在继承和弘扬湘雅精神的过程中产生的,同时又注入了文化、现代管理、心理、社会等新的元素。SAFE-CARE 体系各字母代表了不同的含义,S 即 Spirit,代表弘扬湘雅精神;A 即 Administration,代表规范医院管理;F 即 Front,代表完善一线服务;E 即 Education,代表强化教育培训;C 即 Communication,代表加强医患沟通;A 即 Ahead,代表风险防范前移;R 即 Reputation,代表提升集体荣誉感;E 即 E-hospital,代表建设数字化医院。

第一节　湘雅诞生与湘雅精神的形成

湘雅医疗安全 SAFE-CARE 体系具有深厚的历史背景和鲜明的时代特征,是在长期探索和实践的基础上凝练而成,与湘雅精神有着密不可分的关系。

19 世纪末,随着西方实验医学的发展,一代美国青年迫切要求变革现有的医学教育。有的苦于在国内难于找到出路,便到国外去谋求理想的实现。不少人都想到中国来,却又惧怕皇威和中国人民的反帝情绪。然而美国耶鲁大学的部分毕业校友决意到中国来办学、办医院,一些基督徒也想来传播基督教。于是几经酝酿,1901 年 2 月 10 日晚上,在康州纽海芬 Elon 街 73 号安生·史多克斯家中一个古老的壁炉旁举行了会议——由耶鲁大学退休了的校长狄摩菲戴迪主持,正式成立了美国雅礼协会(Yale-in-China)(图 1-1)。雅礼协会成立后,决定按照英国牛津大学和剑桥大学在印度设立传道会的方式,也在中国设立雅礼协会,并发展雅礼协会会员。

1902 年,美国雅礼协会便派遣洛仑斯·德士敦首次来华实地调查办

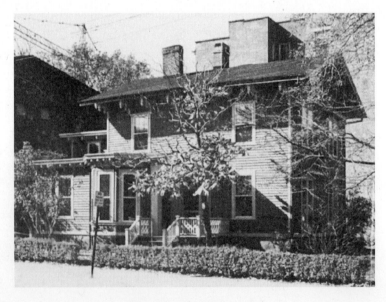

图 1-1　雅礼协会旧址

学可能性。可是洛仑斯·德士敦来华不到一年，尚未抵达长沙就病逝了。随后雅礼协会改派哈兰·比奇博士继续来华调查。

　　1903年，在中国湖南地区的10个基督教会代表一起开会，决议邀请美国耶鲁大学传教会将长沙作为发展教育事业的中心，建议在长沙创设理学院、文学院和医学院，并将此情况报告给了美国雅礼协会。雅礼协会接到这些情报后认定：湖南有2000多万人口，长沙为湖南省省会，系华中腹地，可影响全国。故此，雅礼协会决定：选定长沙兴医办学，并邀请当时正在印度孟买行医的美国约翰·霍普金斯大学医学院毕业的高材生胡美（E.H.Hume）来华从医。

　　可是胡美医师将印度视为自己的第二故乡，他的父亲和祖父在印度工作多年，父亲正担任印度某中学的校长，他自己则在孟买开了一家医院。因此，早在1902年雅礼协会特邀他同德士敦来华时，他拒绝了。此时，哈兰·比奇再次在中国致信给他，信中写道："你在孟买所能取得的成就绝对不能与你在长沙的机会等量齐观。我刚沿江而上参观了湖南。该省虽遗留有排外倾向，但新签订的条约允许西方人在此居住、工作。这里的人们知书达理、积极向上，他们肯定欢迎一位受过训练的西方医生前来开设一所现代医院。不久，你就能开办一所医科大学。这正是你应该工作的地方。来吧，别犹豫！"

　　"你将能开设一所医科大学"的话语彻底打动了胡美。1905年夏，他接受了美国雅礼协会的派遣，带着妻子贾乐德和小孩塔德，漂洋过海，来到了长沙，向中国青年传授现代医学知识与技术，并计划在中国创办一所全新的医科大学。1906年11月，胡美率先在长沙市西牌楼开办了雅礼医院（图1-2）。1910年，上海籍博士颜福庆

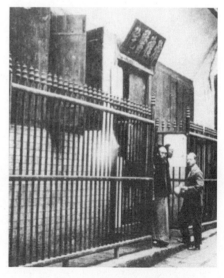

图 1-2　建院时的雅礼医院

自美国耶鲁大学医学院学成归国,来到长沙与胡美一起投入了创建医科大学的伟大工程。他们多方奔走求助,终于得到了社会各界士绅、名流,特别是湖南百姓的理解与支持。

1914 年 7 月 21 日,湖南育群学会(代表湖南省政府)与美国雅礼协会正式签订了联合创办湘雅医科大学的协议(图 1-3)。由颜福庆博士出任第一任校长,在长沙市潮宗街公房挂牌"湘雅医学专门学校",正式运行教学,定学制为 7 年(2 年医预科,5 年医本科),并于 1914 年 12 月 8 日举行了湘雅医学专门学校成立大会暨开学典礼。

1927~1928 年,湘雅师生受到北伐革命的冲击。其时,校长和教师相继离湘,学校被迫停顿办学。王子玕医师着力维持湘雅诊务,并于1929 年出任湘雅医科大学校长,恢复招生与教学工作,"历尽艰难颠沛,壮气直无前"。

1931 年,湘雅医科大学更名为湘雅医学院(图 1-4)。1938 年,日本侵略军紧逼长沙,湘雅医学院在第三任校长张孝骞的率领下,被迫西迁贵阳市次南门外的石洞坡草建校舍(湘雅村)继续办学。在极端困难的情况下,学校依靠湖南省政府有限财力办学,举步维艰。后经张孝骞、颜福庆等多方努力,于 1940 年秋改为国立湘雅医学院(图 1-5),接受教育部常年资助。1944 年 12 月,学校又逃难至重庆杨公桥坚持教学,直至抗战胜利。抗战 8 年,湘雅流亡八载,仍坚持办学不辍,直至 1945 年迁回

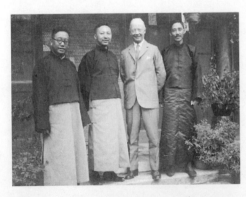

图 1-3 1914 年雅礼协会与湖南育群协会签订合办湘雅医学协议后合影留念

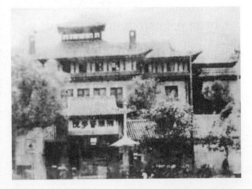

图 1-4 20 世纪 30 年代的湘雅医学院校门

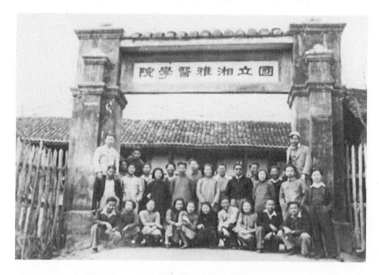

图 1-5　国立湘雅医学院校门(贵阳)

长沙,重建日军纵火焚毁的校园。1949 年 9 月由中国人民解放军代表接管。新中国成立后,隶属中央卫生部领导,由中南军政委员会卫生部代管。

湘雅一直以本科教育见长,坚持"长学制"办学思路,培养新型医学人才,办学高质量因与欧美甲种医科大学并驾齐驱而享誉海内外。在 1982、1983、1984 年三次卫生部部属院校应届本科毕业生统一考试中,湘雅学子荣获三连冠。1991 年,获卫生部部属院校外科临床技能考核最优成绩。2012-2014 年,在全国高等医学院校大学生临床技能竞赛中,中南大学再次连续三年荣获特等奖。

百年来,通过一代代湘雅人前赴后继的探索与奋进,逐渐铸成了使每个湘雅人引以自豪的湘雅精神。湘雅精神内涵十分丰富,概括起来主要有:严谨治学的优良传统,公勇勤慎、诚爱谦廉、求真求确、必邃必专的校训,勤奋严谨、团结进取的校风,重质量、重水平、重特色的办学风格,如履薄冰、如临深渊的行医理念等。一代代湘雅人正是秉承和发扬这种精神,不断推动和发展医学教育事业,同时又不断为湘雅精神注入新的内涵。

第二节　SAFE-CARE 体系的形成过程

作为"南湘雅"的重要组成部分,中南大学湘雅二医院于 1958 年正式建院。在五十余年的探索与实践中,建立起了一道保障医疗质量和医疗安全的防火墙——SAFE-CARE 体系。该体系坚持一切以病人为中心,以提高医疗质量和医疗安全为核心,以弘扬湘雅精神、强化持续教育培训和提升集体荣誉感为内驱力,以科学、规范、精细化管理和完善临床一线服务模式为基本手段,以加快建设数字化医院为主要途径,最终目的在于有效增进患者安全、持续改进医疗质量。SAFE-CARE 体系各字母代表了不同的含义,S 即 Spirit,代表弘扬湘雅精神;A 即 Administration,代表规范医院管理;F 即 Front,代表完善一线服务;E 即 Education,代表强化教育培训;C 即 Communication,代表加强医患沟通;A 即 Ahead,代表风险防范前移;R 即 Reputation,代表提升集体荣誉感;E 即 E-hospital,代表建设数字化医院。

一、SAFE-CARE 体系的形成背景

(一)医患纠纷的挑战

2000 年前后,随着患者法制观念和自身维权意识的增强及对医疗服务品质的要求越来越高,医患纠纷开始显著增多,医院在自身医疗安全方面的隐患也开始逐渐显现。据统计,国内三级医院医疗纠纷发生率正在逐步上升,其纠纷索赔额 75% 集中在 10 万元以内,20% 为 10 万~50 万元,剩余的 5% 则会索赔至百万元之巨。

除索赔数额的增加之外,国内医患纠纷中出现辱骂、威胁和殴打医务人员等伤害行为的次数也在逐渐增加。据中华医院管理学会 2005 年 6 月对全国 270 家各级医院的调查结果显示,全国有 73.3% 的医院出现过病人及其家属用暴力殴打、威胁、辱骂医务人员的情况。医疗纠纷中的极端情况也在出现,2011 年 1 月~2012 年 5 月间,国内被公开报道的医务人员重伤或死亡案件为 9 起,其中 3 人死亡、50 余人受伤。

由于国家和地方财政投入不足,医院为了求生存进入了"以药养医"恶性循环,再加上患者权利意识提高、媒体关注和介入等原因,导致医院公信力降低,普通民众不再信任医生。一旦发生医疗事故,就容易诱发群体性事件,甚至产生专业的"医闹"。面对这样的外部环境,如何提高自身医疗质量和安全,提升患者对医生的信任,减少医患纠纷,已成为国内诸多医院亟待思考和研究的一个重大课题。

(二) 医疗质量和安全管理

国内医院的医疗质量和安全标准主要参考医疗机构评审要求。目前医疗机构评审主要有两个标准:美国医疗机构评审联合委员会国际部(JCI)《JCI 医院评审标准》和国家卫生计生委《医院评审暂行办法》、《医院管理评价指南》。

美国医疗机构评审联合委员会(The Joint Commission on Accreditation of Healthcare Organization,JCAHO)及其前身,近八十年来一直致力于提高医疗服务的质量与安全,迄今已成为美国最大的医疗机构评审(评价)组织。美国医疗机构联合委员会国际部(Joint Commission International,JCI)是美国医疗机构联合委员会下属的国际性分支机构,成立于 1998年,并于 1999 年向美国本土以外的国家推行医院评审活动。截至目前,JCI 已为 50 个国家 400 多家医疗机构提供了评审或认证服务。为减少医患纠纷,从资质审批上就开始严格要求和规范医院的管理模式和业务流程,成为各个国家提升自身医疗质量安全的常用选择。

JCI 公布的国际医院管理标准第四版中,要求医院的管理者参与到本院的医疗质量和安全改进的工作中去。为提升自身的医疗安全,诸多医院采用了风险控制的方式,医院的管理人员制定自身的医疗安全关键措施,并重新根据安全要求设计和改进自身的业务体系和操作流程。

我国国家卫生计生委在医院评审规定中,要求医院成立医疗质量管理组织,负责对全院的医疗、护理和医技质量实行监管,制定全程医疗质量与安全管理和持续改进方案,并负责组织实施。各大医院也在根据自身情况,制定相应的医疗质量和安全管理方案,并通过培训让全院医护人员理解执行。

医疗纠纷的处理需要遵循国家相关法律规定。1978 年至 2008 年，我国共颁行仍有效的法律、法规、规章和规范性文件共计 852 个。其中医疗纠纷主要遵循《医疗事故处理条例》《医疗事故技术鉴定暂行办法》和《医疗事故分级标准(试行)》等法律规定。

(三) 湘雅二医院的现状

湘雅二医院坐落于湖南省长沙市，就诊患者以长沙及本省群众居多。近年来院就诊患者日渐增多。2010 年门诊量为 180 万人次，2011 年 200 万人次，2012 年 247 万人次，2013 年达到 260 万人次；与此同时，住院人次也在逐渐增加，2010 年约 7.9 万人次，2011 年 8.8 万人次，2012 年 9.7 万人次，2013 年达到 10 万人次。

不断上升的就诊和住院人数，在增加医院诊治工作压力的同时，也带来了另一个棘手的问题，那就是医疗纠纷的增多。

与此同时，病人的病情及纠纷原因也越来越复杂，医护人员承受着较大的压力。"有一位病人骨折不愈合转院到这里，我们进行了全国会诊，还拿到国际性的会议上讨论都没有可行的办法，也治不好。患方却不能理解，闹到了纠纷。""有位糖尿病病人来医院就诊，摔了一跤骨折了，医院为他免费做了髋关节置换，但他还要求医院免费把糖尿病治好，最后也演变成了一场纠纷。"这样的事例还很多，仅 2010 年医院新发医疗纠纷 166 起，赔偿金额 128 万元，医院面临的压力越来越大。

二、SAFE-CARE 体系的形成过程

SAFE-CARE 体系的形成大致可分为三个阶段，第一个阶段自 1958 年至 2000 年，第二个阶段自 2001 年至 2010 年上半年，第三个阶段自 2010 年下半年至今。

(一) 前四十余年的探索实践

自 1958 年建院至 2000 年的四十余年中，湘雅二医院不断加强医疗质量管理，先后由院办公室、医教科、医政组、医务科负责此项工作。为

适应形势的发展,医院于 1988 年 9 月成立了医疗质量监控科和院内感染控制科,1989 年 1 月成立了全面质量监控委员会和院内感染管理委员会,并相继成立了各所、临床医技科室及各病室医疗质量、院内感染监控领导小组,由此形成了医院完整的三级监控体系。

制定了医疗质量管理方案和制度,包括病历医疗质量管理方案、单病种质量管理方案、医技科室特检项目质控办法、质控医师培训计划和管理办法、医院有关考评条例及奖惩办法等。同时,狠抓环节和终末医疗质控。环节医疗质控主要是抓在架病历医疗质量检查,查三级医师查房、危重病人抢救是否及时,用药和检查是否合理。终末医疗质控主要抓出院病历医疗质量检查,出院病历记录是否完整,疑难危重病例讨论及出院、死亡病历讨论是否及时等。

通过四十余年的探索与实践,湘雅二医院基本建立了医疗质量管理制度体系,形成了质量管理相关网络,医疗质量与医疗安全有了初步保证。

(二) 新世纪头十年的逐步完善

自 2001 年始,医院通过规范管理、加强教育、认真督查、狠抓落实等一系列措施,使医疗质量有了明显提高,医疗纠纷的防范与解决能力不断增强。

一是开展与医疗质量相关的主题年活动。2001 年,医院在全院深入开展"提高基础医疗质量,改善服务态度"主题年活动,此后的十个主题年活动,有 5 个与医疗质量直接相关。

为配合主题年活动的深入开展,医院又出台了配套政策。如加强一线值班的若干规定。要求门诊、急诊值班医师中,本院医师所占比例不得低于 80%;门诊、急诊值班的研究生、进修生必须有本院医师带领;各临床医技科室要逐步提高本院医师一线值班的比例,同时副高以上医师实行下午 6 点至次日 8 点值助晚班制(晚 7 点至晚 11 点值班医生必须在病室值班),负责参与指导急诊和危重病人的抢救处理;所有特殊检查报告均要有本院主治以上医师审查签字;所有手术必须有主治医师以上职称的医师上台等。此外,医院还建立了医疗事件应急处理预案、医疗安全报告制度。2009 年,出台了《中南大学湘雅二医院医患纠纷防范及处理办法》。

二是完善医疗质量监控体系。2001 年,医院成立了由院长任组长的医疗服务质量监督领导小组和医疗服务质量督导专家组,聘请老专家、老教授担任医疗质量督导员。深入到各科室、门诊、病房、手术室,查核心医疗制度的落实。同时,不定期邀请社会监督员来院对行业作风建设等进行明查暗访,持续推进医疗服务质量的提高。

进一步完善了教研室主任—专科主任—病室主任,护理部主任—科护士长—病区护士长和医院质量管理网络,明确了各级的任务、职责和权限,医疗副院长对质量管理负责。医院与临床科室及医务人员之间签订了医疗安全责任状,要求医务人员倾听患者的意见,做好细致解释,提供包括医疗事故争议处理、医疗服务等有关问题的咨询,告知患者医疗纠纷的处理程序、解决途径以及享有的权利和承担的义务等。医疗安全工作与临床医务人员的晋级、晋升直接挂钩。

三是狠抓核心制度的落实。2007 年初,医院在全院开展进一步规范医疗文书书写和全面提高医疗质量的主题年活动,旨在以此为切入点,检查落实各项医疗规章制度落实情况,全面提高基础医疗质量,大力弘扬湘雅精神,确保医院一流品牌。活动期间,每周两天对全院各病区在架病历、手术病历、出院病历、门诊病历、检查报告单、门诊处方等进行抽查,对死亡病历全部检查,检查结果及时通报,并奖优罚劣。

四是加强医疗事故的防范与处理。2002 年在新的《医疗事故处理条例》出台之际,医院举办多场辅导报告会,教育全院职工特别是医务人员自觉按法律要求规范自己的医疗行为,不断提高事故、纠纷的防范能力和处理能力。此后,医院开展多项专题活动,防范医疗事故的发生。2007 年举办全封闭式临床科主任学习班,临床医技科室主任与医院签订医疗质量及医疗安全责任书。2008 年开展了“以病人为中心”医疗安全百日专项活动等。

(三)“十二五”开局完整提出

2010 年,时任卫生部部长陈竺到湖南视察时指出,大型三级甲等医院已经享受到了改革开放取得的成果,在医疗改革的背景下,应该站出来为国家分忧解难。医院对此要求积极落实,开始探索医疗服务改革。

2010 年 7 月,医院新一届领导班子上任不久,就组织全院讨论"责任与担当",推行改革。他们认为,一方面,公立医院改革已经逼近深水区,为公立医院带来生存压力和求变动力;另一方面,哈尔滨医科大学附属第一医院医生被杀等事件,折射当前医患关系紧张,医疗服务未能让老百姓满意。

2010 年秋,医院开始推出便民惠民十大举措,提高医院服务水平。随后,为了提高医疗质量和安全,医院开始进行制度创新,不断推出如重大手术风险告知见证制度、医疗不良事件预警制度、年轻医师轮训制度、医疗安全查房制度、医疗安全周会讨论制度、纠纷处理关口前移制度、患者心理干预、重大医疗纠纷专家会商制度等一系列制度,希望用一项项"小制度"来引领医院这艘大航母,逐渐驶向关注患者安全与服务的正确航道。

与此同时,医院招聘了更多的医师和护士以提升诊治患者的效率,提高医师和护士的技术考核标准,并对医师的诊治流程和规范做了更多的要求。面对医疗纠纷和恶性事件,医院秉持"非暴力"的原则处理,希望通过这些举措来改善医患关系。

接下来,医院的各条举措得到了精雕细琢。医院提升了管理层在医疗安全方面的参与程度,通过定时督促以确保制度落地,并根据医护人员不同岗位职级制定了相应的要求;同时用湘雅精神和荣誉感来引导医师和其他职员们恪守职责,并加快推进医院数字化建设,帮助医院提升诊治效率。

通过一年多的制度和文化建设,医院已经形成了一套具有自身特点的医疗质量和安全体系。然而在各项举措推行的过程中,医院发现医护人员不能很系统很有效地理解这些举措。

为了丰富和完善该体系,并有利于在医院进行有效地执行和广泛地推广,医院核心管理团队经多次商讨,于 2011 年 11 月中旬正式将该体系确定为湘雅医疗安全 SAFE-CARE 体系。

第三节 湘雅精神与 SAFE-CARE 体系

SAFE-CARE 体系是在继承湘雅精神的基础上,结合自身实际,不断推进理论和实践创新,经过三个时期的发展最终形成的。它与湘雅精神有着密不可分的联系,主要表现为:

一是 SAFE-CARE 体系本身即包括弘扬湘雅精神,是对湘雅精神的继承。湘雅精神是在长期实践中凝练出来的,具有重要的历史意义和现实意义。1906 年湘雅医院的前身雅礼医院建立,1914 年湘雅医学院创立。自"湘雅"创办以来,就一贯以治学严谨而著称,坚持"求真求确,必邃必专"。一方面,学校对品学兼优的学生实行奖励制度;另一方面,对表现差、成绩不好的学生实行严格的淘汰制,还规定各科成绩皆以 70 分为及格。严师出高徒,这里曾培养了一大批优秀的高材生,更造就了一群蜚声中外的医学家。人们熟知的张孝骞、汤飞凡、应元岳、谢少文、李振翩、吴绍青、龙伯坚、张师鲁等,都是湘雅医科大学的毕业生。党和国家领导人毛泽东、周恩来、邓小平及美国总统布什等,都曾单独接见过李振翩、张孝骞等校友,并与他们合影留念。1921 年,美国教育考察团来华调查,就确认湘雅教育质量是当时全国医学院校中最高者之一,享有"南湘雅,北协和"之盛誉。因此,当时湘雅的毕业生除获得本校毕业证书、学位证书外,美国康涅狄克州政府还授权美国雅礼协会授予他们医学博士学位。百余年来,湘雅人正是秉承和发扬这种精神,不断推进和发展湘雅医学教育和医疗卫生事业,并确立了"湘雅"在中国医学史上的地位。

二是两者的内涵具有很强的一致性,其基本理念都是医者仁心、以人为本,其主要特征都是严谨、严格,其核心都是重质量、重水平,其目的都是确保医疗安全、提高人民健康水平。湘雅百年,始终把人放在首位,体现为党和政府分忧,为人民群众解难的大责任、大担当。"湘雅"即使在最困难的时期,也始终把国家命运和群众安危放在第一位。一方面,即使颠沛流离,也坚持教学不辍,为国家培养大批优秀医学人才。另一方面,湘雅师生刻苦自励,坚持责任,不到社会上去开业获取优厚的物质利益,为坚持抗战的受伤战士和大批受伤的民众医伤治病,为抗战作出了较大贡献。抗战期间,沅陵一带霍乱流行,湘雅沅陵分院增设传染病院,以竹板、门板作病床,用灌肠筒代替输液瓶,为患者补液,使大部分垂危患者起死回生,死亡率仅为 3.7%,大大低于国外文献报告的霍乱死亡率 20%。此外,湘雅沅陵分院还为扑灭当地流脑、痢疾流行作出了重大贡献。而 SAFE-CARE 体系,是在深化医药卫生体制改革的大背景下,通过从群众反映最突出的问题改起,从群众最关注的地方抓起,从群众最关切的事情办起,从群众最期盼的实事做起而形成的,同样体现了“国家队”医院的大责任、大担当精神。

SAFE-CARE 体系在继承湘雅精神的同时,又不断丰富和发展了湘雅精神,为湘雅精神注入了新的元素。

一是注入了文化元素。近年来,医院在加强医疗质量和服务管理的同时,注重医院文化建设,并将二者有机结合,SAFE-CARE 体系就是二者结合的产物。SAFE-CARE 体系以弘扬湘雅精神、提升集体荣誉感为内驱力,具有明显的文化特征。反过来,这种模式在实践和推广中,又成为医院制度文化的一种,它比单纯的说教更深入人心,更能潜移默化地形成一种职业操守和道德力量。同时,医院将“责任、质量、服务、员工”四种元素融合在一起,构建新的医院文化内涵,让病人的生命在医院得以至高无上的珍重和保护,进而实现平安医院与和谐医患关系的建立,同时促进和谐社会文明新风尚的形成。

二是注入了现代管理元素。现代管理强调科学化、精细化、信息化。医院在构建 SAFE-CARE 体系时,首先强调进一步整章建制,建立了医疗安全制度及相关问责机制、医院安全评价指标及体系、医疗不良事件预警报告制度、重大手术风险告知见证制度等十余种制度,并持续改进和完善。其次是加强督促检查。由院领导带队,每 2 周进行 1 次行政查房,院长、医疗副院长每周参加 1 次早交班,医务部每周进行 1 次医疗质量检查。通过高密度、高强度查房,有效预防问题,及时发现问题。最后,加快信息化建设。在全国率先推行诊疗自助"一卡通",基本实现患者挂号"零等候"。在管理方面,开通了远程会诊中心,完善了医院门户网站、信息港建设,并建立了医院办公自动化系统和医院资源管理(HRP)系统。

三是注入了心理元素。医院充分利用国家重点学科"精神病与精神卫生学"心理干预优势资源,发挥其在提高医疗质量方面的重要作用。成立以预防和化解医疗纠纷为主要目标的"心理干预小组",医疗纠纷发生后,心理干预小组及时跟进,对患者家属进行科学的心理状态、人格模式评估,针对医疗纠纷发生的时间长短,从心理学角度制定最佳的应对方式和解决方案,取得了事半功倍的效果。同时,对全院医务人员开展"运用心理学技巧进行医患沟通方式"的培训(包括言语和行为方式),并针对科室具体情况进行风险评估;根据评估结果运用心理学技巧进行有效的心理辅导和放松训练等,帮助医务人员特别是在医疗纠纷处理过程中的一线人员如安全办的员工、医院保安人员等释压,积极面对问题,解决问题。

四是注入了社会元素。现代医学模式强调社会在预防和诊治疾病当中的作用。为此,医院积极搭建医患沟通平台,让患者主动参与沟通和了解医院。从 2010 年底起,每月开展一次社会开放日活动,让市民代表走进医院,了解医疗过程,提出意见和建议;同时引入第三方评价,邀请专业机构和社会监督员对医院医疗全过程进行跟踪和评价,及时反映患者心声,提出改进措施。

参考文献:

1. 刘笑春,李俊杰.湘雅春秋八十年.长沙:中南工业大学出版社,1994.
2. 爱德华·胡美.道一风同.杜丽红译.北京:中华书局,2011.
3. 陈嫣妍,龚林美.如何正确地处理好医疗纠纷.中国卫生事业管理,2011
   (12):43.

第二章

弘扬湘雅精神(S)

【本章导读】

本章主要介绍 SAFE-CARE 体系中的"S",即 Spirit,弘扬湘雅精神。从"医院文化的起源与医院精神"、"医院精神的本质特征"、"医院精神的地位和作用"、"医院精神的塑造与强化"四个方面阐述了作为医院之魂的医院精神,并重点介绍了医院在弘扬湘雅精神方面的具体实践,主要包括在临床工作中继承湘雅优良传统、充分发挥"老湘雅"的"活教材"作用、开展弘扬湘雅精神系列活动。与此同时,医院把精神文化的建设与医疗质量和安全保障体系紧密结合,围绕"责任、质量、服务、员工"重点打造以"担当重若山、技术硬如钢、服务柔似水、医院亲如家"为主要内容的"四位一体"的医院文化,实现了"硬技术"的"软着陆"。

第一节　医院精神是医院之魂

一、医院文化的起源与医院精神

医院文化,确切而言是一种企业文化。企业文化最早诞生于上个世纪 50 年代的日本,真正作为管理科学理论存在是上个世纪 80 年代的美国。之后,企业文化的概念为我国兴起的各大企业、集团所接受,兴起了一场文化热潮。海尔集团就是其中的典型案例。海尔集团"管理无小事"、"人人是人才,赛马不相马"、"日事日毕,日清日新"的文化理念孕育了卓越的海尔业绩。海尔模式被写入哈佛大学 MBA 课程,成为中国型企业文化的模本。

医院文化较企业文化有其独特性。《希波克拉底誓言》《大医精诚》等一系列中西方医学伦理赋予了医生独特的社会价值,因此医院文化是传统的医学文化与现代管理学中企业文化相融合的产物。医院文化是指在社会文化基础上和现代意识形态下形成的具有医院特点的一种群体文化,它包括物质文化、制度文化、行为文化、精神文化四个方面。其中医院精神的确立又是精神层面上医院文化的重中之重。

精神的力量是无穷的。毛泽东曾说,人是要有一点精神的。一个国家,一个政党,一个单位都要有精神。医院精神是医院在从事医疗、教学、科研工作的长期实践中形成、总结出来的。许多医院确立的医院精神都有着鲜明的个性特点,是日积月累的浓缩和沉淀。主要包括医院愿景、战略目标、院训、誓言、院旗、院歌、院徽、院标、院志、人物传记及相应的展览馆等。它不仅是全体人员的精神支柱和活力源泉,也是医院各级各类人员的理想信念、价值取向、道德品质、心理趋向、文化定势以及意志统一和行为准则的集中表现。把医院不同层次人员积极的思想追求和昂扬的精神状态融为一体,加以提炼升华,即成为医院精神。

二、医院精神的本质特征

医院精神应该要体现中国传统医学"大医精诚"的文化和道德内涵，西方医学尊重生命的人文思想和道德理念以及我国革命战争年代和社会主义建设时期所形成的救死扶伤的革命人道主义精神，其本质特征主要有人性至上、生命至重、仁爱至高、和谐至要。

(一) 人性至上

人性是指在一定的社会制度和一定历史条件下形成的人的本性，人的本性既有自然的一面，也有社会的一面。古人云，食色性也。这里的"性"，更多的是指的人的自然性。医院服务的对象是"人"，这里的"人"并不仅仅指人的身体，更为重要的是附着于肉体之上的人的精神与心理需求，包括自然属性、社会属性和精神属性。广泛流传于世界医学界的特鲁多医生的墓志铭："有时是治愈，常常是帮助，总是去安慰。"就形象地说明了医生、医疗服务的人性内涵。较之企业精神"人性至上"，医院精神更显著地关爱人的情感和本性，更加注重以人为本，在医疗服务要做到"病人利益至上"，医院内部管理要做到"职工利益第一"。

(二) 生命至重

《黄帝内经》指出："天覆地载，万物悉备，莫贵于人。"南北朝时萧纲在著名的《劝医论》中写到："天地之中，唯人最灵，人之所重，莫过于命。"诺贝尔和平奖获得者、法国医学家及哲学家阿尔贝特·史怀泽（Albert Schweitzer, 1875-1965）提出要"敬畏生命"，强调以爱、奉献、同情等德行给予任何生命以善意和关怀。生命能够表现其意义的根基在于其鲜活，处于死寂状态的生物体根本无生命可言，其意义也就不复存在。医学以关爱生命、敬畏生命为神圣职责，医院作为履行医学职责的载体，其存在价值即在庇佑生命、修复生命、守护生命，进而努力提高生命质量。作为医院，存在发展之"魂"，医院精神理所当然应该体现生命至重的理念，并引导医务人员钻研医疗技术，提高生命质量。

（三）仁爱至高

我国古代名医大家们首先将医学定义为"仁术"，就是仁慈的医术，赋予医学以仁慈至善的精神内容，同时也强化了医生职业的神圣与高尚。明代李时珍在《本草纲目》的序中就说到："夫医之为道，君子用之以卫生，而推之以济世，故称仁术。"因此，从事医学的人，须持泛爱仁厚之心。而作为医务人员之价值与灵魂集中体现的医院精神，仁爱精神也自然融入其血脉。湘雅老校长张孝骞教授说过："救死扶伤，解除病人痛苦，维护病人健康是诸位医务工作者的神圣职责，医务工作者除了要有过硬的业务技术外，更要有一颗全心全意为人民服务的心，这是基本的、必备的条件。"老校长说的"全心全意为人民服务的心"即是仁爱精神的体现。

（四）和谐至要

2008年，北京奥运会向世界展示了由"和"构成的超大画卷，给全球留下了深刻的印象。可以说，中国数千年形成的"和"文化，已经、正在并且还将继续对全人类的文化产生重大影响。通常所说的和谐包括人与自然、人与社会、人体自身的和谐。医院以治病救人为第一要务，致力于维持人体的动态和谐，确保健康。同时，还要实现与社会、与自然的和谐。对内，致力构建和睦友爱的同事关系；对外，着力构建和谐的医患关系；对自然，力求"天人合一"，尊重医学发展规律。

三、医院精神的地位和作用

医院精神是医院文化和医院发展的灵魂，医院精神居于医院文化各项内容的最高层面，是医院文明传承的价值核心，它对医院文化的其他内容起制约和引领作用。医院精神统领着职工的思想和行为。医院精神一旦深入人心，成为医院内部的群体共识，并被自愿践行时，就会为医院发展提供强大的精神动力和智力支持，外化为推进医院发展的物质能量，使医院进入"无为而治"的文化管理境界。医院精神是推动医院发展的原动力，是现代医院实行科学化、规范化、人性化管理高度统一的体现。它的具体作用主要体现在：

(一) 导向作用

具有自身特点的能够支配全体成员行为的医院精神一旦形成，就会表现出一种内在的号召力，对全体职工的个人理想、思想行为、价值观念起到调节、引导作用，使之与医院发展目标相一致，从而增强全体人员实现医院目标的自觉性。

(二) 凝聚作用

凝聚力来源于医院精神。医院精神所产生的凝聚力使全体人员产生对目标、原则和观念的"认同感"，并形成一种对医院的向心力，全院职工的动机、行为都凝聚到医院的共同目标上，从而团结一致，同心同德，为实现共同目标而努力。

(三) 激励作用

医院精神能在全体职工中培育和树立共同理想，使每个人的精神要求得到满足，从而激励职工发挥积极性、主动性和创造性，并形成强大的物质力量，成为医院发展取之不尽、用之不竭的源泉。

四、医院精神的塑造与强化

医院精神既有民族精神的历史渊源，又有鲜明的时代特色。医院精神不是自发生成的，也不是一朝一夕、一招一式能够"速成"的。培育医院精神，既要继承我国医务工作者救死扶伤、实行人道主义、为人民身心健康服务的光荣传统，又要顺应时代的要求，赋予改革创新的基本特征。

(一) 领导示范、典型引路是培育医院精神的关键

院领导是医院的设计师和职工的领路人，领导者的思想行为本身就具有一种示范力和导向力，对医院精神的树立产生至关重要的影响。因此，领导者首先应当成为医院精神的积极倡导者和模范实践者，不仅把自己的一切言行置于医院精神之中，而且把培育医院精神作为医院领导者最关心、最重要的任务。典型人物带头实践是教育、实施医院精神的

牵引力,大合唱的领唱者必须是优秀的歌唱者,医院精神大合唱也必须有一批优秀的领唱者,以此带领全院职工培育和实施医院精神,以他们的模范作用去感染和带动周围的人,发挥"领头雁"的作用。

(二) 营造氛围是塑造和强化医院精神的必经之路

氛围营造一靠舆论宣传,二靠教育培训。教育培训是培育医院精神的基本方法。一种精神的培育必须依靠长期不断的学习,这是国外企业和医院成功的经验所证实了的。被誉为"经营之神"的日本松下电器公司创始人松下幸之助竭力倡导"松下精神"。他在培训员工时,给以独特的训练:一种是基本技术训练,一种是使企业精神深深扎根于企业职工心中的训练。他的公司是日本第一家有公司歌曲和价值规范的公司,按规定,每天早上全公司七万八千名员工一起背诵价值规范,一起唱公司歌曲。开展医院精神的教育,可以通过上大课、作报告、搞演讲、办学习班等途径进行。在舆论宣传方面,可以通过院报、院刊、板报等进行氛围营造,通过开展主题征文、书法、绘画、文学创作、唱歌跳舞等高层次文艺活动,将医院精神塑造放在其中。还可以通过开展理想纪律教育活动以及优质服务竞赛、爱医院做主人等多层次、多渠道、多侧面的行之有效的教育活动,把医院精神渗透到各种教育活动之中,并发扬光大,潜移默化地向职工传播医院精神,使医院精神被全院职工所认识、所接受,并成为职工的自觉行动。

(三) 通过目标管理激发 "个体" 与 "群体" 的主观能动性,是培育和实施医院精神的最佳途径

对人的需要、动机、行为的研究表明,人的行为规律是,需要产生动机,动机支配行为,行为指向目标。在心理学上,目标是激发人们动机的诱因,通过设置适当的目标,能激发人的动机,指导人的行为,动员、启发、引导人充分发挥自己的创造力和主观能动性,自觉向统一的目标靠拢,使职工从目标中看到自己的利益。由这些目标导向而引发的"向心运动",随着时间的推移,就会使医院精神变为职工的行为规范,促使职工按稳固的思维模式行动,无形中,使医院精神内化为统一行动。

第二节 继承和弘扬湘雅精神

在文化建设过程中,湘雅二医院始终把继承和弘扬湘雅精神放在第一位。通过传承湘雅精神,每位员工珍视生命的意识更加凸显,对基础医疗质量更加重视,钻研业务、开展医疗新技术的积极性不断提高,全院干部职工形成了"珍爱生命、崇尚科学、大医精诚、敢于担当"的共识,有力地保障了医疗质量与医疗安全。

一、在临床工作中继承湘雅优良传统

长期以来,湘雅的开拓者们为着国家强盛、百姓健康,革故鼎新,生生不息,代代相承,谱写了"南湘雅"壮丽史诗,积淀成"公勇勤慎、诚爱谦廉、求真求确、必邃必专"的精神气象、"如临深渊、如履薄冰"的行医理念、"医乃仁术"的医德观、"三基三严"的严谨作风。从成立之日起,老湘雅便将优良的医疗制度、管理体系带到了湘雅二医院。

医院注重在临床传承发扬,聘请老专家重返临床,到门诊、病房进行传帮带。请老专家参与医院临床检查、全院大查房,让青年医务工作者学习老专家的医德医风。2012年10月,中南大学对外发布首届30位"湘雅名医",在活动仪式上,名医们倡议"传承湘雅精神,铸就仁心大爱",充分发挥"湘雅名医"在弘扬湘雅精神方面的示范和引领作用。名医们扎根临床,躬身垂范,以实际行动践行湘雅精神。

二、充分发挥"老湘雅"的"活教材"作用

青年人成长成才最好的精神食粮莫过于学习前辈们的优良传统。一代代湘雅人铸就了"南湘雅"的金字招牌,他们的故事至今仍为人们所传诵,他们所铸就的"湘雅精神"无疑是青年医务人员最好的教材。为此,在新进人员岗前培训班、团干培训班、中层干部培训班上,医院邀请一批德高望重的湘雅老专家登台讲演。他们既回顾解放前在老湘雅

求学时期和解放后留校工作的所见所闻，又以风趣诙谐的语言、鲜活的事例和自身的感悟，深入阐述湘雅精神的缘起、沿革及其精神内核，讲述医院精神的形成过程，深入浅出地对医院精神作出阐释，并结合临床实践，指导大家将医院精神融入临床实践中，在塑造自己的同时又展现了医院风貌。

与此同时，医院还充分利用关心下一代工作委员会的平台，组建"五老"（老干部、老战士、老专家、老教师、老模范）团队，向青年职工传递湘雅精神，扎实推进医疗教学督导，用严谨的教风、学风感染研究生、进修生、医学生以及青年医务工作者。老湘雅前辈、我国著名的内分泌和临床遗传学家伍汉文教授还在自己家里建立了展室，将自己在湘雅的学习、行医过程一一呈现，并向全院所有人员开放，成为传承湘雅精神的重要基地。

三、开展弘扬湘雅精神系列活动

2008 年是湘雅抗战西迁 70 周年，在湘雅医学院的统一组织下，由医学院领导、部门负责人、医学生和三所附属医院共同组成"重走湘雅路"团队，从 7 月 16 日至 21 日，途经贵州省贵阳市、安顺市、遵义市及重庆市等地，行程 2500 多公里。医院派出多名医务人员和学生参加，与团队一起开展了爱心大查房、专题讲座、义诊、健康问卷调查、访问敬老院、免费送医送药、校友联谊等丰富多彩的活动，走访了上百名群众。在接受湘雅精神教育的同时，也将湘雅精神传播到各地，让大家感受到了新湘雅的活力。

2010 年，医院倾情打造"弘扬湘雅精神年"活动，组织青年开展"什么是湘雅精神，如何弘扬湘雅精神"为主题的座谈会和"弘扬湘雅精神，做最好的自己"表演赛。在一批湘雅老专家、教授的带领下，优秀中青年代表、团员代表共唱《国立湘雅医学院院歌》。一些科室和支部举办了以"弘扬湘雅精神，提升门诊服务技能"为主题的时事政治、院纪院规、岗位技能知识抢答赛和以"弘扬湘雅精神，争创'双百'医院"为主题的座谈会,形成了弘扬湘雅精神的浓厚氛围。

在湘雅精神的润泽下,医院面貌焕然一新,医患之间更加融洽,同事之间更加亲密,医院至今流传着许多感人至深的故事。

在医院原普外六病区,曾有这样感人的一幕:2009年7月的一天,一护士发现次日将出院的患者张某夫妇愁容满面。经询问,才知道他们身无分文,欠了住院费不说,连吃盒饭的钱都没了。该护士二话不说,迅速下楼给患者买来了两个盒饭,并硬塞给他们50块钱。护士长得知后立即组织科内捐款。大家你一百,我五十……最后,张某不仅付清欠费,还剩下几百元做回家的路费,他激动得语无伦次:"谢谢,谢谢,你们就是我的亲人啊!"

在湘乡市农村,农妇杨庆煌一说起其在湘雅二医院门诊药房的"谭姐姐",就满怀感激。2007年,杨庆煌因患白斑病在湘雅二医院就诊,医院给她开的补骨脂注射液,由于当时缺药,而她又急着回家,为此找到了门诊药房负责人,在了解到杨庆煌的情况后,该负责人马上到仓库为她调这种药品。补骨脂注射液是湘雅二医院的自制制剂,市场上买不到,为此,她将自己的电话留给了杨庆煌。从此,每当杨庆煌的药用完时,就给她打电话,请她帮忙购买药品并寄给她,这一帮就是整整3年。

2013年1月31日,本该是22岁的女孩陈琼(化名)最幸福的日子,那天,她将成为新娘。然而,天有不测风云,当日6时许,在去化妆的路上,她被一位焦急寻找失踪学生的小学老师开车撞倒,成了"植物人"。陈琼的亲人、尤其是未婚夫对她不离不弃,每天守在床旁,陪她说话,盼望着奇迹出现。绝望之际,家人把她送到了湘雅二医院。

在神经外科,专家为她植入了脊髓电刺激器,并结合药物、高压氧等治疗,在昏迷3月后,奇迹苏醒。当她认出自己的家人、新郎时,全家人喜极而泣,到病房奔走相告。

获悉此事后,中南大学党委书记高文兵专程致电询问后续恢复情况。校长张尧学院士以个人名义捐款5000元,鼓励患者早日康复。

湘雅精神的践行者和传播者

从荒山野岭、荆棘横生的不毛之地,诞生出今日享誉中外的大型三级甲等医院,五十多年来,一代代二院人流了多少汗水、耗尽多少心血。多少年轻学子将爱情和青春献给了这片土地;多少老教授、老专家将智慧和才华留给了这片高楼。还有他们的家属,是那些年轻的姑娘和白发的母亲,将一代代二院情怀延绵在这片天空。这些历尽创业艰辛的前辈,如今有的已经作古,但他们创立的事业不朽,他们的精神将永远成为引领后人前行的明灯。

凌敏猷:一个把全部智慧与爱奉献给湘雅的人

凌敏猷(1902-1991),又名齐康,男,汉族,神经精神病学专家、医学教育家。1902 年农历九月廿二日,诞生在湖南省平江县清潭村。1948 年 4月出任国立湘雅医学院院长。

1919 年下半年,凌敏猷依靠大哥的帮助,来到了长沙。1922 年暑期,凌敏猷报考并录取于长沙雅礼大学,随即报名学医,被编入了医预科。从此,便与医学结下了不解之缘。 1919 年"五四"前后,湘雅学生就发起轰轰烈烈的学生运动。1926 年,凌敏猷投奔了叶挺的部队,7 月 31 日,他被介绍到 72 团医务所当军医。大革命失败后,他决定投奔老校长颜福庆,继续完成其医科学业,颜校长当即复信应允。他便于 1929 年暑假插入了上海中央大学医学院三年级就读。1932 年毕业后,凌敏猷回到湘雅医学院任教行医。

开拓神经精神病学新天地

在上海中央大学医学院的最后一年生产实习中,凌敏猷结识了美籍神经精神病学专家 R·S·Lymen。第二年 Lymen 前往北平,担任了协和医学院脑系科主任。他写信告诉凌敏猷:"如果你对神经精神病学感兴趣,你就到协和来吧!"1933 年 11 月,凌敏猷医师得到王子玕院长同意,前往协和医学院脑系科,跟随 Lymen 教授学习精神病学,成为我国最早的一代神经精神病学专家。

当时,治疗精神病无特殊药物,直到 1949 年才有精神药物投入临床。凌敏猷认真学习休克疗法——电休克和胰岛素休克疗法,并将其带回了湘雅医院。

湘雅医学院于 1934 年才正式开设神经精神病学课程。当时学校没有专任教师;凌敏猷便向导师 Lymen 教授请假,每年回院讲授三个月的神经精神病学课程,直到 1936 年 7 月,他结束了在协和医学院的进修学习,正式回到了湘雅。凌敏猷除了在湘雅医院开设神经精神病专科门诊,还为湘雅医学院学习讲授神经精神病学的发展,以及欧美十八、十九世纪几个重要学派的学术思想。

受任于危难之际

1948 年,日本侵略军留下的战争创伤尚未愈合,长沙城又笼罩在国民党军队的白色恐怖之中。湘雅医学院再度处于危难之际。1948 年 4 月 1 日,教育部便委任凌敏猷教授为国立湘雅医学院院长。

1949 年 7 月,长沙临近和平解放,国民政府教育部电令凌敏猷,迅速将湘雅医学院南迁广州。对此,凌院长未予置理。不久,教育部再发催令立即行动,凌敏猷则以无法解决交通工具为由婉辞推托。在他与全校师生的共同努力下,使湘雅医学院得以保存下来,迎来了 1949 年 8 月 4 日的和平解放,湘雅医学院胜利、完整地回到了人民政府手中。

新中国成立后,凌敏猷继续担任湘雅医学院院长。1953 年 10 月,湘雅医学院更名为湖南医学院。1958 年至 1959 年,他下放到慈利县农村,尽其所能为农民防止疾病,有时出诊看病要翻山越岭,一天步行几十里,他毫无怨言,从不叫苦。在医院,他几乎每天都出入病房、门诊,和精神病人打交道；有时在家里接待病人，为他们开处方、治疗，不管叫他做什么，他都要把事情做好。他的信条是"有条件就做大事，没有条件就做小事"。

他每天照样看病、查房，给青年医生讲课，报告国内外精神病学最新进展。他不断总结自己的教学、临床实践，编写了几十万字的《神经病学基础》，又写了《锂盐治疗和情感性精神病》等论文。

心萦国事写余生

凌敏猷不顾体弱多病，积极参加省政协和民革组织的各项活动。1978 年，他受任为湖南省政协常委，1980 年后相继受任为湖南省第四、五届政协副主席，民革湖南省第六、七届副主委、第八届名誉副主委，民革中央第五届委员会委员、第六届常委会顾问、民革中央监察委员会常委等职务，他还担任了学校的顾问。

在重病之中，凌老仍然十分关心学校的建设。他多次提出：要使学校起飞，就得提高教学质量，加强教研室等基层建设。他珍惜人才，对摧残人才的行为嫉恶如仇。文革中他就对许多同志讲："我最担心的是把那些老专家搞掉。""建设一个摊子、发展一个摊子难，可散一个摊子很容易的。"

他认为要设法让学生长两个"翅膀"：一个是外文，一个是基础理论，只有这两个"翅膀"长好了，才能飞得起来，为国家输送高质量人才。晚暮之年，他还亲自参加对中青年教师的培养，为他们上外语课，即使在右腿被摔成粉碎性骨折后，还是坚持每周两个晚上为他们上英语课。不少同志要他修改文章、审校译稿，他总是有求必应，热情指导，可从不要求署上自己的名字。

凌敏猷教授十分关注学校精神病学建设。1978 年刚恢复研究生教育，他就招收了三名研究生；并且为中青年教师联系出国进修的机会。他衡量了学校精神病学所拥有的优势，尤其看到了后继有人，在精神病学的各个专业，如病理心理学、神经生化、病理遗传学、老年精神病学、儿童精神病学、精神分裂症以及流行病学调查等方面都有了一定基础,十分高兴,他希望在这个基础上能有更快更大的发展。1979 年以来,他在省政协的有关会议上,多次提出了成立湖南省精神病学研究所的建议。中美建交后,他率先开拓了和美国华盛顿大学医学院的人才与学术交流。他们共同协作开展了对精神病学的研究:双方互派人员,选定在西雅图和长沙各取一定数量的精神病患者,共同研究其病因学和治疗学等方面的问题,迄今已持续 20 余年之久。

1981 年以来,他和其他同志一道主审、出版了《精神病学丛书》的第一卷《精神医学基础》,达 100 万余字;他还参加了国外医学参考《精神病学分册》的编审工作,撰写了《精神病学百科全书》中的"精神分析治疗"等章节。

1991 年 3 月 23 日,凌敏猷耗尽了心血,永远离开了湘雅和他的亲人、同事……

(来源:《湘雅人物》,刘笑春 / 文)

王肇勋:功崇惟志 业广惟勤

我是在黄宛教授(编者注:黄宛教授为我国著名心脏内科学专家、解放军总医院原专家组成员)那里第一次耳闻王肇勋的名字,1954 年黄宛将《临床心电图学》书稿投到人民卫生出版社时,他才知道湖南的王肇勋医师《心电图学》的书稿早已在出版社审阅。后来,王肇勋看完出版社转来的《临床心电图学》书稿后写道:本书内容明显强于我的书稿,我愿将我的书稿撤回。听黄宛讲完这个故事后,王肇勋的名字就深深印刻在我的脑海。2002 年我主编《中国心电学发展史》一书时,苦于没有收集到有关王肇勋的相关资料,因此,只能在"发展史"上印上他在《中华医学杂志》1951 年发表的有关心电图文章,并简介道:20 世纪 30 年代原湘雅医学院心血管专业的创始人王肇勋留学美国,并带回一台心电图机,较早地将心电图应用于临床。

此后,我有一次在美国芝加哥参加全美 AHA 会议时,碰上了正在芝加哥大学心电生理室学习和工作的原阜外医院的王中干大夫,他是湘雅医学院毕业的湖南人,言谈中我提起王肇勋的名字,还问他是否知晓此人,他听后笑了,说他正是王肇勋的孙子,我立即向他索求一些相关资料,但最终落空了。此后,我曾与湘雅医学院的祁述善、李乔华联系此事也未获果。王肇勋的相关资料就像被蒸发了一样,几乎无法捕捉。但意外的机会终于来了,那次是我向正在湘雅医学院攻读博士学位的田轶提及此事,随后经过他的种种努力,终于在湘雅档案馆收集到王教授的有关信息,使王肇勋的形象由此逐渐生动起来。

开拓心电学的先驱

王肇勋生于 1898 年,1919 年考入湘雅医学院,当时湘雅采用美国医学院校的办学模式,并完全进行英文教学,十分严格,淘汰率也很高。每年都有若干学生留级或退学。有的学生甚至在刚入学不久就因无法承受严格的教学管理而主动离开,转读其他学校。1927 年,王肇勋以优异的成绩从湘雅医学院毕业,并获得美国康涅狄格州州政府授予的医学博士学位。正是这一年,跌宕起伏的人生序幕逐渐开启。

在当年的护校运动后,王肇勋与另外一位湘雅学子凌敏猷参加了八一南昌起义。起义部队转战赣、闽、粤等地,最终在潮汕失利,王肇勋被俘,加入桂系部队,任军医处少尉军医。在随后的行军中,他逃离桂军前往上海,1928 年 5 月才返回长沙。时任湘雅医学院院长的王子玕约他回医学院协助一位德国教授主持解剖学科的工作。后来他担任了解剖教研室主任。据知情人回忆,王教授始终希望将更多的精力投入临床工作。但与此同时,对于临床工作的兴趣并没有影响他的教学成绩,这在多位老湘雅毕业生的回忆文章中均有明确记述。

20 世纪初,心脏病最重要的检查与诊断方法只有心电图和 X 线,因此,所有著名的心脏病学家又都是顶级的心电图专家,这些割不断的历史渊源造就了王肇勋对心电图的情有独钟。1933 年,王肇勋经医学院同意赴北京协和医院学习心电图 2 个月。从此,他与心血管病专业、与心电图事业相伴终生。1934年是值得铭记的一年。就在这一年,王肇勋引进了湘雅医学院第一台心电图机,正式开创了湖南心电图应用的先河。此后的数年中,湘雅医院获得的心电图资料与日俱增,但这一段黄金时间被随后的日本侵华战争无情打断。这部Sanborn心电图机与王教授一起随湘雅医学院西迁,在途中仪器部件受到严重损坏。回忆这段经历时,王肇勋痛苦的心境在笔端显露无遗:"这个损失实在太大了"。

艰苦的国难岁月

抗日战争使湘雅医学院被迫迁至贵阳后,仍然在极差的条件下坚守着中国医学教育的希望。此时,南京中央医院的部分人员也先期与湘雅医学院的人员在长沙汇合,共同来到贵阳,并成立贵阳中央医院,沈克非任院长。当时,1934年协和毕业生王季午恰好担任贵阳医学院院长。在协和求学时,张孝骞是王季午的老师,而沈克非也在协和外科任总住院医师,钟世藩更是比王季午早4届的协和1930年的毕业生,是他地地道道的学长。一群协和精英聚首,共同谱写了中国医学教育史上的传奇。此后,湘雅、中央医院、贵阳医学院共同建立了战时教育合作机制,由贵阳中央医院和省立医院为湘雅医学院提供基础教学的设施。而湘雅医学院的著名教授也及时充实到两家医院,提高临床疾病的诊治水平。一时间,不大的贵阳城,竟然云集了很多著名学者。正是在这一时期,王肇勋有更多的时间关注心脏病学。

难忘的黄金时代

虽然王肇勋的事业被战争无情打乱,但他的心电图事业并未就此终了,就像历史的车轮不可能停止前行。1945年9月,王肇勋远赴美国,先后在波士顿的哈佛大学医学院、麻省医学院心脏病科进修两年,师从世界著名的心脏病专家Paul White专修心脏病学。并于回国前三个月专程赴密歇根医学院研究和观摩威尔森教授的"单极肢体导联的动物模型"。这一切预示着他事业的巅峰即将到来,湖南的心电图事业也将跨入历史的新纪元。1947 年,王肇勋携带一部链接 36 个听诊器的西门子同步心音图心电图机回国。随之,更高水平的心电图检查在临床迅速应用。

王肇勋不仅在国内较早开创了心电学的工作(1934 年),而且他一直致力于教授和推广心电图的知识。30 年代中期,中正医学院在江西省成立,并聘请时任湘雅医学院院长的王子玕做校长,王子玕深知王肇勋心电图深厚的功底,故多次邀请他赴南昌讲授心电图机诊断心脏病的大课,可以想象,有王肇勋这样著名的教授讲课,中正医学院培养了像陈灏珠、陈在嘉、王思让、周金台、毛焕元、宁佩荭等一批国内顶级心血管专家则不足为奇了。

新中国成立后,王肇勋担任湘雅医学院的教育长。1958 年参与湘雅医学院二院的筹建并任心内科主任。当时,心电图事业飞速发展,他亲自主办了数届心电图培训班,为我国培养和选拔了一大批专门人才。他也度过了人生中最为精彩的十年。

王教授将历届"心电图培训班"使用的讲义编辑成《心电图学》一书计划正式出版,不幸的是,这计划因他被错误地划为"右派"而夭折。当科学的春天再次来到中国时,别人劝他将书稿补充后出版,他十分感慨地说:"深感心有余而力不足,亡羊已不能补牢"。为此,该本《心电图学》一直未能面世,最终留下他本人与历史的遗憾。

在长达 20 年的时间内,历次政治运动不仅给王肇勋的身心造成了巨大伤害,更使一位学者的金色光阴无声消逝。他曾辛酸地写道:"当年回国时曾有很多抱负,也做了一点工作……现在深感心有余而力不足,亡羊已不能补牢。"晚年的王肇勋,并没有离开他钟爱的事业,虽"年老多病,但仍然想做一点点事情,为的是少留下点遗憾……"

1981 年,他成为国务院最早批准的心血管内科专业的博士生导师之一。

1986 年 11 月,王肇勋病逝于长沙。

我相信,王肇勋的一生代表的不仅是他自己,而代表的是所有曾执着开拓的先驱。回首中国心电图的发展历程,他们曾奉献过人生的精华,他们曾经受战火的惊扰,他们曾经历人世间最为残酷的心灵挣扎!但他们从未放弃过对民族的希望、对国家的忠诚;他们从未真正割舍过对这份事业的眷恋与深情……

(来源:《德溢春秋——光照史册的儒医风范》郭继鸿/文)

谢陶瀛:胸心外科的一座高峰

谢陶瀛(1910—1981)男,汉族,著名外科学专家,湖南省湘潭县人,1910年生。1936年毕业于湘雅医学院,1957年调入附二院,筹备心胸外科教研组,是医院心胸外科的创始人。曾任湘雅医院副院长、外科主任,湖南省人民代表大会代表、省政协委员、中华医学会湖南分会理事长及省外科学会主任委员、国际外科学会会员等职。

他自幼家境贫寒,初中毕业后失学,因酷爱读书,坚持自学二年后,于1929年以第一名成绩考入湘雅医科大学。1936年毕业,获湘雅医学院毕业证书及美国康涅狄格州授予的医学博士学位证书。毕业后留湘雅医院外科工作。1938年因日寇紧逼长沙而随校西迁贵阳,在贵阳中央医院(即当时的湘雅医学院教学医院)外科工作。抗日期间,曾先后两次率领手术队赴前线滇缅公路救护抗日将士,支援抗日。1945年任中央医院外科副主任。抗日胜利后,于1946年回长沙湘雅医学院任外科副教授。1947~1948年赴美国耶鲁大学医学院附属纽海芬医院进修学习胸外科。为了解世界外科发展的趋向,吸取外科经验,他曾去哈佛大学医学院、华盛顿医科大学医学院及世界著名的梅氏诊疗所等医疗单位参观学习。回国后,于1949年担任湘雅医学院外科教授及湘雅医院外科主任。解放后,为外科事业的发展,他辞去湘雅医院副院长职务,专任外科主任,一心从事外科事业。1958年调附属第二医院,担任外科主任直至退休。

谢陶瀛先生一生勤奋好学,工作认真刻苦,极其热爱外科专业。提出外科应走专业化发展的道路,并进行外科的分科,分设腹部外科、泌尿外科、骨外科、胸外科等专业学科,后来又增设神经外科、麻醉科,并为各学科培养人才,为外科的发展打下了基础。他建立了动物实验室,在当时极其简陋的条件下进行人工低温麻醉的动物实验。1955 年在国内首先应用人工低温麻醉于临床获得成功,达到了国际先进水平,为外科手术质量的提高创造了有利条件,被评为湖南省甲等先进工作者。由于当时体外循环的发展,临床质量上逐步倾向于在人工心肺机条件下进行心内手术操作,虽然从设备条件、血源供应及经济角度上来看,低温下直视手术仍具有一定优越性,但因低温下阻断循环受到时间限制,欲提高手术安全性,不外乎简化手术方法及延长安全阻断时间两种方式。从 1957 年初开始,他针对这方面进行实验及临床研究,采用低温下心内直视手术简化心脏血液循环阻断法,进行心内直视手术 5 例均获成功。1963 年全国心血管外科会议将此种方法定为我国心内直视手术基本方法之一。在人工低温麻醉成功后,他又开始人工心肺机体外循环的研究,通过大量动物实验后于 1960 年开始应用于临床。由于当时医院经济困难,无法购置高性能人工心肺机,故转而研究低温脑灌注方法。1962 年湖南省成立由他领导的心血管外科专题研究组,1963 年将冷血脑灌注方法应用于临床,2 例二尖瓣心内直视手术均获得成功,阻断循环时间达到 60 分钟,超过了国外文献报道。延长阻断血液循环时间有利于心内复杂的手术操作,故在"文革"以前,通过大量动物实验及临床应用,医院已经掌握了人工低温麻醉及体外循环方法,并在方法上已有自己的设计。

　　他治学严谨,热心培养医学人才,对下级医生既循循善诱,诲人不倦,又严格要求。强调"三基"训练,同时也十分重视总结经验,为后学者的提高创造条件。在五十年代初期就组织高年资医生编著《外科基本手术图解》、《泌尿生殖系统手术图解》两本手术图解。这两本手术图解当年再版 3 次,并得到苏联专家的高度评价。他对于别人请他修改的文章从不推卸,总是认真负责修改,修改时不但纠正文字错误,标点符号也给予修正。宁可放下自己的写作,也不积压别人的稿件。1980年医院收入一例罕见腹部肿瘤患者,主管医生向他请教,他不顾年老有病,查阅资料,提供该医生在手术中可能遇到的问题及处理措施,鼓励他大胆进行手术,手术获得成功。

1976年,谢陶瀛因结肠息肉癌变而行结肠部分切除手术。术后数天,他就坐在床上修改《实习医生手册》。出院时手术医生嘱他以后注意休息,不能像以前那样工作了。因为他有结节性肝硬化,脾脏增大两倍,但他仍毫不介意。因为他关心的是外科事业的发展。他决心主编一套《现代外科问题》丛书,综合国内外科学成果,以便推动我国外科学的发展。1979年底,他召集了编辑工作会议,接着就投入紧张的编写与审稿工作。1980年初他已感到体力不支、胃痛、消瘦,经检查发现食道中下段有中度以上静脉曲张,胃溃疡,CT检查怀疑有肝癌,他仍不肯休息。1981年已被确诊为肝癌,并发生了消化道大出血。行胃大部分和脾脏切除。术后到逝世的半年时间内,他以顽强的毅力完成了《现代外科问题》第一册的定稿,还坚持审阅了第二册十多万字文稿。在重病中,他还一再提出显微外科的重要性,要成立小儿外科。他将毕生心血都倾注在外科事业之中。

1981年10月2日,谢陶瀛先生在生命弥留之际留下遗言:死后将遗体捐作解剖。10月4日与世长辞,享年71岁。10月14日,湖南医学院为他举行了献躯解剖仪式,在解剖时看到他那取下的肝脏上癌瘤突起,结节遍布,大部分肠腔被血液淤塞。术后残留的胃也严重粘连。如今这些标本都珍藏在湘雅医学院病理解剖教研室里,作为教书育人的宝贵资料。人们赞颂他:医道精湛,为国捐躯供后学;春催桃李,鞠躬尽瘁死方休。

(来源:顾娟采写)

龚耀先:心理学卓越的开创者

龚耀先先生1923年3月出生于湖南省益阳县。1946年考入武昌华中大学教育系,选学心理学专业,1950 年 7 月以优异成绩毕业,分配到湘雅医学院从事临床(医学)心理学科研、教学及临床工作。1962 年调入湘雅二医院(原湖南医学院附属第二医院),历任心理学讲师、副教授、教授及精神病学主任医师。并曾任中国心理学会常务理事、中国心理学会医学心理专业委员会主任委员、《心理学报》和《心理科学通讯》编委。

龚耀先先生专长于临床(医学)心理学和心理测量。20 世纪 50 年代,主要从事人类高级神经活动类型和脑电生理研究,是将巴甫洛夫学说引入我国精神病理学研究的早期学者之一,也是我国精神病学和心理学领域脑电生理方面早期研究者之一,代表性著作和论文有《高级神经活动学说译丛》、《用实验室和行为观察的方法来确定正常成人高级神经活动类型特点的初步经验》、《强迫状态患者高级神经活动的实验研究》、《神经衰弱患者皮层过程障碍的脑电图与临床的研究》等。自 20 世纪 60 年代开始倾注全部精力,致力于临床心理评估的研究。1962~1966 年期间,在《心理学报》和《中华神经精神科杂志》上发表了一系列有关联想和分类测验研制及应用性论文。"文革"结束后,致力于我国心理测验研究工作的恢复,成为我国该领域卓越的领导者之一。他先后牵头研制了临床心理测验 30 余套,在我国心理学、教育、医学、人力资源、军事和司法等领域广泛应用,产生了很高的学术影响和社会效益,在国际同行中有较高的知名度,为我国心理测验研究工作的迅速恢复作出了重要的历史性贡献。为此,他先后获得多种科技成果奖励。其中,《韦氏成人智力量表在我国的修订》获 1991 年度国家科技进步三等奖,《常用智力、神经心理及人格测验的研制及推广应用》获 2000 年度国家科技进步二等奖。1987 年被评为湖南省优秀科技工作者,2001 年 1 月出席国家科技成果颁奖大会,受到江泽民总书记、朱镕基总理等党和国家领导人的亲切接见。

龚耀先先生忠诚党的教育事业,从教 50 余年,主编国家规划教材《医学心理学》、《心理评估》、《心理学大词典》医学心理学分卷、《中国心理科学》中的医学心理学部分、《心理咨询百科全书》心理测验分卷等教材、著作或工具书 10 部。1985 年起任湖南医科大学博士生导师,培养了 40 名硕士和博士研究生。1979 年起,受卫生部委托,牵头举办了全国心理测验学习班 100 届,学员总人数达 7000 余人,为我国心理学应用型人才队伍建设作出了重要贡献。1993 年创办了《中国临床心理学杂志》,目前该杂志已是我国高水平的专业刊物之一。1989 年获全国优秀教师称号,2004 年获中国心理学会学科建设成就奖。

龚耀先教授是国际知名的中国心理学家,1983 年受美国科学院邀请,作为当年中国六名知名学者之一到美国华盛顿大学和哈佛大学进行为期 2 个月的学术交流,在这两所学校同行中引起了极大的反响。1996 年,一位美国临床心理学教授在其文章中称龚耀先先生为"中国临床心理学卓越的开创者之一"。

龚耀先先生是我国学养深厚、治学严谨、德高望重的老一辈心理学家。在其五十余年的科学研究和教书育人中,深受广大同行和学生的敬仰。他为我国心理学的建设与发展作出了重要贡献。

(来源:《湘雅人物》)

吴振中:耕耘于方寸世界的眼科前辈

吴振中,女,教授,1920 年 5 月出生于今辽宁省新民市城区。中南大学湘雅二医院原眼科教研室主任、教授、博士生导师,是我国著名的青光眼专家,曾任湖南省第四、五届政协委员、全国中华眼科学会委员、湖南医学会理事、湖南眼科学会主任委员、全国青光眼学组委员、《中华眼科杂志》等 4 种杂志编委。1945 年毕业于湘雅医学院,在湘雅医院、湘雅二医院眼科工作;1956 年晋升为副教授;1978 年晋升为教授;1960 年—1984 年担任教研室主任;1988 年被国务院批准为博士研究生导师;1992 年享受国务院津贴,1997 年获得中华眼科学会奖。

吴振中教授,一位令人肃然起敬的长者,一位见证当代中国医学发展史的老人,当代中国医学界著名的吴氏四兄妹之一,其长兄吴执中,著名医学家,英国皇家医学院院士;其二哥吴英恺,著名医学家,中国科学院、中国工程院两院院士;其大弟吴咸中,著名医学家,中国工程院院士。其本人,著名眼科专家,吴氏四兄妹中惟一的女性。

1920年春天,吴振中诞生在辽宁新民县城一吴姓教书先生家。那是中国现代史上急剧动荡的年代,战火蔓延,兵荒马乱。1937年,振中跟随在协和当医生的大哥来到遥远的长沙,应张孝骞之邀,任职湘雅医院内科主任、教务长。1946年,吴振中来到了陆军总医院眼科实习。就是这样一种机缘,让吴振中从此喜欢上眼科。同年9月,她回到湘雅医学院学习。 那时,湘雅医学院眼科主任,正是后来的湘雅二医院创始人之一的张俊杰教授。十一年后的1957年冬天,已是副教授的吴振中随老师来到尚未开院的附二医院。1960年,40岁的吴振中出任附二院眼科教研室主任。

在其后的几十年,她与同事们一道,逐渐建立了青光眼、视网膜脱离、泪道、眼外伤、眼肌等专业,成为中南大学湘雅二医院眼科教研室的主要创建人,奠定了医院眼科在全省乃至全国的地位。在她的带领下,湘雅二医院眼科初步制定了科室管理制度和学科人才培养框架,使大家在知识拓展的同时能对自己专业进行更深入的研究,有效地提高了医疗质量。吴教授为湘雅二医院眼科教研室眼科专业组的组建、人才培养计划的建立、奠定湘雅二医院眼科在全省乃至全国的地位立下了不朽的功勋。

吴振中教授从事医疗工作58年始终坚持在临床一线,看门诊、轮流管病房、参加急症值班等,积累了丰富的临床工作经验,如1959年将泪囊鼻腔吻合的皮管改为凡士林纱条,既简化手术又减少病人痛苦,疗效满意。同时组织和参加沙眼,青光眼普查,利用各种简单的工具开展青光眼早期诊断。二十世纪七十年代,她与眼科同道开展中医治疗青光眼的研究,开辟了中药治疗青光眼的新途径。自1980年起,吴振中教授在国内较早开展视野、视盘改变、视觉对比敏感度、色彩分辨力等方面的研究及其在青光眼早期诊断中的作用,同时开展Nd:YAG激光虹膜切开治疗早期闭角型青光眼以及中草药灯盏细辛（益脉康）对眼压已控制的晚期青光眼的视神经保护作用研究，扩大了绝大部分患者的视野，成为全国眼科著名的青光眼专家学者之一。

吴振中教授不仅是湖南医学界德高望重的眼科专家，也是我国杰出的眼科教育家，是中国现代医学发展史的见证人之一。在她从事医学事业和教育事业的数十年间，医德师德高尚，学识渊博，治学严谨，成就斐然，并将自己的临床经验和教学经验认真总结，著书立册，惠及后人，数十年来为我国眼科事业的发展和专业人才的培养作出了很大的贡献。她德才兼优，乐于助人，终生奋斗，不断提高医术，以医学大家的风范，终生服务人民，一生中为我国无数个眼病患者和青光眼患者解除了痛苦，深受广大患者的爱戴，是我国广大眼科医生的楷模。她作风严谨正派，学风淳朴公正，学术造诣深厚，深得眼科学界的尊重。

2011 年 4 月 21 日，吴振中教授在长沙逝世，享年 91 岁。

回顾吴振中教授的医教生涯，我们肃然起敬。当今世上，如吴振中这样积七十多年医学经验，著作等身，桃李天下，功德圆满的教授已不多了。我们将永远铭记吴振中教授为我国眼科事业的发展作出的不朽功绩。

（来源：中南大学湘雅二医院网站，古夫、王玉林／文）

附件 1

中南大学"湘雅名医"工程实施办法（试行）
（2013 年 7 月 4 日）

为加强临床学科学术和医疗技术带头人队伍的建设，进一步提升湘雅品牌，着力培养一批医德高尚、医术精湛，在全国乃至世界都具有影响的临床医师,学校决定实施中南大学"湘雅名医"工程。经研究,制定本实施办法。

一、评选范围

1. 2011 年 1 月 1 日在岗,且坚持在学校临床一线工作的临床医师。

2. 具有主任医师、临床教授专业技术职务,医师资格证书和执业证书合法有效。

二、参评条件

1. 热爱祖国,拥护党的路线、方针和政策,遵纪守法,模范履行岗位职责,热心为患者服务,有强烈的社会责任感和高尚的职业道德,无行业不正之风和违规违纪行为发生。

2. 临床能力

(1) 完成规定的临床医疗工作量,具有高水平的临床医疗技术、具有突出的解决疑难危重病例能力。

(2) 医疗水平和成就获得校内专家和国内同行专家认可。

(3) 受聘主任医师以来,未发生负有主要责任的医疗事故,无社会影响较大的医疗纠纷。

3. 学术影响

在本学科领域有较高的学术地位,为公认的学科或学术带头人。

4. 在人才培养方面成绩显著。

三、评选程序

1. 学校下达评审指标,本人申请,所在医院组织初评并将申报材料予以公示,向学校推荐候选人名单。

2. 校外同行专家评议。

3. 校内、外专家现场评审。

4. 公示入选"湘雅名医"工程候选人名单。

5. 报学校校务会议研究决定中南大学"湘雅名医"入选者最终名单。

6. 学校发文。

四、相关政策

1. 学校授予中南大学"湘雅名医"荣誉称号。

2. 对于获得中南大学"湘雅名医"称号的在岗临床医师,学校资助100万元研究经费,分3年下拨。资助经费主要用于科学研究、人才培养和团队建设等方面。对于获得中南大学"湘雅名医"称号,且在学校正式发文确认入选中南大学"湘雅名医"之日前已退休的临床医师,一次性奖励20万元。

3. 对于入选中南大学"湘雅名医"工程的在岗临床医师,各附属医院应在临床资源配置、科研条件配套、团队建设、研究生招生等方面予以重点支持。

4. 有下列行为之一者,经研究可取消中南大学"湘雅名医"称号并取消后续资助经费支持:

(1) 违反国家法律、法规。

(2) 有产生不良社会影响的不道德行为。

(3) 有学术不诚信行为。

(4) 发生负主要责任的医疗事故,或引起产生社会不良影响的医疗纠纷。

五、本办法自发布之日起试行。自本办法发布之日起,除经学校批准外,学校各医学机构不得使用"湘雅名医"、"湘雅名师"、"湘雅名家"等荣誉称号。

附件 2

首届中南大学"湘雅名医"名单
（按姓氏拼音排序）

序号	单位	姓名	序号	单位	姓名
1	湘雅医院	艾宇航	16	湘雅二医院	唐罗生
2	湘雅三医院	陈方平	17	湘雅三医院	王 维
3	湘雅二医院	丁依玲	18	湘雅医院	夏晓波
4	湘雅医院	郭曲练	19	湘雅二医院	谢鼎华
5	湘雅医院	胡成平	20	湘雅医院	谢红付
6	湘雅二医院	胡建国	21	湘雅二医院	徐军美
7	湘雅医院	黄晓元	22	湘雅三医院	薛 敏
8	湘雅医院	翦新春	23	湘雅三医院	叶啟发
9	湘雅二医院	廖二元	24	湘雅二医院	易著文
10	湘雅二医院	刘伏友	25	湘雅医院	尹 飞
11	中信湘雅生殖与遗传专科医院	卢光琇	26	湘雅三医院	袁 洪
12	湘雅二医院	陆前进	27	湘雅二医院	张广森
13	湘雅医院	齐 琳	28	湘雅二医院	赵靖平
14	湘雅二医院	舒 畅	29	湘雅二医院	赵水平
15	湘雅医院	唐北沙	30	湘雅医院	左晓霞

附件 3

第二届中南大学"湘雅名医"名单
（按姓氏拼音排序）

序号	单位	姓名	序号	单位	姓名
1	湘雅医院	陈琼	19	湘雅医院	王志明
2	湘雅二医院	陈平	20	湘雅医院	肖波
3	湘雅医院	陈湘	21	湘雅二医院	肖嵘
4	湘雅医院	范学工	22	湘雅二医院	杨连粤
5	湘雅二医院	方小玲	23	湘雅医院	杨天伦
6	湘雅医院	冯永	24	湘雅二医院	姚树桥
7	湘雅二医院	霍继荣	25	湘雅医院	袁贤瑞
8	湘雅三医院	蒋先镇	26	湘雅医院	岳少杰
9	湘雅医院	李康华	27	湘雅医院	张桂英
10	湘雅二医院	李凌江	28	湘雅医院	张怡
11	湘雅医院	梁清华	29	湘雅二医院	赵晓昆
12	湘雅医院	罗万俊	30	湘雅二医院	周启昌
13	湘雅三医院	明英姿	31	湘雅医院	周巧玲
14	湘雅三医院	欧阳文	32	湘雅二医院	周胜华
15	湘雅二医院	彭佑铭	33	湘雅医学院附属肿瘤医院	周晓
16	湘雅三医院	沈守荣	34	湘雅二医院	周新民
17	湘雅三医院	谭国林	35	湘雅二医院	周智广
18	湘雅口腔医院	唐瞻贵			

（来源：中南大学网站）

第三节 "四位一体"的医院文化建设新体系

在继承和弘扬湘雅精神的同时,医院文化建设不断繁荣,形成了以"责任、质量、仁爱、员工"四位一体的新的医院文化体系,其主要理念包括"担当重若山、技术硬如钢、服务柔似水、医院亲如家"四个方面。

一、培育和弘扬"担当重若山"的理念,彰显责任文化

医院社会责任是医院追求的有利于全体人民健康、社会进步以及医院发展的长远目标和义务,本质上是医院文化中的价值观念,属于医院精神所在。在医院文化建设过程中,要培养和强化敢于担当、甘于担当、能够担当的医院精神,并将这种精神贯穿到医院制度、员工行为及医院建设中。

2008 年,5.12 汶川地震发生后,湘雅二医院第一时间派出医疗队赶赴灾区。5 月 14 日早上出发,中午抵达成都后,迅速赶往重灾区彭州县,开始查房收治病人,一直忙碌到第二天凌晨两点,才在简易的帐篷里睡下。在震区的日子里,医疗队员每天冒着余震的危险接诊病人。有时候还要深入到塌方不断,交通受阻的偏远乡镇接送病人,虽然随时有可能受伤,甚至牺牲,但医疗队员将个人安危置之度外,全身心地投入到救灾一线。在震区,医疗队还接诊了一位在废墟下被掩埋了 96 个小时的老人,接诊后,医疗队队员一起护送老人转诊到华西医院。在四川期间,医院医疗队员还受到了时任国务院总理温家宝的亲切接见。2013 年,雅安 4.20 地震发生后,医院在地震当天下午就成立了由 29 人组成的医疗队和由 26 人组成的专家队。根据国家卫生计生委的部署,医院最终于 4 月 29 日,派出了 11 人组成的国家专家医疗队赴雅安抗震救灾,医疗队在震中芦山县诊断出了当地灾后第一例手足口病,在帐篷里接诊伤病员。与此同时,医疗队员们还将随身携带的雨靴、干粮、零食等送给灾民,尽自己所能帮助灾区人民共渡难关。四川省委书记王东明、省长魏宏亲

切看望医疗队,并对工作给予了充分的肯定。

在新一轮医改中,医院更是争当公立医院改革的排头兵,率先投身公立医院改革,推出了十项便民惠民举措,如组建全国首个跨省医疗联盟、开展远程会诊等。乐东二院是海南岛最南端的县级医院,3年前还是乡镇中心卫生院,只有一名大学本科主治医师,看病基本靠"老三件",当地群众患个"阑尾炎"要到100多公里外的三亚市做手术,大点的病要到300多公里外的海口市治疗。2011年以来,医院与其建立联盟协作医院后,定期派人到该院进行学术讲座、教学查房、手术演示,并接收人员来院培训。该院黎青山院长曾在不同场合表示,"国家队医院先进的技术和管理经验,对我们这类成长型医院来说太值得学习了,湘雅二院帮我们培训人才、提升技术,就是雪中送炭。"2012年9月,该院顺利通过二甲评审,成为南疆海南首家农村"二甲"医院。

二、培育和弘扬"技术硬如钢"的理念,彰显质量文化

医院质量包括医疗质量、工作质量、服务质量、环境质量等,但集中反映为医疗质量。质量文化是医院文化的重要组成部分,是医院管理的最高境界,它是医院管理层和员工在实践中形成的质量宗旨、质量理念、质量道德、质量行为规范和准则等的总和。质量文化就是要引导和帮助医务人员树立生命至上的质量意识和精益求精的钻研精神。

早在2003年,医院胸心外科为一位艾森曼格综合征患者小郑进行了心肺联合移植,患者存活至今,成为亚洲同类移植者当中生存时间最长的患者。而患者来院就诊时,由于大缺损、大室缺,只能扶着走,稍一运动就气喘吁吁,有时候还会吐血,完全不能动,心衰三级。

2003年9月29日,胸心外科专家为他进行了心肺联合移植。术后,医护人员24小时守在床旁,生化监测、循环功能、呼吸功能、支纤镜、胸片等检查项目多达20多项,有效预防和治疗手术后易出现的肺部感染,促进顺利恢复。小郑术后吻合口出现肉芽肿,需要再次手术,术前他心跳很快,达每分160多次。医生护士生怕他熬不过来了,便抓着他的手说,

不用怕,小郑,我们和你在一起,我们会尽最大的努力救你。小郑的心跳奇迹般地恢复了平稳。康复顺利,考虑到他来回奔波很不方便,家庭条件又差,医院安排他到图书馆工作,方便复查和观察。如今30多岁的小郑,在医院负责管理电子阅览室,他上班感觉挺轻松,有时还可以跑几十米。他经常跑到科室里面来看看医生护士,有时候还会在护士节给大家送花,大家相处像一家人一样融洽。

2010年,湖南永州的冯德发因腹部剧痛住院,到医院就医后发现门静脉广泛血栓形成。经专家会诊,冯德发被诊断为"抗磷脂综合征",血栓堵塞了冯德发的腹腔消化器官、脾脏和肝脏通道,生命危在旦夕,由于缺乏常规有效的治疗手段,腹腔多器官联合移植是唯一根治性的治疗方法。为此,普外器官移植科决定为其进行全腹腔多器官联合移植。

2010年12月31日下午,38岁的冯德发被推进手术室,经过13个小时的跨年手术,冯德发成功接受了来自同一供体的肝、胰、脾、胃、十二指肠、小肠、结肠和阑尾共8个脏器的联合移植。术后恢复良好,可进食和下床活动,后因脑血管意外去世。他创造了亚洲同类移植者生存时间最长的纪录。

三、培育和弘扬"服务柔似水"的理念,彰显仁爱文化

医乃仁术,无论古今中外,医学都被定位为一种弘扬和彰显仁爱精神的职业。服务是现代医院重要核心竞争力之一,也是人民群众就医体验的重要感知来源。以仁爱精神来统领医院服务文化的建设,真正以"爱"来做服务,弘扬人文精神,就会使人有柔情似水的感觉,并且使这种高品质的服务找到内在的支撑,使之成为医院一种长久的品牌和发展动力。

医院于2011年推出的社会开放日,就是倍受欢迎的举措之一。六一儿童节,小朋友们来到产科、新生儿科,通过图表了解胎儿发育过程,参观新生儿游泳及抚触按摩,了解生命的奥秘,感受母爱的崇高和伟大。急诊医生还向他们介绍最常见的意外伤害的预防措施以及急救方法,模

拟人急救现场演示让孩子们大呼"过瘾"。还经常邀请市民代表深入医院"核心重地"，体验一把与 ICU 重症病房、外科手术室等地的零距离接触。观看微创手术直播，市民代表们感受到了医学的奇妙。通过高清视频，手术室内情景清晰呈现。医生、护士们如何使用腹腔镜、胸腔镜等"精良武器"……这一活动变被动沟通为主动沟通，让老百姓深入医院，对医院、医生、医学的了解越深，理解和支持也就越多。

2012 年 8 月，医院率先成立投诉接待中心，并将接待中心设在外科楼一楼南面人流量集中的地方，方便患者投诉。对一般投诉，事实清楚，在 1~2 个工作日内处理；对于情况较复杂，需调查、核实的投诉事项，一般会在 7 个工作日内反馈处理情况；涉及多个科室、需组织协调相关部门共同研究的投诉事项，会在 14 个工作日内反馈处理情况。在投诉接待中心，化干戈为玉帛，止怨恨为合作，从误解到理解的故事几乎每天都在上演。患者陈女士患有乳腺纤维病，因为排了很久的日期一直没轮上做手术，着急的她情绪激动，找到投诉接待中心主任投诉。在了解情况后，该中心主任告诉她，这种择期手术，并不是特别紧急，更重要的是陈女士近期身体状况也不适合进行手术，医生建议她先休养一段时间再进行手术。经过劝解，陈女士对医院感激不尽，出院之后，还特地给医院送来锦旗致谢。

社会开放日、投诉接待中心，还只是医院优化服务的部分举措。24 小时不间断挂号，所有专科不限号；无假日门诊，名医天天坐诊；所有医生提前半个小时接诊；患者满意度影响医生绩效……服务文化的建设，成就了医院"服务明星"的称号。

四、培育和弘扬"医院亲如家"的理念，彰显员工文化

医务人员是医疗服务的提供者，直接服务于人民群众，是医疗卫生事业可持续发展的根本和内因所在。"医院亲如家"的员工文化，就是要在医院发展过程中，坚持以人为本，将医院发展与员工素质的提高紧密相连，将医院利益与职工群众的利益紧密相连，真正做到发展依靠员工，

发展为了员工,发展成果为员工共享,把医院建成员工温馨、和睦、温暖的家。

近年来,医院高度重视精神文明建设,坚持民主办院,充分发挥教职工主人翁精神,关注民生,提升职工幸福指数,医院发展成果让职工共享。举办了以"铭党恩、塑精神、展风采、促和谐"为主题的首届文化艺术节,成立了十个群众性文体协会,开展了书法、摄影、演讲等各种比赛,举行职工体育运动节,在丰富业余文化生活的同时,增强了职工的凝聚力和向心力。医院工会常年坚持送温暖,建立职工互助基金,关爱困难职工。同时,还关注职工的心理健康,帮助医务人员特别是在医疗纠纷的一线人员如医疗安全办的员工、医院保安人员等释压,用"乐观型解释风格"代替"悲观型解释风格"。通过"积极心理学技巧"学习,在主观上获得幸福、希望等体验;在个人层面激发爱的能力、包容等积极个人特质;在群体层面,营造高效能轻松工作氛围。通过这些措施,使得职工的幸福指数不断提升,从而更加积极主动地为病友服务。

与此同时,不断加强民主管理,每年召开职代会及各层次座谈会,重大决策由职代会和教授委员会民主决策,职工关心医院发展、促进医院发展的愿望不断得到强化。还通过新进员工培训、职工继续教育等途径,强化"院兴我荣、院衰我耻"的爱院情怀,让每位职工的主人翁意识得到强化,激发全院职工共同干事创业,发挥聪明才干,将医院这个大家庭建设得更加美好。

参考文献:

1. 陈晓红,刘振立,江朝光. 医学人文演讲录. 北京:商务印书馆,2007.
2. 王一方. 医学人文十五讲. 北京:北京大学出版社,2006.
3. 秦泗河. 医生的境界. 长沙:中南大学出版社,2008.
4. 昝加禄,昝旺. 医学文化学. 北京:人民卫生出版社,2011.

第三章
规范医院管理（A）

【本章导读】

本章主要介绍 SAFE-CARE 体系中的第一个"A"，即 Administration，规范医院管理。理论探讨层面从不同历史时期医院管理的特点、不同国家医院管理体系、现代医院管理理念及趋势等角度，分析现代中国医院管理面临的问题。实践层面，介绍了规范医院管理的具体举措：不断提高管理的科学化、精细化水平；坚持以病人为中心、以医生为核心，树立管理就是服务的意识；坚持把质量管理放在第一位，高度重视制度建设，以制度管人；坚持不懈抓落实；坚持学科集群化、专业精细化发展方向，不仅让患者得到更优质高效的服务，也让职工有尊严地工作生活，从而更好地服务患者。

第一节　现代医院管理的趋势

医院管理是按照医院工作的客观规律,运用管理学方法,对医院的人、财、物、信息、时间等资源进行计划、组织、控制、协调的活动,其目的是为了取得医院运行的最佳效益。

一、不同历史时期的医院管理特点

医院管理经历了四个不同的时期:早期医院的萌芽时期、医院的形成时期、近代医院时期、现代医院时期。在不同的历史时期,医院管理具有不同的特点。

医院萌芽时期的管理:这个时期具有医院雏形的机构在西方有古埃及设在庙宇的"生命之屋"、中世纪法国的"主宫医院",在中国有春秋时期的残废院、东汉时期的"庵庐"等机构,这种具有医院萌芽性质的机构多由教会、国王、诸侯、贵族等统治阶级建立和管理,条件简陋,多为临时性收容和隔离病人的场所,缺乏持续的保障,没有系统的管理制度。

医院形成时期的管理:随着自然科学的发展,尤其是解剖学的建立、血液循环的发现,开始出现了具有现代医院雏形的医院,其功能从最初的收容、慈善功能逐渐转化为一定程度上治疗疾病的功能,如圣·巴塞洛缪医院、圣·托马斯医院、盖氏医院等。后来中国也出现了类似医院的场所。如 1828 年传教士高立支在澳门建立的我国第一家教会医院,1835 年伯驾在广州创办的眼科医局。此时的医院,开始出现了早期的专科划分,形成了初步的医院管理制度。

近代医院时期的管理:随着新的医学技术如无菌操作、消毒、麻醉、X 光诊断、血型、心电图、脑电图等医学技术的推广应用,医院诊治疾病的能力逐步提升,功能不断完善,医学教学、科研也逐渐成为重要功能,麻省医院、纽约医院、约翰·霍普金斯医院成为当时有名的医疗机构,医院管理成为一门重要的学问。以"疾病为中心"的医疗模式,使得医院的专业划分更细,对专业人才的个人依赖非常明显,涌现出了一批医学专家出身的医院管理者,他们在遵循医院管理普遍原则的前提下,通过自身对医学的理解来协调、推动医院运转。

现代医院时期的管理:随着科学技术的进步,信息化时代到来,人们对于疾病的诊断与治疗朝着更加细微、快捷、高效、精确的方向发展,一方面各个专科越分越细,另一方面各学科之间的联系越来越紧密,新的交叉学科不断出现;同时人类对于健康的观念也在不断地改变,医院的医疗服务模式也由"以疾病为中心"逐步转变为"以病人为中心"。此时的医院管理者除了医学知识以外,还要求具备现代管理学的知识背景,一些具备现代管理理念的专业医院管理机构开始出现。

二、不同国家和地区的医院管理体系

(一) 美国医院管理体系

在美国医院的管理体系中,董事会、首席执行官、医务人员和辅助机构构成了医院基本的组织框架。董事会是医院的最高决策机构,下设医院管理委员会,设首席执行官一人,由管理专家担任,主持全院医疗业务、行政和财务管理工作,并对董事会负责。各职能部门的设置,根据工作的需要因院而异。所有工作人员,都实行公开招聘,在用人制度上形成了一个自上而下的逐级雇佣关系,是自由企业型的医院管理模式。

(二) 日本医院管理体系

日本医院的院长由高级医师担任,全面负责医院管理和决策,下设人事、财务、总务、医政、诊疗和护理等事务部。院长既是行政院长,又是医务主任,还要从事医疗实践。医院内设有医疗评价委员会,负责医疗质量的评价,在人事管理上是择优录用职工,严格退休制度,实行职务工资和奖励制度以及行政职务和技术职称的统一,为混合型医院管理模式。

(三) 法国医院管理体系

法国医院实行院长负责制,下设若干职能科室,还设有非常设机构如监察委员会、医疗咨询委员会、急诊医疗委员会、技术协调委员会等。

法国政府在医院管理方面具有较大的决定权,医院床位的变更,消耗性设备的增减,都必须得到卫生行政部门的认可。法国医院是福利事业单位。在规章制度和服务方式上,都是以方便为宗旨。从医院的所有制来看,有公立和私立两种,有比较合适的收费标准,多出的部分大多数由公共救济金或社会疾病基金来补贴。医院对这些经费则拥有充分自由的使用权,为慈善型的医院管理模式。

(四) 俄罗斯医院管理体系

俄罗斯的医院属国家所有,经费由国家预算拨款,一方面为医疗机构,另一方面为预防机构,向居民免费提供包括门诊、住院治疗服务、手术、检验、产科服务以及咨询等医疗服务。管理体制实行院长和科主任负责制,院长全面负责医院医疗、预防和行政管理工作。下设医务副院长、行政副院长,分别负责门诊部、医疗业务和行政管理工作。各科室管理由具有丰富临床经验、业务技术水平较高并有权威的医生担任科主任。护士长则是科主任的助手,负责组织病人护理,检查医院规章制度遵守情况以及医疗器械设备的管理工作等。

(五) 英国医院管理体系

英国医院属于福利性质,实行国家卫生服务制度。国家对卫生经费资助占总的卫生经费的 97%~98%,居民享受免费医疗。通过医生完成地区的初级卫生保健,医院实行的是二级医疗保健,由专科医师来承担。医院服务包括门诊、急诊、临时、短期或长期住院治疗。除急诊外,一般专科治疗必须经通科医师转诊。精神病、传染病患者根据国家精神卫生法案及公共卫生法案均需强迫住院。医师和护士由卫生部雇用,而医院内的社会工作者由地方政府雇用,医院管理体制是管理团队,由医务、护理、管理、司库部门的 4 人组成。

(六) 新加坡医院管理体系

新加坡从 1985 年开始重组其所属的全部医院,将它们变成政府拥有全部产权,同时以私人公司形式进行运作。2000 年新加坡卫生部又将国立卫生保健系统重组成两大垂直集团:国立健保集团(NHG)和新加坡保健服务集团(SHS)。医院集团内实行双向转诊,充分发挥政府综合诊所的作用,通过各级卫生保健提供更好的合作和协作,既提高了医疗质量,又降低医疗费用。同时通过医院集团内部的互补作用减少医疗服务的重复建设、防止了医疗服务容量的过度扩张。2007年以后,针对两大医疗集团运行过程中存在的一些问题,如组群之间无谓竞争,医院之间协调不合,医院与专科中心定位不清等,新加坡开始探索新的医疗框架,逐渐形成以两大学术医学中心,四大区域性医疗中心及社区综合诊疗所为框架的医疗体系。

(七) 台湾地区医院管理体系

台湾地区政府非常重视医院管理工作,管理人员相对较多,相当一部分医院管理者受过日本、美国管理学科的专门训练。他们以医院评价为手段规范医院管理,各个管理队伍职能分工细致,如财务管理队伍、质控管理队伍、服务管理队伍、后勤管理队伍、社会管理队伍、科教管理队伍、培训队伍等,各自按自己的分工,依据卫生署及医院的规定完成工作。其主要的优势在于他们在管理过程中,能及时发现自己医院运转过程中的偏差,经过月度、季度、年度分析,找出偏差的原因,及时纠正并不断完善。台湾在医院管理中突出人性化和科学化,医疗环境舒适,服务设施齐全。医院的就诊流程非常合理,标牌醒目,医疗服务设施齐全。

(八) 中国大陆医院管理体系

中国大陆医院以公立医院为主体,公立医院是公益性的事业单位,不以营利为目的,医院既是福利事业单位,又是相对独立的医疗经营实体。在管理体制上实行党政共管或院长负责制,在医院内实行职工代表大会制度,对医院重大决策进行集体讨论,工作受上级行政部门领导。

以上国家和地区的医院管理体系都是在本国的历史、宗教、经济和文化背景下建立的,这些不同的医院管理模式在不同的历史条件下都发挥过积极的作用。但是,随着时代的变迁,新的问题不断出现,所以各国都在积极探索,不断改进。各个国家的医院管理体系,可以借鉴、学习,但是不可以照搬。

三、现代医院管理的理念及其发展趋势

1910 年美国学者霍兰德（Howland）首先提出医院管理是一门独立科学；1917 年美国开展医院标准化管理；1934 年美国芝加哥大学开设医院管理课程；1935 年麦克唐纳（Maceachen）出版《医院组织与管理》，形成医院管理学科体系。在我国，1963 年解放军总后勤部卫生部主编第一部医院管理专著《军队医院管理》；1980 年中华医学会医院管理学会成立；1982 年 7 所医科大学成立管理系，开设医院管理课程；1983 年郭子恒主编的《医院管理学》确立了我国医院管理学科体系。现代医院管理要求管理者运用系统工程的理论、技术、方法和现代医院管理的原理和观念，对医院系统和医院内外环境相联系的各个方面实行科学管理。随着从"以疾病为中心"的模式过渡到"以病人为中心"，医院的管理逐渐向专业管理过渡，医院管理可细分为：品质管理、经营管理、成本管理、绩效管理、战略管理、流程管理、资讯管理、风险管理等。

现代医院管理，要求管理者具备以下观念：

（一）系统观念

医院是个系统，医院的整体目标分解到科室，科室目标又分解到个人，使每个人的具体目标同全院的整体目标协调起来。系统观念要求医院整体有序地运转，指挥系统有效灵活，信息反馈及时准确。

（二）市场观念

在市场经济条件下，医院活动受到社会市场的制约。医院管理者要根据社会环境变化捕捉信息，把市场化理念贯彻到医院管理当中去，比如对成本效益、经济核算、医疗技术发展等环节进行经营管理。当然，医疗行业有其特殊性，市场化不等同于唯利是图，而是注重医疗服务的市场需要，所以医院必须同时考虑人道和社会公平问题，履行社会职责，提高卫生服务的可及性和公平性。

（三）竞争观念

竞争是市场经济的必然产物。竞争的目的是更好地发挥医院功能。

为此,医院必须加强学科建设和人才培养,提高科研技术水平和医疗质量,改善服务态度,扩大服务项目,合理收费,才能在竞争中求生存,求发展。

(四) 改革观念

随着社会经济、政治和技术的发展以及广大人民对医疗的需求,医院管理者必须要有进取精神和不折不挠的韧劲,及时改革一些不相适应的计划和业务活动,使医院始终充满活力。目前医改的近期目标主要集中在以体现公平为主的方面,即如何保障人民群众的基本医疗,控制医疗费用等。与此同时,医院服务态度、服务效率和医疗费用问题已成为人民群众反映强烈的突出问题。因此,在医改中也应该注意到存在的医疗服务质量与效率问题。

(五) 服务观念

医院工作的目的是要满足人民群众日益增长的医疗、预防、康复和保健的需求,这就规定了医院的主要功能,是尽可能为人民群众提供满意的服务。医院各部门的管理工作,都要为医疗第一线服务,都要服从于保证和提高医疗质量这一中心。

(六) 风险观念

医院管理者不仅要针对现状搞好医院系统的运行,而且要有战略眼光,着眼于未来。而未来不仅涉及面广,而且往往是不确定的。医院管理者特别在设计新目标和承担组织各种新任务时,应在科学分析的基础上,审慎地权衡医院内外各种有利与不利条件,论证能否成功,在作出决策时要冒"风险",但它绝不是投机式的冒险,而是在科学判断、论证基础上,对传统方式的改进与提高,改变以往按部就班,缺乏灵活性。现代医院的管理者应具备一定的"风险"意识。

四、现代中国医院管理面临的问题

目前我国医院在改革发展的过程中,面临以下历史现实。

第一,在社会层面,由于我国医疗保障体系建设的相对滞后,患者对于医疗质量和服务水平的要求不断提高,部分媒体对于医疗卫生体系中的不正之风的不恰当渲染，医务人员本身的服务水平和服务意识有待进一步加强，导致医患矛盾日趋紧张。"看病难、看病贵"成为当前社会矛盾的重要体现。

第二，在国家层面，新一轮的医改正在探索中前进，党和政府要求各级医疗机构坚持"一切以病人为中心"，积极投身公立医院改革，建立健全现代化医院管理体制，通过"质量好、服务好、医德好"达到让"群众满意"的目的。

第三，在医院层面，随着城镇居民医疗保险和新型农村合作医疗的广泛铺开，就诊人次呈现暴发式增长，各大医院人满为患；城市大医院快速发展，各种大型、特大型医院不断涌现，学科建设与人才培养成为各大医院关注的重点，信息化手段广泛运用于医院各项工作。

第四，在医务人员层面，超负荷的工作使医务人员疲于应付，患者的人文意识和法制意识的觉醒，快速发展的现代科技使新的技术、新的设备和新的药物不断进入临床，环境污染、气候变化、生活习惯改变所导致的新的疾病不断出现，临床专科越分越细，对医务人员的专业要求和人文素养的要求越来越高。

新的历史条件对我国现代医院管理提出了新的挑战，除了顺应时代潮流，积极投身公立医院改革，在医院内部的管理方面，还需要重点解决以下几个问题：

(一) 市场化背景下公益性的缺失

政府对医院投入不足，医院的生存与发展需要靠自身创收来保障，医院被迫在市场化背景下运作，管理必须遵守市场规律。但是，由于中国占主体的医院均为公立医院，其性质属于非营利性机构，具有公益性，理论上不能按照市场化来运作。如何兼顾医院的生存发展和坚持医院公益性，是医院管理者首先必须面对的问题。

(二) 规模化背景下的效率缺失

医院规模不断扩大，床位由几百张扩展到几千甚至上万张，新的医改政策下就诊人数井喷式增长，年轻医务人员不断增加，水平参差不齐，使医院的医疗质量和服务水平被双倍稀释;同时,辅助科室、公共平台科室与临床科室在人力配备、设备配置方面不成比例,医院流程设置不合理,后勤保障支持系统缺乏专业的管理人才,导致庞大的大型公立医院运行效率偏低。

(三) 标准化背景下的个体化缺失

卫生行政部门和医院自身不断通过 JCI 评审、医院等级评审、年度质量安全考核等方式,主动或者被动地规范医院管理;医院自身也在通过医疗法规、核心制度不断规范医务人员的执业行为;各临床专科通过临床路径、临床指南、专家共识不断规范医疗行为,医院的管理趋于标准化。但是,由于宗教背景、文化程度、传统习俗、经济条件的差异,使得患者具有多样性,不一定认同医院的标准化行为。因此,要求医院采取更加个性化医疗模式。

(四) 自然科学背景下的人文缺失

医学从起源开始,就具备了浓厚的人文思想,医学关注的对象,表面上是疾病,其实更重要的是人,是一门与人打交道的学问,所以医学不仅是自然科学,也是一门人文科学。但是,目前的医学教育体制仍然更偏重于自然科学知识的教育。医学生学历在不断提高,科学知识渊博,而人文修养存在欠缺,表现为法律意识淡漠,医患沟通能力不强,缺乏对生命的敬畏,等等。

(五) 专科化背景下的整体性缺失

各个医学专科越分越细,亚专科越来越多,这种现状一方面使医生变得越来越专业,另一方面也使他们的知识面越来越狭窄。由于患者是一个整体,更多的患者同时患有多种疾病,涉及多个学科,而医生囿于自身知识的缺陷,无法以整体的观念来处理好患者,导致部分患者无法得到最优化的治疗。

(六) 在先进仪器面前的自我判断能力缺失

随着现代科技的发展,各种先进的仪器不断应用于临床,仪器在帮助医生诊断疾病方面发挥越来越重要的作用。但是,由于疾病的复杂性,医务人员在面对仪器设备提供的检查结果仍需要加以判断、分析,去伪存真,如果过分地依赖设备,缺乏临床思考,会导致漏诊误诊。

现代医院管理的经典教材——梅奥诊所

医院是高度复杂的劳动和技术密集型服务组织,如何使这台复杂的机器高速运转,高效率的运转,是全世界医院管理者都在思考的问题。梅奥诊所被称为世界上最好的医院,其管理之道已经成为医院管理的经典。

创立于 1863 年的美国 Mayo 医学中心是以不断创新的医学教育和世界领先的医学研究为基础建立起来的全美规模最大、设备最先进的综合性医疗体系。由 U.S. News & World Report 进行的排名显示,Mayo 一直位列全美最佳的医院第二,仅次于 Johns Hopkins 医院。目前的梅奥诊所拥有一流的团队、一流的服务、一流的技术、一流的设备、一流的科研和教学。正因为如此,梅奥诊所被称为是医学界的"麦加"圣地,成为医院管理者和医护人员争相学习的对象。

梅奥是如何达到以上多个一流的呢? 几代梅奥的管理者归纳出的"梅奥精神"或许可以为我们提供最好的诠释。

1. 始终追求服务和非营利的理想。

2. 始终坚持患者需求至上,对每一位患者的健康和幸福给予诚挚和独特的关注。

3. 始终致力于团队成员中每位成员职业素质的共同提升。

4. 善于适时而变。

5. 持续努力,追求卓越。

6. 恪守诚实与正直的道德规范。

正因为这种患者至上、团队协作、与时俱进、追求卓越的服务理念,奠定了梅奥成功的基础。所以,尽管梅奥诊所今天的医护活动已经使用了不同于以往的工具,尽管它已经通过相应的组织调整以适应新时代下的医学科学、公共政策、医护资金以及患者期望的新特征,但是梅奥诊所的人文价值、医疗与管理模式以及哲学基础和核心价值观几乎与梅奥兄弟初创时期没有区别。直到今天,梅奥兄弟关于医学灵魂的精辟见解,依然影响并指引着梅奥诊所这个公共医疗服务组织现行管理中的诸多方面。

协作、协力、协调是支撑梅奥团队合作的三驾马车。它们保证了即使前来就诊的患者成百上千,梅奥诊所依然能够为患者提供个性化的服务。在为患者服务方面,梅奥坚持了两点:一是坚持患者至上,在同情和信任的前提下,耐心倾听患者的诉求,尊重患者、尊重家属和地方医生;二是坚持团队服务,多专科整合,为患者提供准确的、最先进的诊治技术。

在医院内部管理上,梅奥坚持:1.形成具有特色的梅奥文化;2.营造充满研究和教育的学术环境;3.通过持续教育培养高素质的专业人才;4.专业的薪酬分配制度;5.充分利用医生的领导力;6.与时俱进实行信息化管理。

(来源:《向世界最好的医院学管理》)

第二节　规范医院管理的具体实践

医院管理者与医院全体医务工作者是矛盾的统一体。针对这对矛盾统一体,如何将医疗质量与医疗安全落到实处,湘雅二医院采取了一系列措施,一方面是让患者得到更优质高效的服务,另一方面让职工有尊严地工作生活,从而更好地服务患者。

一、把质量管理放在第一位

医疗质量是医院的生命,质量管理是医院管理的核心。医院始终把质量管理放在第一位,坚持不懈抓好质量。

院务会每周召开1次,讨论决定医疗工作中重大问题;全院干部大会每 2 周 1 次,及时通报医疗工作情况;医疗工作例会每月 1 次,集中讲评医疗工作情况;全院病例讨论会每季度 1 次,在观点碰撞中共同提高医疗质量;医务部、护理部、医院感染控制中心、医院评价办公室等医疗部门负责人碰头会每周 1 次,落实和实施医疗工作。此外,医疗事故鉴定会每年 2 次,若发生重大医疗过失,可紧急召开。凡被认定为责任事故,处理结果与科室和个人绩效挂钩。通过这些会议,集中解决影响医疗质量的重要问题或关键问题。同时,运用 PDCA 循环工具,促进医疗质量持续改进。比如,2010 年针对全院质量检查方面发现的问题,出台了《关于加强医疗质量管理的补充规定》。2013 年针对国家卫生计生委医疗质量与安全评价方面存在的问题,推出了整改的十项举措。

二、重视制度建设,以制度管人

湘雅二医院建院以来,就十分重视制度建设,以制度管人,按规则办事。据不完全统计,从 1957 年制定筹委会暂行工作制度,1963 年编印第一本医院规章制度至今,医院先后编印了 12 本工作制度。2012 年修订的新版工作制度,根据工作性质和制度类别,分为党群、行政、医疗、护理、教学、科研、财务和后勤保障八个系统。在认真总结、分析近几年医院管理经验的基础上,对原有的工作制度和岗位职责进行了补充、删减和修正,使之更加完善、更符合形势发展需要。在医疗质量方面,近期先后建立了医院医疗安全制度及相关问责机制、医疗安全评价指标及体系、医疗新技术申报和评审制度等,并持续加以改进和完善。

三、以病人为中心、以医生为核心,树立管理就是服务的意识

管理就是服务,医院坚持以病人为中心,全体医务人员为病人服好务;以医生为核心,全院各管理部门为临床一线服好务。一是把"以病人为中心"作为强化管理的抓手和目的。不论是质量管理、安全管理、医疗护理管理还是行政管理,都坚持围绕病人开展。如在门诊管理方面,

医院要求以改善病人就医体验为中心,不断优化布局,优化流程,优化环境。医院环境设施,作息时间安排,战略规划制定,都充分体现以病人为中心的原则。二是把突出医生的核心地位,作为强化管理的重要手段。一方面,通过管理手段,加强对医生的激励与引导,增强他们的幸福指数;另一方面,把服务作为管理的内涵,管理者以医生为核心,为他们实现自身价值创造条件,搭建舞台。

四、坚持学科集群化、专科精细化发展方向

医院要发展,学科是关键。随着疾病谱变化、医学科技进步以及人民群众就医需求的变化,近年来,在专科医院、"院中院"大量涌现的同时,新的亚专科、新专业不断出现,呈现出了"学科集群化、专科精细化"的趋势。

医院积极顺应这种趋势,加强学科建设顶层设计,稳步推进学科集群化,不断实施专科精细化,努力打造特色更鲜明、结构更合理、竞争力更强的学科体系。

五、切实关心职工福祉

医院管理者利用各种途径,充分调动职工的积极性。把医院的发展与员工个人的发展相结合,对学科带头人大力宣传,实施名医名师工程,为青年技术骨干创造成才条件,为优秀人才提供脱颖而出的机会;通过改善职工福利、增加职工收入、出台职工健康促进计划,让广大职工切身感受医院发展所带来的实惠;充分利用工会、共青团等群团组织的力量,从集体活动、个人问题、生病住院、子女上学等各个方面对职工予以关怀,体会到医院这个大家庭的温暖。利用各种会议、医院报纸、内部网站把医院所取得的每一点成绩告诉职工,唤起全体职工的集体荣誉感,让各个岗位的人员都有被认同感。

延伸阅读 ▶▶▶

"学科集群化、专科精细化"的实践与思考

周胜华

学科是医院的基本组成元素,是医院的缩影,是一所医院实力最直接的体现,一个个具体的学科展示着一所医院的整体水平。因此,学科建设是医院建设的龙头,医院要科学发展,学科建设是关键。如何洞悉当今医学的发展方向,找准学科发展的新规律,实现学科建设大发展,值得深思。

一、学科集群化与专科精细化的内涵

1. 学科集群化。集群一词在《朗文现代英汉双解词典》中被解释为一组在一起发育的相似的事物,是对事物空间集中的一种描述,后由马歇尔、韦伯等人把它引入经济领域,提出产业集群的概念。随着国家"211工程"建设的实施,国内许多高校提出并开展了由若干个学科系有机结合形成的跨学科群体,多学科间产生的依赖、促进、移植等互动行为使其逐渐形成进行人才培养、科学研究和技术开发的多学科有机综合体,即学科集群。学科集群化就是建立学科集群发展战略和管理模式,积极推进学科群交叉融合的学科建设和科研管理体制与机制,形成由"学科群——一级学科——学科方向"构成的新型学科体系。

2. 专科精细化。随着社会分工越来越细,专业化、精细化成为时代的主题。精细化管理作为一种达到更好管理效果的努力,古已有之。但作为工业活动中的一个管理概念,可以溯及日本的"精益生产方式",甚至可以推及科学管理之父泰勒的一系列科学管理的做法。专科精细化,是针对医学领域亚专科出现以及专业化程度不断提高的现象而提出的。随着流行病学的发展,医院分科也随之不断演变,由早期粗放型逐渐演变成现在的高度细分型,学科之间交融、渗透,新学科的出现变得更为频繁,专科越来越细化。如内科分出神经内科、心血管内科、呼吸内科、肾

脏内科、内分泌科、血液病科、中医内科等;不少医院又在二级分科的基础上进一步细分出亚科、门诊等三级分科。与此同时,一些如介入治疗、微创治疗等边缘性学科也逐渐发展壮大,成为不可或缺的独立学科。

近年来,国内专科医院、"院中院"日益增多;同时,新的亚专科、新专业不断出现。这些都充分说明了医院内部"学科集群化、专科精细化"的趋势。

二、学科集群化与专科精细化在我院的具体实践

经过五十余年的发展和几代人的共同努力,中南大学湘雅二医院已形成了由精神病与精神卫生学(含医学心理中心)、心胸外科、代谢病与内分泌学、神经病学、耳鼻咽喉科学、普通外科学(重点培育学科)6个国家重点学科以及骨科、药学部(临床药学)、心血管内科、血液内科、内分泌科、胸外科、心脏大血管外科、精神病科、临床护理专业、呼吸内科、神经内科、肾病科、普通外科、眼科、皮肤科、麻醉科、耳鼻咽喉科、消化内科等18个国家临床重点专科为龙头优势学科群,为学科集群化、专科精细化发展打下了良好的基础。

(一)科学决策,整体规划,分步实施

加强学科建设需要医院决策层的顶层设计。决策层应站在国际的高度,以世界的眼光,审视学科发展大局,并结合医院自身特点进行科学谋划,按照目标明确、分步实施、稳步推进的原则,切实把学科发展这盘棋做活。

尽管近年来,一直是我院改善医院硬件条件、各项基本建设异常繁重的特殊时期,但始终没有忽视学科建设和人才培养。医院提出未来五年,在医院基本建设、硬件条件不断改善的同时,让优秀人才不断涌现、后备人才不断储备,为医院未来发展积能蓄势。

2010年,我院开展了新一轮全院性的学科调研,提出了建设高水平研究型医院的奋斗目标,制订了"十二五"学科发展专项规划。今年医院把主题年定为学科建设年,主要任务是对全院学科进行调研,开展研究型科室创建达标活动,迎接国家重点学科新一轮评估,申报新的国家临床重点专科。

（二）稳步推进学科集群化

经过百年湘雅的积淀和五十余年的新发展，我院已成为国内学科最齐全的医院之一，学科建设呈现蓬勃发展之势，并形成了十余个相关优势学科群。这些学科群内部各学科既有各自独立的学科特点与体系，同时又存在千丝万缕的联系。例如，精神、心理与神经疾病学科群，内分泌及代谢相关疾病学科群，心胸、大血管和外科学科群等。这些以国家重点学科和国家临床重点专科为龙头组成的学科群，不仅有利于自身的发展，还能辐射医院相关学科群的发展。除了上述三个学科群以外，还逐渐形成了肾脏疾病与免疫相关疾病学科群（包括成人肾病、儿童肾病、风湿免疫、表观遗传等），组织器官创伤再生、修复及康复学科群（包括骨科、脊柱、麻醉、康复科等），妇、儿疾病与生殖医学学科群，眼、耳鼻喉及口腔疾病学科群，衰老与老年医疗学科群，皮肤与医学美容学科群，介入、微创与腔镜医学学科群，肿瘤（包括血液病）现代诊断与治疗学科群，医疗应急与急危重症学科群，移植医学学科群，医学信息与影像学科群等。这些学科群构成了医院核心竞争力，对建成国内一流、国际知名的高水平研究型医院将起到至关重要的作用。

在今年的学科调整和专科设置中，在皮肤科、整形美容科等科室的基础上组建医学美容中心，在心肺移植、普外器官移植的基础上成立移植医学中心。在以后的发展中，我院还将充分发挥心血管病医院、眼科医院及五官科医院等具有强烈专科特色医院的学科优势，努力形成特色更鲜明、结构更合理、竞争力更强的学科体系。

（三）不断实施专科精细化

我院专科精细化之路自 2001 年器官移植中心成立开始，至今已有 11 年历史。2002 年成立血管外科，2004 年成立老年外科，2005 年和 2009 年历经两次大的发展。胸心外科、精神科、儿科、普外科、眼科、老年病科等学科下设了若干个亚专科。近几年来这些学科的发展表明，根据各专科不同特点，不失时机地推进各专科精细化之路，对专科发展有重要作用。在今年的调整中，将心血管内科细分了综合、介入、康复、检查等亚专科,儿科细分了肾脏、心血管、神经、呼吸、重症等亚专科。在以后的发展中,医院仍将继续坚定不移地走专科精细化之路,不断培养和推出新一代人才,并让他们人人有"绝活",个个有"杀手锏",以实现我院在整个临床以及相关研究中"人无我有,人有我优,人优我新"的战略要求。

(四) 打造一支高素质的科室主任(学科带头人)队伍

科室主任是学科发展的具体实施者,在学科建设中起着十分关键的作用。从一定程度上说,科主任的能力和水平决定了学科发展的前途和命运。另一方面,科主任要具备海纳百川、兼容并蓄的胸怀和气质。因为胸怀决定视野、胸怀决定氛围、胸怀决定前途,只有胸怀全局,才能站位高远,实现学科大发展。我院十分重视科主任素质培养和能力提高,每年至少举办一期集中培训班。同时,以医院资助的方式,每年在全院选拔10名左右优秀学科带头人出国留学。充分利用国家留学基金、CMB基金、校际与政府间合作交流及国外政府、机构、企业经费资助,鼓励中层业务干部采取公费公派、自费公派等多种形式出国留学。每年选拔50名左右有发展前途的中青年业务骨干或中层业务干部,到国内本学科最高专业水平的单位进修学习,并对回院后是否开展新项目进行奖罚。鼓励中层业务干部参加高水平的国内、外专业学术性会议。与国内外名校、名院开展广泛的学术交流与合作,不定期邀请国内外知名学者来我院进行讲学和技术指导。

(五) 充分发挥人才在学科科学发展中的决定性作用

人才是第一资源。在学科建设中,我院充分发挥人才的决定性作用。近年来,引进了两位"千人计划"学者为代表的高层次人才,聘请了一批国内外知名学者为医院的荣誉教授、特聘教授、客座教授,孕育了中华医学会分会主委、国家"杰出青年科学基金"获得者等高层次人才,对新进人员制度进行了改革。今后还将继续通过"内培外引",建设一支规模宏大、素质优良的人才队伍。除了科研人才外,医院还注意引进在临床工作中有"绝活"和"绝招"的特殊性、专长性的"怪才"、"偏才"。通过营造一种氛围,培植一方土壤,让有心、有志、有才的人在医院的平台上找到施展自己才华、实现自己理想和抱负的舞台。

（六）文化建设营造团结和谐氛围，为学科发展提供不竭动力

团结是学科发展的生命所系和力量所在。团结出凝聚力，团结出战斗力，团结出生产力。医院要求，科室正副主任之间、学科带头人之间、主任与教授之间、教授与教授之间、医生与医生之间、医生与护士之间都要讲团结。医院着力建设责任、质量、服务、员工四位一体的医院文化，努力将医院建设成为职工幸福和睦之家，营造团结和谐的氛围。团结一切可以团结的力量，共同为学科发展出谋划策、添砖加瓦、贡献力量。

（来源：《中国卫生人才》2013 年 2 月第 2 期）

附件

关于进一步加强医疗工作的若干意见
（2014 年 1 月 7 日）

为认真贯彻党的十八大和十八届三中全会精神，积极响应学校各项综合改革措施，全面深化医院内部改革，落实《中南大学湘雅二医院"十二五"规划纲要》《中南大学湘雅二医院"十二五"医疗专项规划》，制定本意见。

一、进一步提高对医疗工作的认识

医疗工作是医院的中心任务，与人民群众的健康和生命息息相关。医疗工作的好坏，直接关系到医院的声誉和人民群众的切身利益。新形势下进一步加强医疗工作，对于加强医院内涵建设、提高人民健康水平、构建和谐社会具有十分重要的意义。

二、牢固树立以病人为中心的服务理念

1. 坚持把病人利益放在第一位。进一步优化就医流程，缩短等候时间，改善群众看病就医体验。从最大程度方便病人出发，继续推出便民惠民措施。丰富优质护理服务内涵，提高优质护理服务质量。

2. 完善急救绿色通道。确保危重患者急诊救治绿色通道通畅,完善疑难复杂患者的会诊和入院机制。

3. 完善病人投诉接待处理机制。全面落实"一声问候、一句道歉、一杯温茶"的服务模式,畅通投诉通道,建立健全投诉和纠纷处理多方联动机制。

三、进一步提高医疗服务质量

1. 加强医疗质量管理。进一步狠抓医疗核心制度的落实,提高基础医疗质量。完善院科两级医疗质量控制小组工作,加强病历质量管理,完善病案管理体系建设。进一步加强临床路径工作,强化疾病的规范化诊断和治疗。切实提高医院感染控制水平。

2. 着力解决医疗安全相关问题。加强教育培训,提高医务人员的医疗安全意识。进一步探索并在各临床科室推广应用SAFE-CARE体系。落实医疗纠纷责任追究制。进一步规范危急值报告及处理流程。

3. 大力加强特色专科建设。加大对国家临床重点专科支持力度,形成在全国有影响的特色专科,以特色专科带动相关科室的发展。扶植一批弱势学科。加强学科之间的合作和学科内部各亚专科间的协作。

四、建立健全医疗工作激励机制

1. 完善激励政策。制定医疗工作奖励政策,加大医疗工作奖励力度。完善收入分配制度,收入分配进一步向临床倾斜,体现多劳多得、优绩优酬,保障广大医务人员的合法收入逐步提高。

2. 鼓励开展医疗新技术。完善医疗新技术审批程序,营造敢于创新、勇于创新、善于创新的浓厚氛围。进一步组织疑难复杂病症多学科联合攻关,大力开展具有国际国内领先水平的高新医疗技术。

3. 重视临床科研和科研成果的转化。鼓励围绕临床问题开展各种创新、发明、改革。促进临床与基础研究的深度结合,积极支持科研成果的转化应用。

五、加强医疗人才队伍建设

1. 出台医疗人才支持计划。医院每年从业务收入中划拨1%用于临床师资队伍建设。下大力气培养一批有发展前途、安心医疗工作的中青年人才,让有技术特长的医疗人才有施展才能的空间。加强"湘雅名医"及其团队建设,加大医疗拔尖人才和团队的引进力度。

2. 完善医院内聘政策。针对长期工作在临床一线,医德高尚,医疗水平得到同行和患者认可的医务人员,晋升时如不能达到学校关于科研方面的要求,采取由医院内聘的方式晋升为主任医师或副主任医师。

3. 合理规划医疗人力资源。临床医务人员总量要逐渐适应医院规模,具有校外学历背景、海外学历背景及海外留学背景人员比例要逐步提高。完善临床急需紧缺专门人才的选留和培养。尝试护理人力资源的统筹管理和弹性调配。

4. 加强临床人员的业务能力考核。制定各级临床人员的业务能力考核标准,对于不能胜任工作的临床医务人员降级使用或调离岗位。健全住院医师规范化培训体系,建立住院医师规范化培训湘雅模式。

5. 加强医务人员的人文素质教育。充分发挥"老湘雅"的传帮带作用,以湘雅医学院成立 100 周年为契机,深入学习、大力弘扬湘雅精神。充分利用岗前培训、讲座论坛、院史馆等教育阵地,促进全院医务人员人文素质的提升。

6. 加强医德医风建设。健全医德医风教育体系,完善医德档案。加强医德考核,考核结果与岗位聘用、职称晋升和奖惩挂钩。

六、切实做好医疗工作的服务保障

1. 加快医院信息化建设。整合各方资源,加快医疗信息化系统建设,充分利用信息化手段加强医疗行为管理。尽快建设区域医疗信息管理系统,提升医院形象,扩大医疗市场占有率。

2. 行政后勤科室更务实地为临床一线服务。行政后勤科室要进一步转变作风,更主动、更务实地为临床服务。与医疗相关的制度、规范要充分听取临床意见,与临床实际相符合。

3. 加强对医务人员的人文关怀和心理辅导。坚持以人为本,采取多种方式关心、尊重、理解医务人员,让员工感受更多的关爱,从而更好地服务病人。充分利用我院精神卫生学的优势,加强对医务人员的心理辅导,减轻医务人员的心理压力。

七、加强对医疗工作的组织领导

统筹规划,狠抓落实,加大经费投入,把医疗工作作为全院首要任务来抓。充分发挥医疗质量与安全管理委员会和各质量相关委员会的作用,定期专题研究医疗工作,促进医疗质量持续改进。

第三节　管理的关键在于落实

近年来,湘雅二医院通过积极投身公立医院改革,充分发挥"国家队医院"的引领和示范作用,在医院管理方面,围绕医疗质量、患者安全、学科建设、人才培养、服务能力出台了一系列举措,在全院职工的共同努力下,取得了有目共睹的成绩。成绩的取得,关键在于狠抓落实。

习近平总书记教导我们:"空谈误国,实干兴邦。"这是千百年来人们从历史经验教训中总结出来的治国理政的一个重要结论。古人曰:"道虽迩,不行不至;事虽小,不为不成","为政贵在行","以实则治,以文则不治"。所谓"实干"就是抓落实,就是把决策变为人们的实践行动,由认识世界到改造世界的过程。医院管理的中心工作确定下来以后,狠抓落实就成了成功的关键。

抓落实,首先要有明确的工作目标。医院在广泛调研的基础上,结合实际,制定出台了《中南大学湘雅二医院"十二五"事业改革与发展规划纲要》,明确提出建设"国内一流、国际知名的高水平研究型医院",医院综合实力进入全国前十五位的目标。这一目标的制定既考虑到了医院的历史渊源,也考虑了医院目前的现状,是一个切实可行的目标。在这一目标的引领下,医院综合排名不断前移。在复旦大学医院管理研究所发布的中国最佳医院排行榜中,已从 23 名上升至 17 名。

抓落实,其次要有明确的工作思路。一是严格执行国家的大政方针,积极投身公立医院改革,充分发挥国家队医院的技术优势和人才优势,当好改革的"试验田",发挥引领和示范作用。二是密切结合人民群众最迫切的需要。针对"看病难、看病贵"问题以及社会对提高医疗质量、确保患者安全、改变服务模式的迫切要求,医院把狠抓医疗质量、提高服务水平、确保患者安全、切实改善患者看病就医体验作为中心工作。三是从制约医院发展的瓶颈问题着手。医院管理工作千头万绪,学科与人才的竞争是医院发展的重中之重,围绕这个问题,医院把加强学科建设和人才培养作为提高医疗质量,改善服务水平的重要手段。

有了切实可行的发展目标和明确的工作思路,只是有了一个良好的开头;充分发挥中层干部和广大一线职工的主观能动性,使他们认真领会,积极主动地贯彻落实医院工作目标,才是成败的关键。医院采取了以下措施:

一是利用会议、医院网站、院报进行广泛宣传,使全院职工充分理解医院在医患矛盾日趋紧张、公立医院改革如火如荼的关键时期面临的竞争与挑战,理解逆水行舟不进则退的艰难处境,充分发挥百年湘雅影响力,把医院工作目标与医院文化相结合,使改革意识、质量意识、安全意识、服务意识成为全院职工的自觉行为。

二是把工作任务层层分解,把大的目标分解成可明确评价的具体任务,确定当年需要完成的具体工作目标,由分管院领导和相关职能部门牵头,年初制定工作计划,中期及时评估,年终总结汇报。

三是加强督促检查。院领导带队每两周进行一次行政查房,院长、医疗副院长每周参加一次早交班,医务部每周进行一次医疗质量检查。通过高密度高强度查房,有效预防问题,及时发现问题,通过各部门的沟通和协调,将可能出现的隐患和管理上的漏洞及时解决。

参考文献:

1. 张鹭鹭,王羽.医院管理学.北京:人民卫生出版社,2013.

第四章

完善一线服务（F）

【本章导读】

本章主要介绍 SAFE-CARE 体系中的"F"，即 Front，完善一线服务。从病人角色特征入手，总结了一线服务的内涵及原则，并进一步对大型公立医院一线力量进行剖析，对公立医院一线力量的薄弱环节以及不良事件的成因进行深入分析。在理论探讨的基础上，介绍了医院完善临床一线服务的具体措施，即：把完善临床一线服务作为改进质量安全的重点环节，着重在改善患者就医体验、提高危重症抢救能力和抢救效率、建立"无缝式"服务和满足不同层次患者就医需求等方面做好工作。

第一节 一线服务的内涵与原则

一、病人的概念与角色

病人是指患有疾病、忍受疾病痛苦、寻求诊断治疗的人。"病人角色"的概念,是美国著名社会学家、功能学派的奠基人帕森斯(Parsons)提出的,1951 年在其《社会制度》(*The Social System*)一书中,帕森斯认为"病人角色"的概念包括 4 个要点:①病人可从其常态时的社会角色解脱出来。例如,一个"学生"可以不去"上学";一个"工人"可以不去"上班"。疾病可以使人免于去执行其平日的角色行为及承担社会责任。当然,这种解除与疾病的种类以及疾病的严重程度有关。越是严重的病患,越是更多地解除其原有角色行为和社会责任。②病人对于其陷入疾病状态是没有责任的。一个人得病通常是他自己不能控制的。对于疾病状态的出现,病人是无法自制的,也是不应承担责任的。社会所能、所应要求病人的,乃是尽快地使其从疾病状态中恢复过来。③病人应该力图恢复健康。病人应该认识到生病是不符合社会愿望的。社会希望它的成员健康,能承担社会角色、社会责任。从社会责任中解脱出来只是暂时的,病人应该力图重新恢复正常健康的状态。也就是说,病人有恢复健康的义务。④病人应该寻求在技术上可靠的帮助,通常应该找医生诊治,并且应该和医生合作。

二、医院一线服务的内涵

从病人角色特征可以得出,一个人一旦生病,有义务寻求医务人员的帮助以便早日恢复社会功能,而医务人员也有帮助患者尽快从病态中恢复的义务。病人来到医院,不可避免地就要感受到医院一线服务。所谓一线服务,就是医疗与服务的有机融合,是指导医务人员以实物和非实物形式,为满足患者及其周围相关人群生物、心理、社会等多层面需求而进行一系列的活动。一线服务的地点主要集中在门诊和病房。

美国著名管理学家亚伯拉罕·马斯洛以需求层次理论为基础建立了服务层次及分解指标。第一层次：生理需求。对于患者来说，就是希望及时解除病痛。如：就医环境舒适，就医过程方便，价格合理、节约时间等；第二层次：安全需求。患者希望医疗技术水平高、医疗安全有保障，并做到合理检查、合理诊疗、合理用药，保护隐私、诊断准确；第三层次：感情需求。患者希望得到医务人员（医生、护士）关怀，服务态度好；第四层次：尊重需求。患者希望得到尊重，感受到人性化服务；第五层次：自我实现需求。患者希望对诊疗方案有知情权和选择权。

三、一线服务遵循的原则

（一）以病人为中心原则

医学是以人为对象，以研究、治疗病人，维系人类健康为宗旨，在人类社会生活中发挥着重要作用的应用性学科。首先，古代医学以"仁"为核心意识，是值得继承的。中外古代医学都信奉"仁术济世、以仁待人、仁爱救人"的信条。古希腊的希波拉克底誓言和中国孙思邈的"大医精诚"都包含以仁为怀的思想。其次，近代医学"以人为本"的思想，是值得借鉴的。中外近代医学，都受到资本主义上升时期的政治经济影响，提倡独立人格，倡导人的自由，主张满足人的需求和欲望，强调个人的生存价值和生存权力，反映在医学界就出现了"以人为本"的医学价值观。这实际就是"一切以病人为中心"的一种医学伦理。再次，现代医学"以人为本"的理念，是值得崇尚和弘扬的。随着科技进步和现代医学的发展，人既是研究对象，又是服务对象，更是他们赖以生存和发展的对象。因此，也就成了他们的崇尚对象。这里的崇尚既包含对人道主义的崇尚，有包含对人权的崇尚，还包含对以人为本的崇尚。

对于医务人员这一特殊的职业来讲，救死扶伤，防病治病，实行人道主义，这是医务工作者的天职。新医改中提到，"坚持以人为本，把维护人民健康权益放在第一位。坚持医药卫生事业为人民健康服务的宗旨，以保障人民健康为中心,以人人享有基本医疗卫生服务为根本出发点和落脚点"。这正是对人的切身利益的关注,是以人为本的体现。马克思讲社会的发展观念要以人为目的,要尊重人,要重视人,要把人作为最终的价值追求的对象。所以,对于医务人员来讲,要把病人的生命看作是第一宝贵的,病人的利益高于一切;坚持以病人为本,从病人的角度出发,树立以病人需求为导向的服务观,推行人性化服务,真正将"以病人为中心"的理念落实到医疗服务的各个环节之中;尊重病人的生命价值,视病人如亲人,时时处处为病人着想,花时间去接触病人,花心思去了解病人,花力气去诊治病人,以最优的服务、最佳的治疗方案、最短的时间、最低的费用,使病人享受到高品质的医疗服务,让病人满意。

(二) 安全有效原则

(1) 安全性:安全性即患者的人身安全和财产安全。医疗机构运用医学技术知识准确可靠地为患者服务,必须要确保医疗服务能治愈疾病、减轻患者痛苦、恢复患者身心健康,满足法规性和安全性的要求。这需要医疗服务行为规范来指导医务人员的医疗行为,保证医疗行为能够正确的实施。

(2) 有效性:指医疗服务的及时和快捷程度以及患者接受医疗服务后所达到的效果。包括在服务过程中医务人员办理业务的工作效率,患者的等候时间以及当患者遇到问题时,医疗机构的回应速度和回应效果等。在服务过程中,患者为了得到所需要的服务或功能而耗费的时间应该愈短愈好。医疗服务的规范性可以提升服务效率,从而确保患者在就诊时得到优质的服务,增加患者对医疗机构服务质量的信心。

(三) 方便快捷原则

方便服务是现代服务理念的体现,是针对现实医疗服务过程中群众就医的诸多不便或是服务质量不高而提出的。方便服务的实质蕴含着对人类生命权、健康权和人格的尊重,是对生命及其价值尊严的维护。时间就是速度、就是效率、就是财富,服务重快捷。

方便快捷服务是医疗服务整体的一部分,是减少繁琐的服务过程,以最短的时间提供最优质的服务,使服务过程变得快捷与方便,患者能随时随地享受便捷的医疗服务。方便快捷服务是一个整体的服务理念,包括时间、空间、医患间人际关系、患者生活、服务文化、服务经济和服务哲学等方面,是围绕病人就医进行的一系列体现医院服务效率和服务文化的管理哲学。社会活动的快节奏以及高标准的健康需求,呼唤着全维、便捷、有效、适宜和无缝隙的医疗服务。

(四)"无缝对接"原则

无缝对接是指各个单位在管理、指挥、后勤、通讯等部门的管理体系和技术支撑完全一样。当由一个单位指挥其他单位时,如同指挥自己的单位。为了形容这种情况,如同两个单位已无缝对接成一个单位。无缝对接除了形容军队,也经常用在包括医院在内的非军事单位共同进行一项工作时的状况。

(五) 敬畏生命原则

对于人来说,生命最为宝贵。无论是人类的群体,还是人类中的个体,失去了生命就意味着失去一切,没有生命就没有人类的一切社会历史活动。因而,人类在认识世界、改造世界的进程中,每时每刻都在追求人的生命、渴望人的生命。对于人来说,最基本的需要毫无疑问是生存的需要。然而,要生存下去首先必须有一个最基本的前提,那就是人体生理运转和新陈代谢必须正常,人体的各种器官、组织等是健康的,否则,丰富的物质和精神财富都是毫无意义的。正如一位哲学家所说的:"如无健康,智慧就不能表现,文化无从施展,力量不能战斗,财富变成废物,知识无法利用"。因此,对于人类来说,生命和健康有着至重的价值,最为贵中之贵。

医学的诞生正是人类对生命的追求和渴望的结果。医学自从诞生的那天起,就自始至终以维护人的生命、增强人的健康为宗旨。医者以保存人的性命,救治人的伤残为己任。医学的根本任务就是救人活命。医学职业的这些特殊性,促使人们将关心人的生命,尊重人的生命,维护人的生命,捍卫人的生命的职业行为,上升为具有道德意义的行为,并以道德的形式加以固定、提倡和规范，从而形成了一系列以病人的生命利益和健康利益高于一切的医学道德规范。在西方，被称之为医学之父的希波克拉底就倡导医学家们"无论至于何处，遇男或女，贵人及奴婢，我之唯一目的，为病家谋幸福"。我国医德文献也有类似的记载："若有疾厄来求救者，不得问其贵贱贫富，长幼妍媸，怨亲善友，华夷愚智，普同一等。"

第二节　当今大型公立医院一线力量剖析

医疗质量和医疗安全是医院管理的核心，强化临床一线服务是保障医疗质量和医疗安全的基础。近年来，我国医疗质量和医疗水平有了很大的改进和提高，但是医疗不良事件、患者安全问题仍然存在，有的甚至非常严重，形势依然不容乐观。近年发生的引起社会强烈反响的医疗安全事件，集中暴露出部分医疗机构、部分医务人员对医疗质量安全缺乏足够的重视，存在严重的侥幸心理和麻痹思想，临床一线力量薄弱环节问题突出。

一、从医疗纠纷看当前公立医院一线力量的薄弱环节

根据国际上有关医疗错误大型流行病学调查研究的结果显示，急性住院患者中大约 3.5%~16.6% 曾经发生医疗不良事件，其中约有 30%~50% 的不良事件被研究者认为应该可以通过医疗质量和医疗安全管理系统的介入加以预防、避免。英国在 2000 年国家安全系统发展报告中指出，1999 年有 400 人死于医疗疏忽，并有 1 万人因医疗疏忽造成身体上或心理上的后遗症。澳大利亚由于某种原因医疗疏忽的死亡率达 16.6%。中华医学会等有关部门统计，全国医疗纠纷案件以每年 11% 的速度递增，因医疗纠纷打砸医院、打伤医务人员的恶性事件时有发生。中华医院管理学会 2005 年 6 月对全国 270 家各级医院的调查结果显示，全国有 73.3% 的医院出现过病人及其家属用暴力殴打、威胁、

辱骂医务人员的情况。北京市医师协会对北京 400 多家医院调查显示，1998~2002 年北京共发生殴打医务人员事件 502 起，影响医院正常诊疗秩序事件 1567 起。湖南省 2000 年 1 月 ~2001 年 7 月发生医疗纠纷 1100 起，其中围攻医院、殴打医务人员事件 568 起，有 398 名医务人员被打伤，32 人致残。 2013 年 5 月 22 日上午 9 点，在百度网站上输入"围攻医院"4 个字，就会出现相关结果约 2 110 000 个。新近发生的围攻事件，如广东东莞一医院遭死者家属围攻打砸，2000 人围观，医院门诊被砸；福建武夷山一家公立医院被患者家属等四五十人围攻，导致医院关门 7 天；福建南平市第一医院患者家属和医护人员从赤手空拳发展到械斗，双方 6 人被鉴定为轻微伤以上，等等，都让我们感觉到医院和患者之间矛盾越来越激化。一方面，这与社会法制的进步、社会文明程度的提高、社会经济水平的发展、求医个体对医疗服务质量的要求提高以及自我保护意识有所增强有关；另一方面，医疗纠纷折射的是医疗体制改革、医疗技术革新、医院管理制度内控不严、医院一线力量薄弱等深层次问题。

　　医疗纠纷的持续增加不仅是医院面临的重要挑战，也是关系整个社会安定和谐的重要问题。医疗纠纷一旦发生，将会干扰医疗机构的正常医疗秩序，损害医患双方的合法权益，影响社会的安定和谐。因此，应当在深刻分析医疗纠纷产生原因的基础上，采取切实有效措施加以防范，而对于已经发生的医疗纠纷则应当通过适当的途径解决。

二、大型公立医院医疗不良事件和投诉的成因分析

　　在 2007 年全国卫生工作会议上，时任卫生部长高强将"医患关系紧张，医疗纠纷增加，暴力冲突等恶性事件时有发生"，列为当时我国医疗卫生服务所面临的四个重点问题之一。

　　医疗纠纷的产生由多方面因素所致，其中 45% 的案例反映医院管理中存在明显的缺陷，临床一线力量服务薄弱，如缺乏有效的质量保障体系，没有严谨的质量管理方案，对各项制度的执行监控不严，医务人员

缺乏依法行医的意识。国内有学者对医疗不良事件的原因进一步分析时发现：临床医务人员人力不足，个人疏忽职守，知识技能不足，沟通不足，缺少安全保障系统，制度支持不够等，是导致医疗纠纷的主要原因。

2010 年，湘雅二医院发生医疗纠纷 183 例，其中 6 例与临床一线力量薄弱有关，如业务技术不熟练、处理方式不当等；进一步调查显示，初级及初级以下人员是发生医患纠纷的高危人群，尤以三年以内工作年限者为甚。2010 年湘雅二医院门诊病人投诉分析结果显示，医疗质量和服务质量的投诉占投诉原因的 90%，2011 年医院通过建立 SAFE-CARE 体系对门诊病人进行干预研究，结果发现医疗质量和服务质量投诉较 2010年下降了 15%。

门诊信息化和医疗服务保障体系联合管理前后投诉原因分析

时间 项目	2009		2010		2011	
	例数	百分比	例数	百分比	例数	百分比
服务质量	76	57.58%	75	68.18%	45	56.25%
医疗质量	26	19.70%	24	21.82%	15	18.75%
就医环境	3	2.27%	0	0	1	1.25%
就医流程	10	7.58%	6	5.45%	1	1.25%
等候时间	1	0.76%	0	0	1	1.25%
医疗费用	2	1.51%	0	0	3	3.75%
医德医风	6	4.54%	0	0	6	7.50%
医疗管理	8	6.06%	5	4.55%	8	10.00%
合计	132	100%	110	100%	80	100%

三、大型公立医院一线力量薄弱的因素剖析

（一）大型公立医院缺乏有效患者安全风险防范预警体系

到目前为止，美国政府有 2 部法律 / 法规为患者安全与风险管理提供法律保障。2005 年 7 月 29 日，美国国会通过了 *Patient Safety and Quality Improvement Act of 2005*，即《患者安全与质量改进法案（2005 年

版)》,并建立了一个联邦医疗差错报告数据库,鼓励成立患者安全组织(Patient Safety Organizations, PSO)和其他组织,共同致力于医疗风险的管理,保护和促进患者安全信息的报告、收集、分析与共享。2008年11月21日,在保密权的基础上,美国卫生部颁布 Patient Safety Regulations of 2009,即《患者安全法规(2009年版)》,建立医院、医生与其他卫生机构向 PSO 自愿报告的协作框架,促进患者安全事件的分析,进一步强调了 PSO 的重要地位。2008年11月,美国医疗保健研究与质量局(The Agency for Healthcare Research and Quality, AHRQ)开始纳入 PSO,同时发布 Patient Safety and Quality Improvement Final Rule,简称为 Patient Safety Rule,即《患者安全条例》,于2009年1月19日生效,至2009年7月已纳入65个 PSO 合作机构。匹兹堡大学医学中心(University of Pittsburgh Medical Center, UPMC)根据联邦政府和州政府的法律规定并结合自身的实际情况,逐步制定了完善的、操作性很强的患者安全与风险管理体系。英国于2001年成立国家患者安全机构,负责收集全国医疗不良事件,并负责教育培训的推广与医疗服务活动的质量改善,以更进一步建立医疗不良事件的主动通报系统。澳大利亚过去由于医疗疏忽的死亡率达16.6%,因此,澳大利亚政府于2000年成立健康照护安全与治疗委员会,负责统筹全国患者安全与医疗质量的改善工作,建立医疗不良事件通报系统,并协助排除影响医疗安全环境的因素。不管怎么样,中国大型公立医院尚未建立系统而有效的医疗质量与医疗安全风险防控的预警体系。

(二) 医院临床一线人力资源不足

很多医院有这样的现象,排队很长、看病很短,住院见不到主任,术前主刀一闪而过。目前,医院的人员编制还是1984年的规模,医院人力资源制度与管理的严重不足可想而知。当今中国的大型医院大都是综合性医院,集临床、教学、科研于一体,重科研轻临床的现象在各大医院都有不同程度的存在。这种现象直接影响了临床医师的工作侧重面,临床医师在科研课题上投入了大量的时间。另外,高年资医师还要坐门诊和完成教学任务,因此,在大型医院临床一线管理病人的大多是刚毕业的年轻医师或进修生,他们的临床经验和专业知识还欠缺,对相关的规章制度和法律法规知识不熟悉,执行医疗操作规程不严谨,这些都严重影响了医疗质量。青年医务人员由于教育质量降低而呈现先天不足,又缺乏临床继续教育,后天培养不够,出现了一些不该出现的问题,引发了一些不该发生的医疗纠纷。

(三) 医院规章制度和医疗核心制度未严格执行

2011 年,原卫生部推出了 14 项医疗核心制度,如首诊负责制、三级医师查房制度、疑难病例会诊制度等。各级医疗机构认真落实医院规章制度和医疗核心制度,是保证医疗工作正常运转的前提。规章制度的落实依赖于良好的管理掌控,培训教育、督促检查和有效的奖惩措施环环相扣。但是,目前部分医疗机构临床上仍有制度不健全、制度执行不力现象。相关部门的督促检查流于形式,没有认识到事前、事中监督的重要性,总是等到违纪、违规事件发生并造成损失后,才寻找补救措施。部分监管者的原则性和战斗力弱化,存在着不愿管、不敢管、不善管的问题。出现问题时责任追究不到位,对违反规章制度者又采取"教育为主、处罚为辅"的办法,未能实施有效的处罚措施。

(四) 患者安全问题未引起重视

患者安全是当前医学研究和医疗实践的重要课题,也是世界卫生组织 2006 年启动的一项全球性工作。患者安全成为医疗保健领域的一门新兴学科,侧重于医疗差错的报告、分析和预防,医疗差错常常会导致不良医疗保健事件。最新研究一致显示,在越来越多的国家,大约有 10% 的住院病例会发生医疗失误。我国医院安全文化存在着明显落后的成分,带有浓厚的苛责文化的痕迹,如大部分医院缺乏患者安全委员会(68.4%),差错事故当事人对后果负责任(91.6%),发生差错事故的个人受批评或惩罚(96.2%),报告差错存在顾虑(30.8%),护理人员配置不足(86.6%)。

有专家谈到,对于患者安全的本质性认识有三个层面:第一是法律层面,罪与非罪,由于患者安全问题导致了犯罪是有的;第二是道德层面的问题,好医生与坏医生;第三个层面是医学本质问题,到底是救人还是害人。希波克拉底有一句名言说得好:"最重要的是,不要伤害病人。"从医院管理角度看,保证患者安全,就是医院采取的医疗措施不要发生额外的对病人的医疗伤害,或者加重病情的负担。"以病人为中心"不是一个口号,"患者安全"也不是一个口号。医院要从关注患者安全的角度,重新审视医疗质量和医疗规范的内涵与意义。患者安全这个课题的提出,对每个医院来讲都是一个新的挑战、一个新的变革。

(五) 缺乏医患沟通技巧

希波克拉底曾经说过,医生有三大法宝:第一是语言,第二是药物,第三是手术刀。之所以把语言放在第一位,是因为在他看来,医生的语言可以救人,也可以杀人。时下,在很多医院和医生那里,只见药物和手术刀,而"三冬暖"的"良言"几乎成了"稀缺资源",医生给患者看病时"说得少、问得少、听得少",已是一个不争的事实。究其原因,其一是没时间说。大型医院门诊人满为患,多的时候一位医生上午要看60个病人,照这样计算,从上午8时到中午12时,4个小时即240分钟,分配到60个病人,每人仅有4分钟。从病人进门到问病史、写门诊病历记录、做简单的检查,到最后开处方或检查单,这一系列的工作要在短短的4分钟中完成,而且是连续作战,可以想象其紧张程度,哪还顾得上多说话?其二是不敢说多话。俗话说多说多错,患者的维权意识普遍增强,但对医学知识的一知半解常使有的患者或断章取义、或满腹狐疑,结果弄出许多不必要的麻烦来。

(六) 服务态度有待加强

古有药王孙思邈——"凡大医治病,必当安神定志,无欲无求,先发大慈恻隐之心,誓愿普救含灵之苦。"今有林巧稚——"我是一个大夫,大夫有大夫的道德,我怎么能见死不救能治不治。"在21世纪,医德仍是医生的首要问题,正所谓"医德好,才医得好"。2011年4月中旬,原国家卫生部下发通知,在全国医疗卫生系统开展"三好一满意"活动,着力解决医疗卫生服务和行业作风方面存在的突出问题,确保深化医药卫生体制改革顺利进行,维护医疗卫生事业的公益性。"三好一满意"是指医院要做到"服务好、质量好、医德好,让群众满意",而这些,正是普通老百姓一直呼吁并期待的。医德和医术是相辅相成的,一个接诊时对病人态度生硬,留观时无视病情变化,值班时脱岗,无特殊情况在规定时间内不完成病历,工作责任心差的医生,是很难形成良好的工作习惯的,亦很难成为一名称职的医生。而实际诊疗中,一些医生往往并无失误,只是由于言语生硬、态度蛮横,容易引起患者的反感和猜疑,进而引发医疗纠纷。这样的案例也不少见。

延伸阅读 ▶▶▶

福建省三明市第二医院麻醉医疗
安全事件有关情况的通报

2008年9月3日至10月10日,福建省三明市第二医院陆续发生4起患者在施行麻醉术过程中和麻醉术后出现呼吸心跳停止、经抢救无效死亡的事件。经调查,这4起麻醉医疗安全事件均与该院围手术期患者管理不当有关,主要存在以下问题(卫医政发〔2009〕6号)。

一是医疗安全意识不强。医院管理者及部分医务人员对医疗安全重视不够,麻醉科部分医务人员责任心不强,对患者生命体征观察不细致,对病情变化判断不准确,对危及生命的急重症处理不及时。

二是规章制度落实不够。术前讨论制度、查对制度、交接班制度等医疗核心制度在该院没有得到很好的执行。部分医务人员在临床诊疗活动中没有严格执行诊疗护理规范和常规,存在麻醉方式选择不当、药物浓度剂量掌握不准、违规关闭麻醉机报警音、病人监测不到位等问题。

三是医疗技术准入管理不严。存在低年资医师独立实施难度较大麻醉操作的现象,高年资医师没有对低年资医师的诊疗行为进行及时有效的指导。

四是医疗风险防范机制不健全。该院对连续发生的麻醉医疗安全事件重视不够,将事件简单认定为"麻醉意外",没有及时分析查找事件原因并采取有效的干预措施,导致连续发生同类的医疗安全事件。

(来源:国家卫生计生委网站)

美国门诊每年误诊 1200 万患者
——600 万患者健康将受到严重威胁,门诊环境混乱、就诊时间短,难辞其责

美国一项研究发现,门诊患者的误诊率是 5%,医生每看 20 例患者,就会误诊 1 例。估算美国每年在门诊误诊的患者有 1200 万人,其中 600 万患者的健康将受到严重威胁。据估计,美国每年由于误诊而死亡的人数达到了 4 万~8 万人。(*BMJ Qual Saf.* 2014 年 4 月 17 日在线版)

专家指出,有些疾病易误诊,如主动脉夹层常被误诊为心脏病,肿瘤、心脏病和感染也常被误诊。

医疗安全专家 Hardeep Singh 指出,引起门诊患者误诊的原因有很多,如就诊的时间越来越有限,患者病情通常比较复杂,而门诊环境非常"混乱",以及缺乏支持和技术帮助等。除了政策制定者、医疗保健组织和研究者要采取措施来减少误诊之处,Singh 还建议患者在首次就诊时描述清楚所有的症状以及完整的病史,并在检查之后主动接受随访。

1999 年,美国医学研究所称,美国每年有 9.8 万人因医疗差错死亡。

中国的门诊量远比美国为大,医生的工作量也远非美国可比,但误诊率如何?迄今还没有研究关注这一问题。

(来源:《医师报》2014 年 6 月 5 日 06 版)

第三节　完善临床一线服务的具体措施

湘雅二医院在完善临床一线服务中,着重围绕改善患者就医体验、提高危重症抢救能力和抢救效率、建立"无缝式"服务和满足不同层次患者就医需求等方面来进行。

一、推行便民惠民举措

2010 年 11 月,为充分发挥大型公立医院的优势与示范作用,积极投身公立医院改革,让人民群众切实感受到医改带来的便利与实惠,医院在过去工作的基础上,向社会公开承诺推出 10 项便民惠民举措,改善群众看病就医体验。2014 年 3 月,医院再次举行新闻发布会,向社会推出优化服务 6 项举措。

(一) 在全国率先推行自助诊疗服务系统

2010 年以来,医院全面推行实名制预约挂号服务和"先诊疗后结算"模式,所有使用二代身份证办理了医院诊疗卡或长城健康卡的病友,均可通过医院信息系统办理预约挂号。包括自助挂号机预约挂号、网上预约挂号、电话预约挂号、现场预约挂号、诊间预约挂号、短信预约挂号、微信预约挂号、手机 APP 预约挂号和出院复诊患者预约挂号等预约挂号方式,实行 24 小时连续分时段预约挂号服务,专家门诊、专科门诊、普通门诊、出院复诊均开展预约诊疗服务,特需门诊实行全预约实名诊疗模式,大大方便了群众就医。目前专家、教授预约量超过 60%,选择"先诊疗后结算"模式的病友占门诊量的 50% 左右,有效减少就医等待,改善就医体验。

(二) 开放节假日门诊

为最大限度地满足民众看病的需求,医院自 2010 年起,在省内率先开放双休日门诊和节假日门诊,并个性化限定就诊号数。即所有专科均不限号,但出诊的每位专家限号。如果病人较多,门诊部及时与科室联系,增加出诊专家的数量,确保双休日及节假日门诊质量。

（三）实行弹性排班制

医院最高日门诊量近 1.3 万人次，为满足群众的就医需求，医院门诊实行弹性排班，即根据病人就医高峰变化情况进行人员调度。在全日制门诊、节假日不停诊的基础上实行"潮汐式"门诊。省内率先实行门诊提前半小时上班制，将病人全部诊治完，医师才能下班；实行多种方式预约诊疗，增设挂号、取药窗口，增加门诊医生，增加节假日专科、专家门诊；大型设备检查实行"人停机不停"，即机器 24 小时不停，人员三班倒，常规检查随到随做并当天完成，特殊检查不超过 48 小时，切实缓解了群众"看病难"的问题。

（四）建立疑难病会诊中心

凡在门诊连续诊治 2 次以上、病因不明、疗效不佳者；诊治涉及多个专科（3 个以上）者；外院转诊等疑难病例，接诊医师应及时申请会诊，申请书填写完善后交至门诊疑难病例会诊中心。门诊疑难病例会诊中心将组织首诊医师及相关专科副高以上职称的医师参加会诊，会诊在接受申请后 2 个工作日内完成。疑难病例会诊中心对提高医疗质量起到了重要作用。

（五）开放"全时空"门诊和特需门诊

建立统一的号源池，开通全部科室、全部医师（"全时空"教授、副教授、主治医师、经治医师号）非门诊排班外的号源，满足任何时间病人就诊不同级别医师的需求，让熟悉的病人找到熟悉的医师看病（图 4-1）。

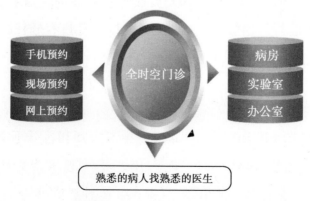

图 4-1　全时空门诊示意图

医院在出入院结算中心、健康管理中心、办公区和实验室等地安装办理诊疗卡装置,方便无诊疗卡病人建卡、挂号等。开通手机 APP 服务,让患者与医务人员快捷沟通,预约就诊时间和咨询随访。新增微信预约渠道,开展精细化的分时段预约诊疗服务;提供就诊短信温馨提示,减少患者在医院的停留时间。

开设特需门诊,由获得"湘雅名医"、"一级主任医师"、"湖南省名中医"等称号的名医接诊。名医出诊实行实名制全预约、分时段就诊,病友凭本人身份证、诊疗卡和手机号码进行预约。可预约当天的号源。医院设立名医工作室服务部,为患者提供挂号、诊疗、检查、缴费、取药等服务。每位名医每个单元(半天)接诊人数不超过 10 人,一周内(7 个工作日)复诊一次免收诊查费。特需门诊的开设,充分发挥了名医诊疗"一锤定音"的作用。

(六) 成立客户服务中心

在门诊成立客户服务中心,实施院前、院中、院后连续服务。院前提供就诊咨询、预约挂号服务;院中提供分诊咨询、导诊、投诉接待,疾病诊断证明、休假证明、清单盖章,"诊疗一卡通"相关信息查询、咨询,医保、新农合咨询,租借轮椅、平车、雨伞,帮助病友操作各类自助设备,免费提供直饮水、一次性纸杯、针线、老花眼镜,免费邮寄检验、检查报告单,免费健康教育讲座,失物招领等服务;院后提供短信、电话随访服务。每个分诊台配置电子血压计,由分诊人员在患者就诊前完成血压的测量,优化了患者就医流程。出版《湖南名院名医特色专科看病住院指南》和《就诊指南》指导患者就医。

二、充实一线值班力量

医院规定一线咨询班由未满 45 岁主治医师和晋升不满 5 年的副主任医师担任。当班者 24 小时不能离开医院,且晚 8 点到次日晨 8 点必须住在病房,一旦临床出现急诊,有副主任医师级别的医生及时处理,提高了患者的抢救成功率。

与此同时,为加强护理一线力量,医院实行 APN 排班及双晚双夜值班模式。各个临床科室通过人力重组和责任重组的排班方法,实行 APN 排班模式,以小组为单位开展工作,实现三班无缝隙连续,促进了护理质量持续改进。改变后的排班模式推行的是责任制整体护理,保证护理人员相对固定,人数相对充足,同时重视高、低年资护士搭配,避免因低年资护士专科操作难度大,护理不到位等引起的护患纠纷。APN 排班模式 P 班与 N 班交班时间较传统班提前,避免了深夜交接班唤醒病人,影响病人的睡眠,体现了护理服务的科学性和人文关怀,为病人提供全程、安全、无缝隙的护理服务,提高了病人对护理的综合满意度。双晚双夜值班制,使高危时段的护理安全、质量得到了进一步的保障。同时,医院通过增加晚夜班值班费用,实行值班费用随工作年限递增制度,鼓励高年资护士上晚夜班,提高临床护理质量。

三、畅通急救"绿色通道"

针对病情复杂、病情变化快,涉及多学科的危重病种,医院建立了 6 条"绿色通道",确保急危重症病人能够得到及时救治。即急危重症孕妇急诊救治绿色通道、急性心肌梗死急诊救治绿色通道、主动脉夹层急诊救治绿色通道、消化道大出血急诊救治绿色通道、重症创伤急诊救治绿色通道和严重急腹症急诊救治绿色通道。成立了"绿色通道"专家组,由各个重要科室的专家组成。医院每月进行排班,并在电子排班表上公布各个专家名单及联系方式。专家组成员保持 24 小时通讯畅通,并要求在 5 分钟之内赶到救治第一现场。同时,"绿色通道"要求各相关科室高度重视,无条件收治病人,各项检查、治疗必须优先进行,使病人在最快的时间里得到最恰当的处理,提高病人急诊就诊的抢救成功率。

如在 2013 年春节长假期间,医院急诊病人猛增,最多时超过 580 人/日,危重患者达到 20 人次/日。心血管急诊"绿色通道"在救治急性心肌梗死和主动脉夹层患者方面发挥了至关重要的作用,所救治的 9 例急性心肌梗死和 5 例主动脉夹层患者,无一例死亡。

四、坚持和完善医院总值班制度

实行总值班是医院保障临床一线服务的重要措施之一。总值班人员在非办公时间内负责医院行政后勤管理、处理突发事件等工作,保障临床一线工作有序运行。过去医院只有行政总值班和保卫总值班,为了提高突发事件的处理效率,从 2010 年起,医院在省内率先建立了护理总值班、后勤总值班。

(一) 行政总值班

医院行政总值班由院级领导、行政人员及相关职能部门负责人担任值班者,负责处理医院非办公时间医务、行政和临时事务以及涉及医、教、研、护、管理等部门多层面的协调工作。同时,通过深入临床科室夜巡查等形式,加强与临床一线的沟通,协调临床各科室间的工作,提高值班人员的服务水平和工作效率,为医院平稳有序运行提供必要的保障。

(二) 护理总值班

护理总值班由护理部统一排班,由副护士长以上护理管理干部轮流参与值班。在晚夜班时间段内,代表护理部行使质量检查、传达上级指示和紧急通知、第一时间紧急处理院内突发的各种护理相关的应急事件,安排院内护理急会诊以及解答与处理临床相关护理问题等。

(三) 后勤总值班

后勤总值班负责院内水、电、动力设备的随时维修,24 小时电话咨询及电梯呼叫等,水电班、动力班、电梯班、电话班等相关后勤部门各安排一个负责人值班,为临床一线提供后勤保障。

(四) 保卫总值班

保卫总值班主要是负责夜间院内的安全检查,及时处理医院内斗殴及威胁一线医务工作者的行为,保护医院内公共设施、维护公共秩序等。在每栋楼安排 2~3 名保安进行安全巡查,及时发现并上报院内不安全因素,保障广大病友及医务工作者的人身财产安全。

五、建立医院服务的无缝对接

（一）实行院前 - 院中 - 院后"无缝对接"

为了贯彻落实《关于改进公立医院服务管理方便群众看病就医的若干意见》和《关于在公立医院施行预约诊疗服务工作的意见》等文件精神，解决群众反映突出的"看病难"问题，改善医院系统服务功能，医院以信息化系统建设为依托，建立预约信息平台和远程医疗服务平台，专人负责预约挂号系统模块设计、信息技术支持、维护、指导及远程医疗会诊，实时数据接换，实现院前与院中及院后的"无缝对接"。

（二）实行患者与医务人员"无缝对接"

医患无缝对接：强调主动医患沟通，开展"社会开放日"活动，推行首问负责制，设立医疗投诉绿色通道，落实重大治疗或手术风险告知见证制度，坚持出院追踪随访，医务人员公布工作联系电话，方便病人咨询。

护患无缝对接：建立与患者及家属交流平台，建立各类病友 QQ 群，加强交流与指导；成立病友联谊会，开展多种形式的联谊活动；坚持真情电话回访，及时回复患者来信，采纳患者建设性建议；倡导入院热情接，出院真情送，构建和谐护患关系。

（三）建立医院与社区"无缝对接"

1985 年医院成立家庭病床，一直坚持上门为病人服务，医护人员根据病情需要定期巡诊，送医送药上门。服务内容包括：制定家庭诊疗计划；提供相关的护理知识、常规的基础护理和技术操作；对患者及家属传授居家护理知识，使患者及家属协助做好护理工作；实施心理护理，减轻病人的心理负担，增强战胜疾病的信心；为慢性病患者提供良好的康复指导，教会病人自我护理，让患者能部分或全部照顾自己，促进健康恢复。2012 年 11 月，家庭病床开通，家庭病床异地就医联网结算，增设日间病房，解决了异地医保患者"看病难、垫支多、报销繁"等诸多问题。

同时,医院临床科室专家每年到社区服务,包括出门诊、义诊、会诊、健康咨询,患者在社区能找得到大医院的专家。同时,打通双向转诊通道,对社区转来的常见慢性病住院患者免收挂号费,患者还可以持社区专用的检验申请单到医院进行检查和化验。

六、改善医院环境

在政府的大力支持下,近几年医院硬件条件不断改善。2005 年投入使用的新外科楼,为当时国内最大的单体医疗建筑。外科楼集住院、手术、抢救、教学、科研于一体,拥有 32 个病区、34 个手术间,每个病区均设有套间、单间、双人间、三人间病房以满足不同病人的需求。中央空调、中心供氧、中心负压、直饮水、网络、电视、电话等直通每个病房。医院门诊楼建于上世纪 80 年代,设计日门诊量为 1500 人,现单日最大门诊量近 13000 人次,就诊高峰时拥挤不堪。为此,2002 年,医院对门诊内外环境进行了全面改造。

2011 年,为分流病人,又将妇产科、皮肤科、康复科搬迁至第二门诊部,并设立第二门诊药房,患者就诊环境更舒适,取药更方便。2014 年将门诊大厅一部分改造成温馨便民服务中心,为患者及家属提供免费的咖啡和茶水,提供免费预约挂号服务,可以收看电视、医院宣传片及健康教育的录像。按照"拆除一栋楼,绿化一块地"的改造理念,将原图书馆、汽车队、自行车棚、原西门传达室处门面、南元宫巷围墙等多处旧建筑拆除,并整修了科教楼南面环形车道,医院整体环境朝"花园式医院"又跨进了一步。即将投入使用的内科楼、正在建设的区域精神卫生中心大楼、五官科医院以及规划中的门诊楼,为广大病友提供了美观、舒适、实用、方便、快捷的就医环境。

延伸阅读

门诊厅辟"休闲吧"
——湘雅二医院优化服务新招不断

门诊是医院服务的窗口和名片,直接影响到患者的就医体验。为进一步优化流程和环境,湘雅二医院在深化不久前推出的六项举措的同时,再次推出新举措,升级服务品质和水平。

启用最先进配药系统,超五成处方全自动拣配

提起药房,大家不由自主地会想到这样的景象:药师们拿着处方,奔忙于各个药柜之间,将处方上的药品一一拣配好,再交给柜台的药师把药发给病友。然而,在湘雅二医院,这一现象正随着自动配药系统的启用而悄然改变。

药学部副主任向大雄介绍,自今年1月起,医院启动门诊药房改造工作,引入门诊药房自动化系统,安装四台自动发药机、两台智能药品存储柜及一台特殊药品管理机。日前,这一系统改造正式完成,并将中成药调配并入门诊西药房。

"根据药品的包装和处方的种类,约五成以上的处方可以实现全部由系统自动调配,另外的处方还需要人工拣配的参与。"药学部负责人介绍。自动化改造后,取药等候时间大为缩短,杜绝了病人漏取中成药或西药的现象,同时,确保了发药准确率,提高了空间利用率和药品管理水平,让患者、医务人员双方都更加满意。

专辟"休闲吧",可读书阅报看电视

日前,位于门诊大厅东侧的便民服务中心正式改造完成,面积虽然不大,但可以看电视、读书阅报,还免费提供茶水、咖啡,俨然一个"休闲吧",受到病友们的一致青睐。

门诊部主任段绍斌介绍说,该区域免费对病友开放,并派有专人提

供服务,夏天还将提供冰水和避暑凉茶。这样让来院病人有一个相对安静的可以舒缓心情去处,也可以通过视频、报刊,让大家学习一些健康知识,可谓一举两得。

段主任透露,服务中心还提供了免费预约挂号服务,病友离院时可直接预约下次就诊的号源,非常方便和快捷。与此同时,通过门诊布局的调整,进一步缓解了门诊的拥挤程度,改善了患者的就医体验。

诊疗"一锤定音",疑难患者受惠"名医工作室"

今年3月,湘雅二医院正式成立名医工作室,由获得"湘雅名医"、"一级主任医师"、"湖南省名中医"等称号的名医接诊。名医出诊实行实名制全预约、分时段就诊,病友凭本人身份证、诊疗卡和手机号码进行预约。医院设立名医工作室服务部,为患者提供挂号、诊疗、检查、缴费、取药等服务。医院还规定每位名医每个单元(半天)接诊人数不超过10人,一周内(7个工作日)复诊一次免收诊查费。目前,名医工作室已开设至23个专科,共有34位名医出诊,目前接诊病人千余(不含复诊号)人次,为许许多多辗转各地求医的疑难病患者确诊了病情,帮助他们走向康复。

打破时空局限,逾五千患者受惠"全时空"

为了打破门诊空间和医生门诊时间的局限,让熟悉的病人找到熟悉的医师,今年3月医院推出的"全时空"门诊,在出入院结算中心、健康管理中心、办公区和实验室等地安装办理诊疗卡装置,方便无诊疗卡病人建卡、挂号等。开通手机APP服务,让患者与医务人员快捷沟通,预约就诊时间和咨询随访。新增微信预约渠道,开展精细化的分时段预约诊疗服务,提供就诊短信温馨提示,减少患者在医院的停留时间。截至5月14日,医院共有350位医师通过"全时空"门诊出诊,接诊病人5300多人次,给病友带去了极大的便利。

(来源:红网)

患者命悬一线被送到急诊室
27天的坚守与死神对抗

"这是奇迹。是湘雅二医院给了我第二次生命！"

2月25日,湘雅二医院心胸外科二病房。准备出院的患者刘先生,向在场的医护人员表示由衷的感谢。而关于他的故事要从一个月前说起。

命悬一线,紧急施救心肌梗死患者

那是1月18日下午5时,湘雅二医院急诊室门前,一辆救护车飞驰过来。

"病人情况非常危重。"救护车上的医生告诉接诊的唐建军副教授。

"好的。我们马上对他进行检查。"而此时,53岁的患者刘先生已严重呼吸困难,不能平卧,心率达每分钟120多次,心前区有明显的杂音,呈休克状态。

唐教授立即给病人开展急诊心电图检查和体查,初步诊断为广泛前壁心肌梗塞,可能合并有室间隔穿孔。

室间隔穿孔,在冠心病心肌梗死的并发症中发病率仅占1%,很少见,但非常凶险,患者随时都有生命危险。"马上进入'心梗'急救绿色通道！给患者做冠状动脉造影和心脏超声,并准备置入主动脉内球囊反搏术(IABP)。"

当日下午5时30分,刘先生从急诊科进入心血管内科介入治疗中心导管室,导管室刘振江副教授已经待命。几分钟后,造影显示:患者心脏上一支大血管完全堵塞,左右心室间隔有1.7公分的穿孔,原本工作有序的左右两心室,因压力的差异,造成血流动力学剧烈改变,进而发生了心力衰竭、心源性休克,患者命悬一线。

"置入主动脉内球囊反搏术,改善心脏排血功能,给患者心脏减负。"唐建军果断决策。时间就是生命,在导管室,唐建军与刘振江立即为患者进行手术。6时10分,手术完成,患者症状有所缓解,生命体征慢慢趋于平稳,转入重症ICU病房。在场的人们稍稍松了一口气。

精心诊疗，等待大手术最佳时机

然而，更大的考验还在后面。

急性心肌梗死并室间隔穿孔，手术是唯一的治疗办法。但如果马上手术的话（急性期、发病两天内），患者死亡率高达 76%，因为刚梗死穿孔的地方，像豆腐一样，手术中很难缝合牢固。推迟手术，等患者进入亚急性期（2-4 周），即其梗死穿孔周边组织形成了疤痕，由"豆腐"变成了"香干"，或"老干子"，才能缝合牢固，手术成功率大大提高。但该类患者起病后，70% 于 2 周内死亡。患者能否坚持到最佳手术时机？

"1 月 19 日上午，我们为患者举行全院大会诊。当时是两难。马上做手术，死亡可能性极大，推迟手术，病人也极有可能在等待手术中死亡。"2 月 18 日，心胸外科主任周新民教授告诉记者。

怎么办？参加会诊的专家们感到非常棘手。

"尽最大可能挽救患者生命！马上转入心胸外科重症监护室，每天密切监测病情，争取能使患者从急性期平稳过渡到亚急性期，为手术创造条件。此期间，一旦病情恶化，随时准备手术。"主管医疗的副院长陈晋东最后拍板。

"如果把心脏比作房子，患者的情况是他房子内的间隔墙上出现了一个大洞，而两间屋子（左右心室），一间是高压屋，一间是低压屋，大洞的出现，使高压屋内原本要输送到血管的血液分流到低压屋，造成急性血流动力学紊乱，房子处在风雨飘摇中，在这样的情况下，要维持患者生命体征，等待手术时机，是件非常考验医疗团队的事情。"周新民主任介绍。

"整整 27 天，648 小时，我们不敢有丝毫懈怠，手机每天 24 小时开机，随时准备上手术台；同时每天举行科室会诊，即使大年三十和初一也没间断，评估先天和即时病情，调整当天的治疗。"2 月 19 日，患者主管医生，心胸外科副教授唐浩告诉记者。

与死神对峙，心胸外科重症监护室的护士们回忆起 27 天的经历来，一样惊心动魄。

"我们24小时派人在床旁密切观察他的生命体征,同时照顾他的生活起居,因为任何一次活动,对心功能都是负担。还要密切观察各种仪器上的数字,并通过皮肤的温度、呼吸节奏等,来判断生命体征的变化,不管是白天还是半夜,都容不得半点疏忽,因为打一个盹就可能错过一条生命。"2月19日,心胸外科重症监护室护士长谢霞告诉记者。

1月22日,患者出现了腹腔积液,于是在床旁做了引流,左右都放了引流管。

1月23日,患者血糖升高,内分泌科专家赶到重症病房会诊。

……

27天的坚守,648小时的严密观察,5次全院大会诊……为了一名重症心肌梗死患者的生命,大家的心都绷得紧紧的。

"金刀"出手,患者心脏重新有力跳动

2月11日,又一次全院大会诊。

患者手术条件已经具备,但情况很不乐观:心尖上长出一个4公分大的室壁瘤,壁厚仅0.1公分,为正常组织的十分之一,随时可能破裂;室间隔穿孔从入院的1.7公分,增大到2.7公分,相当于室间壁的三分之一,手术难度非常大! 为确保患者心功能,还必须做一个高难度的冠状动脉旁路移植手术。

"修补室间隔缺损,切除、关闭室壁瘤,高难度冠状动脉旁路移植,这三项手术,每一单项都是大手术。而我们要一次性进行三项高难度的手术,其难度和风险可想而知。"陈晋东副院长介绍。

2月14日上午8时30分,由获得"金刀奖"的湘雅名医胡建国教授亲自主刀,为患者做手术。这位中国心胸外科的当代大师,仅用了3个多小时,再次创造了奇迹:成功修补了患者室间隔的"大洞",将其心尖上的室壁瘤切除,漂亮完成了冠状动脉搭桥手术。

刘先生的心脏重新有力地跳动了!

(来源:《湖南日报》2014年2月26日头版)

心脏骤停！ 1次电除颤,2次电除颤,10次电除颤,抽吸大血栓……

90分钟,迎击心脏电风暴

3月24日晚8时30分,春雨一阵紧过一阵,一辆从浏阳开来的救护车,疾驰到中南大学湘雅二医院急诊科门前。

"是一名50岁的男性患者,叫屈家福,浏阳市沙市镇人,胸痛5小时,目前已呈休克状况。"救护车上工作人员告诉接诊的彭文医生。

彭文立即给病人测血压,进行心电图检查,发现患者心率每分钟仅40次。心电图提示:完全性房室传导阻滞,急性下壁心肌梗死,病情危重,必须马上抢救。

晚8时40分,彭文拨通了心导管室总住院会诊电话。值班医生涂涛接到电话,立即向心血管内科胡信群副教授汇报病情。

"赶快去急诊科。"胡信群带领几名值班医生,迅速赶到急诊科。

患者已呈心源性休克状态,全身湿冷,表情淡漠,必须马上进行再灌注治疗。按照美国心脏权威机构发布的治疗指南,该类患者救治黄金时间是发病后12小时以内,越早越好。屈家福发病已过了5小时,时间就是生命。

"立即启动'心梗绿色通道',准备手术!"

胡信群一面叮嘱随行的值班医生,一面向患者家属交代病情及处理策略:病人必须尽快进行急诊介入手术,可能需要植入临时人工心脏起搏器、主动脉球囊反搏装置,提供生命支持。家属签字同意,支持所有合理治疗策略。

晚9时整,患者送达心导管室。

此时,心导管室的沈向前教授和所有值班人员已经待命。

然而,就在患者从担架移到手术台时,最凶险的一幕发生了:患者突发心脏骤停,意识丧失,四肢抽搐,大小便失禁。

"马上进行心肺复苏抢救!"

胡信群立即对患者进行胸外按压,并嘱咐医生准备气管插管。一次电除颤后，患者心律恢复。但5秒后，再次室颤，再次心脏骤停！是心脏电风暴！

大家心情一紧，心脏电风暴死亡率非常高，患者极可能等不到手术就会死亡！

"只要有一丝希望，绝不放弃！"继续胸外心脏按压、再次进行电除颤，并给患者静脉推注胺碘酮（可达龙）300mg，并以300mg静滴维持。

一次电除颤，两次电除颤，三次电除颤……

10次电除颤之后，患者终于被大家从死亡线上救了回来：意识恢复，恢复逸搏心律，病情初步稳定。

沈向前与胡信群迅速制定下一步手术策略：在主动脉内球囊反搏循环支持、临时人工心脏起搏保护下紧急血运重建。

晚9时10分，手术开始。

首先从股动脉送入主动脉内球囊反搏装置至降主动脉循环支持，从股静脉植入临时起搏电极至右心室并成功起搏心脏。再从右桡动脉送导管到心脏行冠状动脉造影。此时谜团解开，患者的右冠脉开口至中段，见大量血栓负荷。随后，送入血栓抽吸导管，成功抽吸出一块长约30mm的大血栓，因开口处存在严重狭窄，遂在开口处植入一枚支架，右冠脉血流恢复正常。

晚10时30分，手术顺利完成，患者病情逐步稳定，在场的每个人脸上都露出一丝喜悦的笑容，患者随后被送往医院中心ICU进一步治疗。

此时，手术室外依旧下着大雨。一个生命在医护人员的奋力拼搏下，终于与死神擦肩而过。

（来源：《湖南日报》2014年03月29日02版）

附件 ▶▶▶

中南大学湘雅二医院
关于加强临床一线咨询班的补充规定
（2010 年 8 月 12 日）

为提高医疗质量，保障医疗安全，针对我院一线咨询班现状，在广泛调研的基础上，经院务会研究决定，作如下补充规定。

一、一线咨询班由未满 45 岁的主治医师和晋升不满 5 年的副主任医师担任，值班人员和日期在医院派班表上注明。要求当班者 24 小时不能离开医院，且晚 8 点到次日晨 8 点住病房；由主治医师或副主任医师担任总住院或值晚夜班的病房，一线咨询班可不住在病房，但必须在传呼后 10 分钟内赶到。医院按 50 元 / 班进行补贴。

二、二线咨询班必须由任职 5 年以上的副主任医师、主任医师担任。当班者必须保持通讯畅通，不得离开本市，要求接到传呼后 30 分钟内赶到医院。医院按 20 元 / 班进行补贴。

三、不执行本规定者，记入医师个人档案，纳入年度绩效考核，并影响晋升晋级。

四、本规定的解释权由医务部负责。

五、以上规定自 2010 年 9 月 1 日起执行。

参考文献：

1. 王斌全，赵晓云."以病人为中心"的产生与发展.护理研究，2008，22(12)：3195.
2. 黄成华."以病人为中心"和谐医患关系的核心理念.中国医学伦理学，2008，21(6)：52.
3. 姚磊.对"以病人为中心"的再认识.现代医院，2009，9(9)：409.
4. 周胜华，段绍斌，周智广等.门诊信息化和医疗服务保障体系联合应用效果分析.中国医院管理，2012，6(27)：409.

第五章
强化教育培训(E)

【本章导读】

本章主要介绍 SAFE-CARE 体系中的"E",即 Education,强化教育培训。理论上通过分析医学人才、医学科学、医疗事业的特殊性以及医学人文教育的缺失,指明了教育培训的重要性,并重点阐述了医院如何通过强化教育打造一支规模宏大、素质一流、梯队合理的人才队伍。这些举措包括:建立分层次培养模式,对青年医务人员、新进员工、中级人才、高层次人才,医生、护士、技术员、管理人员,实施不同的培训方案;搭建住院医师规范化培训、院内培训、国内进修、国外进修、学历教育等多个教育培训平台;实施普遍提高和重点培养相结合、临床实践培养和教学科研能力培养并重、注重医德与团队沟通的培养的教育培训机制;为发挥国家队主力队员的辐射与担当,独创阶梯式住院医师培训,着力打造我国住院医师培训的湘雅模式。

第一节　教育培训的重要性

清代《医宗金鉴凡例》写道："医者,书不熟则理不明,理不明则识不精。"这充分说明了教育培训对医务工作者的重要性。

医学教育的历史源远流长。人类在适应自然和与疾病的长期斗争中建立了医学,为了把长期积累起来的医疗经验和医学知识传给下一代,便产生了医学教育。

20世纪50年代末、60年代初在欧洲教育界出现了终身教育的思想,认为教育是个人在一生中连续不断地学习的过程。很快,这种终身教育的思想就得到了医学教育界的认可,一致认为一个医生接受医学教育也是一个终身教育的过程。这一过程可分为三个阶段:基本医学教育,即医学院校教育,学生在学校中接受的是基础教育;毕业后教育,医学生从医学院校毕业以后,在所学得的基本知识和技能的基础上,接受专业化培训,使所学知识和技能朝着某一专业方向深化;继续医学教育,是在完成毕业后教育以后,为跟上医学科学的发展,继续不断掌握新知识、新技术的终身过程。这三个性质不同的教育阶段应紧密地衔接,形成连续统一的医学教育过程。

医学本身的性质而言,医学是一门实践科学,医务人员的首要任务就是要解除患者的身心疾病,提高生活质量。这就需要他们在长期的诊疗过程中,不断地巩固和更新自己医学知识,不断丰富自己的临床实践能力。同时,医学又是一门创新科学。随着人类社会的发展和医学的不断进步,一些医学难题会被一一攻克,随之新的医学难题又会产生,可以说,医学发展史就是推动着人类健康发展的一部历史。为了推动生命科学向前发展,为了给人类健康提供更好的保障条件,医学创新总是将自己科学研究的触角伸向需要攻克的世界前沿医学难题上。正是由于医学创新人才对医学高新目标的不断突破,才推动了人类医学的飞速发展。

　　刚毕业的年轻医生，在工作的头几年主要是实践在医学院所学的理论，属于临床训练阶段，而当成为一个有经验的医生之后，又可能变成忙忙碌碌的"实践家"或匠人。毫无疑问，无论是年轻医生或是老年医生都有自己的缺陷，都得在不断的临床实践中，巩固和更新自己的知识，时刻把握医学前沿的新知识新技术，促进理论和实践的完美结合。

　　湘雅老校长、内科学专家、医学教育家张孝骞教授在他一生的工作当中，之所以能够不断纠正误诊，除了有丰富的临床经验和医学知识以外，对每一个病例无一不是从病人的实际出发，全面、历史地了解病人的症状和体征，从而发现了过去遗漏的某些重要的症状和体征，得出了正确的诊断。在书本知识和临床实践的关系上，他十分重视书本知识，自己把很多业余时间花在图书馆查看书刊，跟踪医学的发展前沿上。同时，他更强调临床实践，他认为临床工作的基点要放在观察每一个具体病人上。书本知识只是间接经验，其中不少仍需要实践检验，对具体情况作具体分析是临床工作的重要原则。

　　医学的发展和医学人才的成长都需要经历由实践到理论，再到实践，再上升到理论的螺旋上升的过程。因此，对医务人员的教育和培训也应该是持续性的、发展性的、永无止境的，不仅仅要培训实践能力，更要培养他们的教学、科研和创新能力。

　　从卫生人力资源开发的角度而言，在知识经济时代，医务人员已成为医院诸多要素中最活跃、最重要的因素；只有通过医学教育和培训才能充分开发我国的卫生人力资源，为医院的可持续发展作出贡献。因此，医院的管理层必须树立起这样一个观念：卫生人力资源是医院最核心的资源，人力资本是医院投资收益最好的资本，医务人员的教育和培训是医院实施"科技兴院、人才强院"发展战略的有效途径。特别是在知识经济时代，更应该重视医院内部人力资源的开发，对医务人员进行教育和培训，提高医务人员吸收和利用新知识新技能的能力，为保持医院的核心竞争力储备人才。

　　医院对医务人员的教育与培训是一种长期的投资行为，为医院的战略发展储备了人才和知识技能,由于收益的长期性和滞后性,需要医院的管理者运用经济学的眼光来看待对员工教育和培训的投入。医学教育和培训可以提高员工的岗位胜任能力和综合素质,在增加医院经济收益的同时,还能提高医院的社会效益。高素质医务人员所拥有的创新能力以及对医学新技术的掌握能力已成为新时代医院的核心竞争力,在这样的大背景之下,对医务人员的教育与培训可以让医院始终保持着创新的能力,适应疾病谱和社会环境的迅速变化,始终走在医学发展的最前沿。

医院对员工的教育与培训也可以让医务人员更好地了解医院文化和发展战略,加强员工对医院文化的认同,将自己的日常工作行为和医院文化相融合。教育与培训还能提高员工自我素质,满足员工学习与进步的需求,让医务人员有能力取得更大的成就,实现自己的人生发展目标。

第二节 医学教育的人文缺失

现代医学已经从"生物模式"发展为"生物 - 社会 - 心理模式",这不但要求提高医务工作者的科学素质,更要求提高他们的人文素养。然而,目前在我国医学教育中,人文缺失现象严重。从我国医学教育整体上来看,在科学与人文的对话与交融中,人文教育依然被边缘化,片面侧重于科学教育与技术层面的训练,忽视甚至摒弃对医学生人文精神的培育。

一、现状:传统医学教育对人文精神的忽视

传统医学教育在相当长的时间里,取得了骄人成绩,承担起了人类保健与医疗的神圣使命。然而,随着时间的推移,传统医学教育人文精神的缺失不断暴露出来。其主要表现在:

(一) 传统医学教育理论上的人文精神缺失

20 世纪是西方医学传入中国同时逐渐扼杀传统中医,成为医学保

健主体的百年。在传入过程中,西方医学与传统中国医学在学科基础、观念和方法等方面的差异,造成了两种人文传统的冲突、两种科学建构的冲突。内含的人文传统在冲突中被淡化,明显的科学技术效果促进了纯西方医学技术(而不是医学理论)代替传统中医的进程,其反映在医学教育中,便是医学教材编写和课程设置上人文精神的缺失。通览我国各医学院校使用的教材,不难发现各科知识系统、材料完备,但就是没有或缺少人文精神的渗透。学生的学习更是死记硬背,应付考查和考试。尤为值得注意的是,在我国许多医学院校没有医学史课程,使得医学知识体系中这一最具人文精神的分支被砍断。

(二)传统医学教育实践中人文精神的缺失

医学实践是传统医学教育链条上的关键环节。每年全国各地的各级医院都要涌进大批的医学生,他们带着对知识的渴望、工作岗位的好奇、未来美好生活的向往进入不同的科室实习,医师、专家传授给他们的是丰富又可灵活运用的知识、娴熟的技巧和成熟的经验,很少有人给他们讲解本学科思想、观念的演化历史和精神、价值遗产,更没有人去说透我们研究和运用的医学理论源于古典人文主义与宗教的普爱精神。参与实践的医学生也只顾追求纯粹的技术知识的攀升,医学职业的社会意义,医术之后的文化、伦理特征无人问津。长期的类似实践必将掘断医学本身的生命之根,消解医学的自省力,迷失医学的方向。

(三)传统医学教育环境中人文精神的缺失

著名医学家德曼认为,文化能使人独立行走,只有在文化包裹的氛围中人才能呼吸。医学的发展和繁荣离不开人文精神的滋润,以及理性对医学理论和实践的提升。同时,我们更应该看到医学院校以其医学教育的特殊性对教育环境的进一步要求。西方哲人说过,某一个人的困苦、不幸和夭亡常常叫人同情,而成千上万人的困苦不幸和夭亡则不过是一串串冰冷的统计数字,让人心肠坚硬,乃至麻木冷漠。医学院校的教师、学生许多时候面对的正是困苦、不幸和夭亡。我们应该大声疾呼,在医学教育环境中注入、引导人文精神,因为多元关怀是这片人文荒漠中的绿洲。近年来,一些高等院校积极开展创建文明校园等优化校园环境、营造校园文化氛围的活动,一定程度上发挥了环境文化底蕴对学生感染、熏陶、浸润的作用。

二、人文精神缺失的原因

崇尚道德理性、注重道德修养的中华民族,在创造自己文明的过程中,没有放弃过对人文精神的关注和追求。时至今日,我们却在关系到社会伦理底线的医学教育中缺失了人文精神,不得不引起我们的审视和深思。

(一) 医学教育人文精神缺失是技术时代科技与人文严重分离的必然结果

现代最重要的事件是现代技术的兴起和发展,科学技术的飞速发展及其作用的迅速增大,紧紧吸引住人们的眼光;适应科学和工业发展的需要进行专业教育,成为传统教育发展的方向和首要任务,学会做人、学会爱人的任务愈来愈被忽视。具体到医学教育领域,出现毫无人文感可言的医学教育顺理成章,因为技术的急剧膨胀,掩盖、挤占了人性的伸展,物理学成果(如,声光电磁)的介入,消解了对生命体应有的敬畏,生命成为干瘪的“物”、病人的世界被漠视、歪曲,医学服务的对象不再是活生生的人,而是借着病人躯体而来的那个病理过程。这种理论和实践指导下的传统医学教育,必然培养出视生命“物质化”、以冰冷面对一切的医学生。

(二) 医学教育人文精神缺失是中西医学内在冲突的必然反映

“医者意(臆)也”是中医传统思维的方向,这之中,贯穿的是天人相应的哲学传统、慈爱护生的伦理观念。西方医学能够蓬勃向前的动因,一般来说,缘于前后相继、互推互进的两股巨大力量。一是 19 世纪以来的物理学成就;二是物理学革命带来的技术强势。由此唯物论、还原论、机械论的思维定势也引入医学领域,加上“天人对立”的思维传统,非人文因素逐渐超越乃至掩盖了西方医学中的社会学特质,于是西方医学在技术、设备上大踏步向前,人文、道德建设明显落后甚至停滞。近百年来,西方医学在引入与本土化过程中,"医者意(臆)也",天人相应的传统中国医学一开始便与紧抱形而上学的西方医学水火不容;而在新文化运动中,西医以其药到病除、术行痛止的效果,真血实肉、透心彻腑的理论战胜着被责为"唯心论"、"封建迷信"、"不科学"的中医。这种结果的最突出表现便是传统医学教育中唯技术、弃人文理论和实践的出现。

(三) 传统医学教育人文精神缺失是市场化进程的衍生品

一段时间以来,医学教育和实践中市场本位、崇金拜物、功利主义抬头并有蔓延之势。市场化过程中的负面影响冲击了曾经只承载圣洁和高尚的医学领域,"红包"现象出现了,药品大额回扣出现了,认钱不救人出现了,医患关系被推上买卖市场,情感交流掺入钱物的杂质,本职与义务可以衡量,种种负面影响首先向道德、伦理发难,当后两者堕落沦丧时,这个领域中人性必然荒芜。那么,在医学教育中又有谁、又会怎样去推崇人文素养、人文滋润? 市场化负面影响在医学教育中的衍生物也就存在于世间了。

三、医学教育人文精神缺失的弊端

(一) 医学教育人文精神的缺失有悖于医学教育的宗旨

既然医学是仁与术的统一,那么医学教育的宗旨就应该是培养人文精神与科学精神兼备的高层次医学人才。对此,世界医学教育会议在1998 年 8 月通过的《爱丁堡宣言》明确指出:"病人理应指望把医生培养成为一个专心的倾听者、仔细的观察者、敏锐的交谈者和有效的临床医师,而不再满足于仅仅治疗某些疾病。"然而,令人遗憾的是,目前我们医学教育人文精神的缺失,显然有悖于医学教育的宗旨。

(二) 医学教育人文精神的缺失阻碍了生物医学模式向生物—心理—社会模式的转变

医学生物—心理—社会模式要求施医者不仅要重视患者的生理病因,还要关注患者的心理、社会病因,不仅要给予患者生物技术上的诊治,还要给予患者心理、社会技术上的诊治。可见,生物—心理—社会医学模式实质上是科学与人文并重的医学模式,生物医学模式向生物—心理—社会医学模式的转变,实际上就是人文精神在生物医学模式上的回归,而我们现行的医学教育人文精神的缺失恰恰阻碍了这一回归与转变。

(三) 医学教育人文精神的缺失不利于医学生综合素质的提高

国际医学教育专门委员会 2001 年制定了全球医学教育最低基本要求,对医学生的综合素质做了 7 个方面的宏观规定:职业价值、态度行为和伦理、医学科学的基本知识、沟通技能、临床技能、群体健康和卫生系统信息管理、批判性思维与研究。这其中有 4 项都完全归属于人文社会科学范畴。从中我们可以认识到,人文素质在医学生综合素质中至少占据重要地位。然而,目前我们医学教育中人文社会科学课程设置上的结构性失衡,导致许多医学毕业生不能认识疾病发生、发展的深层次的心理、社会原因,这种状况必然不利于医学生综合素质的提高。

(四) 医学教育人文精神的缺失加剧了医患之间的紧张关系

近年来,医患之间的关系日趋紧张。造成这一状况的原因是多方面的、复杂的,医学教育人文精神的缺失也难辞其咎。在医学教育人文精神缺失中培养出来的医学生,虽然技术水平相对有了提高,但他们的人道主义精神,对病人的同情,对生命的关爱,却相对降低了许多。医疗费用的连年上涨,与医生过度追求个人报酬的价值取向不无关联;医疗纠纷的日益增多,与医生职业道德的不断下滑密切相关;医疗事故的频繁发生,与医生职业责任心的淡薄也有直接的关系。这种以"疾病为中心,见病不见人"的医疗趋向,必然会导致医患之间的交流与沟通减少,造成医患关系疏远,最终使医学非人化、异化。

第三节　建立多途径分层次培养模式

"打铁还需自身硬",为了进一步提高业务能力和水平,湘雅二医院在加快硬件建设的同时，不断加强教育培训，为全院职工尤其是青年医务人员的成长创造良好的环境。

一、建立分层次培养模式

医院的人才梯队是由一定比例的初、中、高级医疗技术人员和医院管理人才队伍构成的合理稳定的能级结构，由于疾病的复杂化和医学专业分工的精细化，现在医疗工作的完成有赖于人才梯队的合理组成，有赖于跨学科、跨部门的协调与合作。我国医学教育家张孝骞认为医学教育应该有层次性，既要照顾到现实的多数人的需要，又要考虑未来长远发展的需要。医院为全体员工提供积极有效的继续教育与专业培训机会，对医院的人才梯队进行分层管理与培训，构建一支数量充足、质量可靠、结构合理的专业化医疗人才队伍。对于初级医务人员，着重培养其独立、正确处理本专业常见问题的能力，规范履职行为；中级及以上人员着重巩固和提高正确处理复杂疑难问题的专业技术能力；重点培养、引进和发展高层次临床医学人才，成为学科建设的带头人，为医院长远发展储备人力资源，打造医院核心竞争力。

与此同时，如前所述，国际医学教育专门委员会提出了"全球医学教育最基本要求"，包括了七个主要领域，针对这些目标，医院为医务人员的发展制定了一系列教育和培训方案。

青年医务人员和新进员工全员培训是医院教育培训的重点。针对初级层次医学人才，为建设适应医院发展需要的人才队伍，进一步改善人才结构，建立和完善有利于人力资源优化配置的用人机制，更好、更快的为医院培养、选拔、储备人才，提升员工综合素质，医院建立了青年人才的培养体系，制定了《中南大学湘雅二医院新进人员暂行管理办法》。该办法对新进员工的选拔原则、选拔条件、选拔程序、人员编制分类、规范化培训及考核、考核条件、激励机制及待遇作出了明确的规定。规范化培训及考核根据专业的不同分为《中南大学湘雅二医院医师、医技、药剂人员规范化培训及考核方案》、《中南大学湘雅二医院护士规范化培训及考核实施方案》、《中南大学湘雅二医院行政、后勤管理人员规范化培训及考核实施方案》。

医院对所有青年医务人员均建立个人培训档案,逐级完成各类业务培训。首先要培养年轻医生的敬业精神,这不仅包括医学知识和技能,而且医务人员必须具备坚实的医学科学知识,并且能够应用这些知识解决医疗问题。其次,为减少医疗纠纷,了解医疗纠纷出现的原因及解决的全过程,所有年轻医师晋升主治之前必须到医疗安全办轮训一个月,以增加医疗安全意识,并帮助其提前发现各种安全隐患,将问题处理在萌芽阶段。此外,对新进人员还进行包括医学伦理、职业道德、人际沟通能力等方面的教育和培训。

护理人员由护理部制定专门的培训计划,以科室为单位,护士长负责对各级护理人员的基本知识、基本理论、基本技能及各项护理制度进行培训并考核。护理人员在晋升主管护师前必须到急诊科和 ICU 轮训三个月,以加强其急救知识及重症病人护理技术,将有可能由于护理不当带来的医疗差错及医疗纠纷降至最低。

中级职称人员的培养侧重于使其掌握深、高、新的医学知识技能以及传、帮、带的能力,他们是保证医院可持续发展的重要因素。

培养高层次人才需要依托重大科研和建设项目、重点学科和科研基地以及国际学术交流与合作项目。医院对核心技术领域的高级专家实行特殊政策,进一步破除科学研究中的论资排辈和急功近利现象,抓紧培养造就一批中青年高级专家。改进和完善职称制度、院士制度、政府特殊津贴制度、博士后制度等高层次人才制度,进一步形成培养选拔高级专家的制度体系,使大批优秀拔尖人才得以脱颖而出。

管理人员的培训以提高思想政治素质和执行力为重点,增强针对性、提高实效性,坚持干什么学什么、缺什么补什么,不断完善党的理论教育、领导知识教育和党性教育体系,切实增强贯彻落实科学发展观、胸怀全局、务实创新的能力。

二、搭建教育培训平台

(一) 住院医师规范化培训

医院住院医师规范化培训始于 1995 年,目前已基本形成了我国住院医师规范化培训湘雅模式,为保障医疗质量和医疗安全奠定了坚实基础。其详细内容将在第四节进行专门阐述。

(二) 院内培训讲座

医院积极开展多种形式的院内讲座、学习班、学术交流会,并逐渐形成了一些品牌培训项目。

1. 名师讲坛　2011 年,医院正式启动"名师讲坛"。名师讲坛旨在弘扬湘雅精神、宣传学科特色、提升学术品位、加强医院文化建设与对外交流。讲坛邀请国际国内著名学者来院讲学,展示医学、教育、科研、临床医疗等方面的最新进展、认识和方法等。通过名师们的传道、解惑,为医院文化建设、学术氛围营造、对外交流合作搭建广阔的平台。2011 年以来,美国得克萨斯大学健康科学中心圣安东尼奥分校教学名师、细胞结构生物学系终身教授董丽丽教授,清华大学生命科学学院院长施一公教授,美国 Duke 大学终身教授王小凡教授,中南大学副校长、长江学者特聘教授、国家级教学名师胡岳华教授,中国遗传药理学和临床药理学专家、中国工程院院士周宏灏教授,台湾中山医学大学校长赖德仁教授等先后作客名师讲坛,作了精彩的学术报告。

2. 青年人文素质讲坛　医院团委开展的"青年人文素质讲坛"于 2007 年 10 月成立,以"强素质教育,提服务质量"为主题,旨在开阔医院青年人的视野,不断提升青年职工的人格、气质、修养等内在品质,使科技知识和人文素养之间保持平衡,让职工更加懂得尊重生命、珍惜生命,对待病人更加人性化。讲坛每个季度举办一次,先后成功举办了《沟通能力——通往成功的第一把钥匙》《自信说英语》《传统文化与人》《春季扮靓课堂》、《楚文化解读》等 25 场,深受青年医务人员的好评。

3. 岗前培训班　为了使新进人员尽快了解医院文化和发展情况,

明确自身职责并顺利开展工作,医院每年都为新进人员组织一期岗前培训。内容包括新进员工职业生涯规划,医院规章制度,相关法律法规,医德规范教育,医疗质量管理,医院感染预防及控制,临床科学研究,医保、新农合政策等,此外医院还将对新进医生和护士进行专业的技能培训。新进人员岗前培训已成为医院选拔人才十分重要的环节,是一项系统化、严密性的培训规划。培训结束后由院方组织考核,合格者方可上岗。

(三) 国内进修

派遣医务人员去优势医院进行专科进修,是教育培训的重要途径。进修不仅能提高员工的业务知识水平,还能够学习、引进最新的医疗技术和医院管理理念。医院要求各科室每年必须派出 1~2 名中青年骨干至国内顶级专业水平的医院进修学习。根据《中南大学湘雅二医院专业技术人员国内进修学习管理制度》规定:进修期间所有待遇按在岗职工发放,劳务费按本科室同级在岗职工平均劳务费的 100% 发放;进修期间产生的进修费、食宿费、交通补助费,医院都予以全额报销,以消除职工在外学习期间的后顾之忧。

(四) 出国留学

在组织职工国内进修的同时,为提高医院医疗、教学、科研、管理水平,学习国外先进技术和经验,促进医院与世界各国的技术合作与交流,培养高层次、高素质的复合型人才,医院每年资助 10 余名业务干部及中青年骨干到国际顶尖医学中心留学。资助时间为 3~6 个月。出国人员在受资助期间工资福利等待遇不变,回国后依据其贡献大小,在职称、职务、科研资助上给予倾斜。除医院资助出国留学外,医院也大力支持通过国家留学基金委、贾氏基金等各类资助途径出国留学。

(五) 学历教育

医院鼓励在职医务人员接受高层次学历教育,并实施了一系列鼓励措施(图 5-1,图 5-2)。医院目前所实施的"博士化工程",鼓励医务人员攻读博士学位。在职博士研究生学习期间,工资、奖金按规定发放,获取

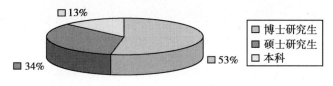

图 5-1　2013 年底医院医师学历构成比

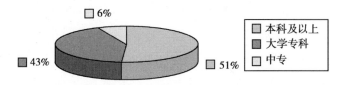

图 5-2　2013 年底医院护士学历构成比

学位后由医院报销一定额度的学费。由于医院政策、措施到位，全院形成了浓厚的学习氛围。

　　在积极搭建教育培训平台的同时，医院还建立多个教育培训基地，让医务人员得到全方位的学习锻炼。

　　1. 临床技能训练中心　医院临床技能训练中心成立于 2005 年，2011 年 6 月中心负责牵头中南大学临床技能训练中心工作，2011 年成为卫生部全科医师临床培养基地，2012 年正式成为国家级实验教学示范中心，2013 年被美国心脏协会大中华培训区授予 AHA 培训基地。中心现有 4000 平米左右的训练场地，由基本技能训练区、专业技能训练区、综合技能训练区、动物腔镜手术室和腔镜内镜模拟训练室 5 个部分组成。包括实验诊断室、物理诊断室、模拟医学教育室（模拟手术室、模拟 ICU、模拟产房等）、控制室、多功能实验室、心肺复苏培训室等。中心目前有局部解剖模型、专科训练模型、AHA 高级生命支持与基础生命支持培训模型、腔镜/内镜模拟设备约 500 个，其中高仿真模拟人 6 台。拥有专职和兼职培训导师 80 余名，借鉴美国医学模拟中心的管理经验，成立临床技能训练中心管理委员会，下设 5 个工作组，包括在校教育工作组、临床医疗工作组、临床护理工作组、腔镜培训工作组和社会公共培训工作组。在国内率先采用模拟医学教育（SBME）方法，利用标准化病人、模拟病人或虚拟病人训练医学生和医务人员综合处理能力、应急处理能力、医患沟通能力、团队协作精神、临床思维和创新能力等。临床技能训练中心作为医院的公共平台，遵循培训科学化、规范化和标准化的原则，开设了心肺复苏、电除颤、气管插管、心脏骤停团队训练、外科手术安全核查、基础生命支持/高级心血管生命支持等特色培训项目。所有培训项目均制定操作流程和评分标准，以培训"医务人员的综合技能，提高患者安全，促进医疗质量"为服务宗旨。中心还承担中小学生和社会公众的培训工作，充分彰显公立医院的社会责任。

2. 实验动物中心 实验动物中心始建于 1988 年。2012 年 11 月，实验动物中心搬迁至科教楼，总面积 1500 多平方米，配置高标准、高规格，实验动物设施齐全。目前，实验动物中心能完成急、慢性毒理学实验、药效实验；能完成各种模型动物、转基因动物等培养繁殖工作；能提供清洁级、SPF 级大、小鼠、转基因小鼠及各种模型动物；另外还饲养了新西兰兔、豚鼠等，是目前全省最先进的实验动物中心之一。

3. 医学实验研究中心 医院医学实验研究中心建立了多学科、开放式、研究型综合实验技术共享平台并面向全院提供科研服务。实验研究中心系统设置有：门禁系统、监控系统、消防自动报警系统、通讯网络传输系统、特种供气系统、冷链系统、设备授权操作、定向气流及 VAV 系统等 10 多个功能和管理系统。实验室设计以人为本、操作方便、功能实用。生物安全防护使用及消防安全先进、超前；硬件设施建设具有前瞻性，并融入国外实验室的元素；所有实验区和非实验区域全程无线网络覆盖。与同级实验室相比，其设计和建设方面均属省内一流、国内领先，是具有一定国际水准的生物医学实验室。

三、教育培训机制

（一）普遍提高和重点培养相结合

随着医学的发展，分科越来越细，专业越来越精，医学人才需要掌握的知识既博又专。博是专的基础，专是博的提升。因此，医院在注重人才队伍整体素质提高的同时，注意选派部分医务人员专攻有专长的领域,打造医院的核心竞争力,使医院在激烈的竞争中立于不败之地。

(二)临床实践培养和教学科研能力培养并重

医学是一门实践科学,医生首要任务就是要为患者解除生理和心理疾病的痛苦,这就需要他们在诊治过程中,不断丰富自己的临床实践能力。在医学院校里面学习的只是课本上的理论知识,但是同一种病在不同的病人身上所反映的症状可能有所差异,而且病人的病情也是发展变化的,如何更好地把理论知识灵活地运用到实践中,尽可能解除患者的病痛,还需要医学人才在平时的临床工作中不断实践,不断积累经验。由此可见,临床实践的周期越长,则经验会越丰富,临床能力也会越强,他们的综合素质能力也会越强。因此,培养高层次医学人才就必须加强培养他们的临床实践能力。同时,医学又是一门创新科学。随着人类社会的发展,医学也在不断地进步,一些医学难题将被攻克,新的医学难题随之又会产生。医学创新人才为了推动生命科学向前发展,为了给人类健康提供更好的保障条件,他们总是将自己科学研究的触角伸向需要攻克的世界高新医学难题上。正是由于医学创新人才对医学高新目标的不断突破,才推动了人类医学的飞速发展。由此可见,我们不仅要培养高层次医学人才的实践能力,更要培养他们的教学、科研创新能力。

(三)注重医德与团队沟通的培养

俗话说:无德不成医。对医务人员施行有目的、有组织、有计划的系统影响,培养其高尚的道德品质,提高其职业道德素质,是医院医疗质量的重要保证。同时,现代医学越来越强调团队合作的重要性,加强团队的沟通训练和协作训练,特别是提高医学学科高层次人才的团队合作与人际交往技能,有利于整个团队医疗项目的开展。因此,注重高层次医学人才医德与团队沟通能力方面的培养是很有必要的。

附件 1

中南大学湘雅二医院新进人员暂行管理办法
（2012 年 4 月 23 日）

为深化人事制度改革,建设适应医院发展需要的人才队伍,进一步改善人才结构,建立和完善有利于人力资源优化配置的用人机制,更好、更快地为医院培养、选拔、储备高素质人才,提升员工综合素质,经医院研究,特制定本办法。

本办法适用于 2012 年及以后来院人员(不含医院引进的高层次人才)。

一、选拔原则

坚持公开招聘、平等竞争、因岗择人、择优录用、人尽其才的原则。

二、选拔条件

(一) 热爱祖国,遵纪守法,爱岗敬业,治学严谨,具有强烈的事业心、责任感和良好的团队协作精神。

(二) 学历要求

1. 新进医师、科研系列人员原则上为应届"985"、"211"工程高校研究生学历和博士学位,且高中毕业后第一学历必须为正规全日制重点本科学历。

2. 医技人员为应届正规全日制本科及以上学历和学位。

3. 药剂人员为应届研究生学历和硕士及以上学位,且高中毕业后第一学历为正规全日制本科。

4. 行政、后勤管理人员为应届研究生学历和硕士及以上学位,且高中毕业后第一学历为正规全日制重点本科学历。

5. 护理人员为应届正规全日制本科及以上学历和学位。

三、选拔程序

选拔程序包括制定年度进人计划、公布招聘通知及进人计划、招聘实施、确定入选名单、签订劳动合同。

四、人员编制分类

医院人员分为医院编制和非医院编制,其中医院编制分固定编制、流动编制两种。

固定编制即正式员工,是指已通过规范化培训及考核合格的人事代理人员。该类人员与医院签订劳动合同,档案由医院统一管理。

流动编制即人事代理人员,是指新进博士和护理硕士以及通过规范化培训、考核合格的人事派遣人员。该类人员与医院签订劳动合同,个人档案由具备资质的省级人才交流中心托管,经培训考核合格后,可转为医院固定编制。

非医院编制即人事派遣人员,是指硕士研究生(不含护理硕士)及以下学历人员。该类人员与具备资质的人力资源管理公司签订劳动合同,个人档案由具备资质的省级人才交流中心托管,经培训考核合格后,可转为医院流动编制或固定编制。

五、规范化培训及考核

(一) 规范化培训及考核的形式

对博士(不含行政、后勤管理人员博士)和护理硕士采取"3+2"规范化培训考核模式,即三年规范化培训考核期加两年延长期;对硕士(不含护理硕士)及以下学历人员和行政、后勤管理博士,采取三年规范化培训考核模式。通过规范化培训及考核合格者方可转为医院固定编制或流动编制,否则解除劳动关系。

培训考核期满、提前转为医院固定编制或流动编制,均由医院培训与考核领导小组进行评估考核,并报院务会审批通过。

(二) 规范化培训及考核的内容

1. 岗前培训及考试,由人力资源部、医务部、护理部及用人科室等相关部门组织。

2. 规范化培训年度考试,由人力资源部在每年 7 月份组织。

3. 规范化培训日常管理及综合考核评定,由所在科室和主管部门组织,于每年 7 月 31 日之前将上年度考核评定结果报人力资源部。

①医师、医技、药剂人员日常规范化培训及考核,由医务部负责;②护理人员日常规范化培训及考核,由护理部负责;③行政、后勤管理人员日常规范化培训及考核,由人力资源部负责;④科研人员日常规范化培训及考核,由科研部、用人科室负责。

六、考核条件

考核条件分必备条件和选择条件,其中选择条件只计算规范化培训期间的业绩。凡三年培训考核期满未达到必备条件者,医院将与其终止劳动关系。

博士(不含行政、后勤管理人员博士)和护理硕士必须同时达到必备条件和选择条件,方可转为医院固定编制。三年培训期满未达到选择条件的,延长两年培训期限,两年后仍未达到条件的,解除与医院的劳动关系;

行政、后勤管理人员博士须达到必备条件方可转为医院固定编制;

硕士(不含护理硕士)及以下学历人员须达到必备条件方可转为医院流动编制。

(一) 必备条件

1. 身体健康,能胜任本职工作。

2. 遵守《劳动合同》条款。

3. 医师来院后必须通过首次医师执业资格考试;护士来院当年必须通过护士执业资格考试;其他人员来院后必须通过国家要求的本专业岗位执业或上岗资格证书的首次考试。

4. 医院年度考核结果合格及以上。

5. 岗前培训及考试合格。

6. 医院人力资源部、医务部、护理部等部门及本科室组织的规范化培训年度考试、考核合格。

7. 只具有硕士学位的医疗、科研人员在三年培训考核期内须考取本专业博士研究生,大专学历人员须考取本专业本科。

8. 年均参加各类学习与培训不得少于 100 学时（不含行政、后勤管理人员）。

9. 医疗、科研人员在规范化培训第一年度须申报国家自然科学基金（以向科研部递交申请书为准）。

（二）选择条件

1. 所在科室为国家重点学科、国家临床重点专科的博士研究生须选择下列任意两项，所在科室为一般学科的博士研究生须选择下列任意一项：

① 发表本专业 SCI 论文 1 篇（第一作者或第一通讯作者）。

② 作为项目负责人获得国家自然科学基金（青年科学基金项目）或教育部高等学校博士点学科点专项科研基金（新教师类）1 项。

③ 获中南大学医疗新技术项目成果一等奖（排名前三）、二等奖（排名前二）、三等奖（排名第一）者。

④ 获校级以上操作技能比赛奖一、二、三等奖或省级病历书写质量评比一、二、三等奖等奖项。

⑤ 中南大学教学质量优秀奖或青年教师教学竞赛获奖者。

⑥ 通过英国爱丁堡皇家外科学院和香港外科医学院共同举办的外科医师会员考试者。

2. 护理硕士研究生，具备下列任意一项：

① 符合博士研究生的选择条件。

② 发表本专业 Medline 或 CSCD 论文 1 篇（第一作者或第一通讯作者）。

③ 参与省部级及以上科研、教改项目 1 项（排名前三）或厅局级科研、教改项目 1 项（排名前二）。

④ 获校级以上技术操作或教学比赛一、二、三等奖，院级一、二等奖等奖项。

七、激励机制

人事代理人员和人事派遣人员工作满一年，表现突出，达到下列条件者(只计算规范化培训期间的业绩,有关奖项将获得医院配套经费支持),可提前转为医院固定编制或流动编制。

(一) 人事代理人员提前转为医院固定编制的条件

1. 国家重点学科、国家临床重点专科的博士研究生具备下列任意三项,一般学科的博士研究生具备下列任意两项:

① 发表本专业 SCI 论文 2 篇或单篇 SCI 论文的 IF 值≥5.0(第一作者或第一通讯作者)。

② 作为项目负责人获得国家自然科学基金(青年科学基金项目)或教育部高等学校博士点学科点专项科研基金(新教师类)1 项。

③ 入选中南大学"升华猎英"、"升华育英"或同级别及以上人才计划者。

④ 获中南大学医疗新技术项目成果一等奖(排名前三)、二等奖(排名前二)、三等奖(排名第一)者。

⑤ 获校级以上操作技能比赛一等奖、省级病历书写质量评比一等奖等奖项。

⑥ 中南大学教学质量优秀奖或青年教师教学竞赛获奖者。

⑦ 通过英国爱丁堡皇家外科学院和香港外科医学院共同举办的外科医师会员考试者。

2. 护理硕士研究生,具备下列任意两项:

① 符合博士研究生提前转为固定编制的条件且不与以下条件重复(同类)的。

② 发表 Medline 论文 1 篇(第一作者或第一通讯作者)。

③ 参与省部级及以上科研、教改项目1项(排名前二)或厅局级科研、教改项目1项(排名第一)。

④ 获技术操作或教学比赛校级以上一、二等奖,院级一等奖等奖项。

⑤ 考取护理专业博士学位。

(二) 人事派遣人员提前转为医院流动编制的选择条件,具备下列任意一项:

1. 符合人事代理人员提前转为固定编制的条件。

2. 发表本专业 SCI 论文 1 篇（第一作者或第一通讯作者）。

3. 作为项目负责人获得国家自然科学基金（青年科学基金项目）1 项。

八、待遇

（一）人事代理人员

1. 工资　按现行国家政策执行。

2. 奖金　培训考核期间，逐年按医院基本奖金加科室绩效奖的 60%、70%、80% 发放，延长期按 80% 发放，转为固定编制后按医院同级别人员标准发放。

3. 津贴　享受卫生津贴、交通补贴，不享受院内津贴、误餐补贴及停车补贴等，转为固定编制后按医院同级别人员标准发放。

4. 半年奖、年终奖　培训考核期间，逐年按医院同级别人员的 60%、70%、80% 发放，延长期按 80% 发放，转为固定编制后按医院同级别人员标准发放。

5. 工会福利　进院当年不享受，第二、三年及延长期按医院固定编制人员的 60%~80% 享受，转为固定编制后按 100% 享受。

6. 住房公积金　按国家有关规定享受住房公积金。

7. 社会保险　按国家有关规定缴纳社会保险。

8. 享受国家法定的节假日休假。

9. 培训考核期间计算工龄。

10. 可参加医院职称评审并纳入医院人才培养体系。

（二）人事派遣人员

1. 工资　按现行国家政策执行。

2. 奖金　培训考核期间，第一年按医院基本奖金加医院绩效奖的 60% 发放；第二、三年分别按医院基本奖金加科室绩效奖金的 60%、80% 发放，转为流动编制后按医院同级别人员标准发放。

3. 津贴　享受卫生津贴、交通补贴，不享受院内津贴、误餐补贴及停车补贴等，转为流动编制后按医院同级别人员标准发放。

4. 半年奖、年终奖　培训考核期间,逐年按医院同级别人员的 60%、70%、80% 发放,转为流动编制后按医院同级别人员标准发放。

5. 工会福利　进院当年不享受,第二、三年按医院固定编制人员的 60%~80% 享受,转为流动编制后按 100% 享受。

6. 住房公积金　按国家有关规定享受住房公积金。

7. 社会保险　按国家有关规定缴纳社会保险。

8. 享受国家法定的节假日休假。

9. 培训考核期间计算工龄。

10. 可参加医院职称评审并纳入医院人才培养体系。

(三) 培训考核期间,人事代理人员和人事派遣人员的工资、奖金、津贴、半年奖、年终奖及工会福利等费用均由医院承担,不扣科室成本。

九、凡规范化培训期间离职或未通过培训考核者离院时,须办理离院手续,与医院结清经济关系,离院后医院不再为其承担任何风险与责任。

十、本暂行管理办法自发文之日起执行,由人力资源部负责解释。

附件 2

中南大学湘雅二医院医师、医技、药剂人员
规范化培训及考核实施方案
(2012 年 4 月 23 日)

为了深入贯彻落实医院《新进人员管理暂行办法》,加强新进医师、医技、药剂人员的规范化培训及考核,培养合格的临床医学人才,根据中南大学住院医师培训有关规定及医院工作制度,特制定本培训考核实施方案。

一、规范化培训内容、形式及要求

1. 参加由医院组织的新进人员岗前培训,认真学习有关法律法规及医院规章制度,培养良好的医德医风。

2. 每年培训时间不少于 11 个月,服从科室工作安排,完成规定的工作任务及医疗工作量。

3. 业务学习 熟悉本专科及相关学科的基础理论,了解本学科的国内外新进展。阅读本专业专著一本及专业期刊一套,年均参加各类学习不少于 100 学时,其中参加住院医师培训公共课学习不少于 80%,各类学术活动或培训、读书报告会不少于 24 次/年,病例讨论不少于 40 次/年,主讲读书报告会不少于 1 次/年,获继续医学教育学分不少于 25 分/年。

4. 临床培训 住院医师严格按照《中南大学住院医师培训细则》要求进行培训,完成每年度培训内容。

① 培训第一年完成临床轮训,其中医务部(质控)1 个月,急诊科 2 个月。

② 参加临床医疗工作,学习疾病的诊治,完成主管病例数及技能操作例数。

③ 博士毕业后第三年完成总住院医师培训,担任总住院医师期间协助科主任进行科内各项业务和日常医疗行政管理工作,组织各种病人抢救、会诊、病例讨论、病历质控及信息上报等。

5. 承担进修、实习医师的临床带教,指导实习医师至少 1 人/年。

6. 坚持学习英语,能熟练阅读本专业的英文书刊,并具有一定的听、说、写作能力。

二、考试考核内容及要求

新进医师、医技、药剂人员均须参加以下各项考核考试(由医务部和所在科室组织)。

1. 医德医风

① 无收受红包、回扣等违纪行为举报;

② 无行政处分；

③ 无重大医疗纠纷和医疗差错事故；

④ 病人对医疗服务投诉一年不超过 2 次。

2. 劳动纪律

① 严格遵守考勤制度，不准无故迟到、早退、脱岗、旷工；

② 劳动纪律医院综合评价在良好以上。

3. 岗前培训　所有新进人员须参加由人力资源部及医务部组织的岗前培训及考核。

4. 医疗质量、医疗安全考评　无通报批评及罚款情况（详见医院考评条例要求）。

5. 轮训出科考核　科室轮训结束前由项目主管组织出科考试及 GAF、Mini-CEX 评估。

6. 上岗资格证书考试　通过国家规定的医师执业资格等本专业岗位执业或上岗资格证首次考试。

7. 全国英语等级考试　每年参加 PETS-5 考试，达到中南大学晋升高级职称英语水平要求。

8. 阶段考试　硕士毕业第三年、博士毕业第二年参加中南大学组织的第一阶段考试。

9. 年度考试考核　每年 7 月份组织临床医学、检验及药学专业理论及临床技能操作考试。

三、综合评定方法及标准

每年 7 月份由医务部和所在科室组织对新进人员上一年度考试考核内容进行综合评定，考核结果分为优秀、合格、不合格，在规范化培训考核期间均须达到合格标准。

1. 考核标准　总分≥85 分为优秀，60-84 分为合格，<60 分为不合格。

2. 单项否决内容包括出现医德医风及劳动纪律严重违规行为、首次医师执业资格考试未通过、阶段考试补考 1 次未通过者，考核结果为不合格。

综合评定内容及标准

项目		标 准		得分
	10分	8分	6分	
医德医风	评定优秀获表扬表彰	达考核要求	部分达要求,未达标或服务投诉另扣1分/项	
劳动纪律	评定优秀获表扬表彰	达考核要求	部分达要求,未达标另扣1分/项	
医疗质量医疗安全	评定优秀获表扬表彰	达考核要求	院考评通报批评、罚款或医疗纠纷投诉另扣2分/项	
岗前培训出科考核	全部≥90分GAF全部≥4分	全部≥80分GAF全部≥3分	全部≥60分,GAF部分≥3分,<60分或GAF<3分另扣1分/项	
三基考试	≥80分	70-79分	60-69分	
PETS-5	笔试≥75分,口语4分,听力≥22分	获PETS-5合格证书	达到晋升高级职称要求的标准	
业务学习	各类业务学习≥90%	各类业务学习≥80%	各类业务学习≥60%	
临床培训	完全达到要求	达到要求≥80%	达到要求≥60%	
年度考核及阶段考试 专业理论	≥90分	70-89分	60-69分	
年度考核及阶段考试 技能操作	≥90分	70-89分	60-69分	

附件 3

中南大学湘雅二医院护士规范化培训及考核实施方案
（2012 年 4 月 23 日）

为了深入贯彻落实医院《新进人员管理暂行办法》，加强新进护士的规范化培训及考核，培养合格护理人才，根据中南大学有关规定及医院工作制度，制定本方案。

一、培训目标

通过为期三年的培训，使新进护士能够严格执行各项规章制度，掌握各种基础护理与本专科护理操作技术，提高综合分析及处理问题的能力，让经过规范化培训的护士有信心、有能力为患者提供安全、有效和专业的护理服务。

1. 职业素质　仪表、仪态、语言及行为符合护士的行为规范和礼仪要求；服务态度良好，爱岗敬业，热忱服务患者。

2. 临床能力　掌握并执行护理核心制度，包括分级护理制度、值班交接班制度、查对制度、执行医嘱制度、护理记录制度、医疗文件管理制度等；熟悉病房岗位职责、工作模式以及各班职责；掌握基本护理理论知识和操作技能；掌握常见疾病和常规检查的护理，参与急危重症患者护理，独立完成各班工作。

3. 教学能力　能指导护生临床实习；能制作多媒体课件，并能在科室内进行小讲课。

4. 研究能力　硕士研究生能公开发表 Medline 或 CSCD 论文 1 篇及以上；本科毕业生能发表期刊论文 1 篇及以上。毕业后 3 年内报考高一级学历学位，硕士毕业生报考博士研究生、本科毕业生报考硕士研究生。

5. 综合能力　掌握一定的沟通交流技巧和健康教育方法，有效地为患者地进行健康教育。熟悉与护理专业相关法律及伦理学知识，掌握科室医疗事故防范措施、各种应急预案与流程。

二、规范化培训内容、形式及要求

1. 轮科培训与考核　第一年进行院内轮训,轮训内科系统、外科系统、急诊或重症监护等各一个病区,每个病区 4 个月;第二年相对固定专科,接受与专科相关科室轮训,每个病区 6 个月;第 3 年固定专科,专科内接受轮训,每个病区 6 个月。每个科室轮科结束后,所在科室护士长对其分别进行出科理论、操作考试及综合考核。

2. 理论培训与考核　第一年由护理部组织集中培训与考核,每月 1 次;第二年由科室进行培训与考核,每月进行理论培训,每 2 个月考核 1 次;第三年由科室进行培训与考核,每月进行理论培训,每季度考核 1 次。

3. 操作培训与考核　第一年重点进行基础护理操作技术培训与考核,每月 1 次;第二年及第三年考核与培训本专科护理操作技术,考核内容及频率由本专科确定。

三、综合评定办法及标准

1. 评定内容　包括理论考试、操作考试、出科考核(附表 1)、年度综合考核(附表 2)等。

2. 评分办法　每年对护士的考试考核情况进行综合评定,计算方法为:

总成绩 = 历次理论考试平均分 ×40%+ 历次操作考试平均分 ×20%+ 历次出科考核平均分 ×20%+ 年度综合评分 ×20%

3. 考核标准　总分≥90 分为优秀,89-60 分为合格,<60 分为不合格。新进护士三年考核均须达到合格标准。

4. 奖励办法　每年度评选出各方面表现突出的护士,予以奖励。

5. 单项否决内容　在接受规范化培训期间,如出现以下情况,终止培训,并提交人力资源部。

① 发生重大护理不良事件。

② 收受红包、贿赂或向患者及家属索要财物,被投诉经查实者。

③ 因服务态度问题被投诉超过 2 次经查实者。

④ 不服从科室安排,私自换班超过 2 次且被查实者。

四、年度培训细则

详见各年度培训计划。

附表 1 轮科护士出科考核登记表

姓名		轮转科室		轮转时间		年 月 日～		年 月 日
病假	天	事假	天	迟到	次	早退	次	
评价项目	满分	评分要求				得分		
						好	一般	不合格
						>0.8	0.6~0.8	<0.6
态度及行为表现（30分）	10	工作热情,认真负责,有良好的职业道德和协作精神,服务态度好						
	10	善于思考,虚心好学,勤奋上进						
	10	工作积极主动,踏实肯干;不怕苦、不怕累						
劳动纪律（20分）	6	轮训期间遵守医院和科室规章制度,服从护理部及所在科室安排						
	5	厉行节约,不损坏、丢失仪器设备等公物;不将公物占为己有						
	5	严格遵守技术操作规程,杜绝护理缺陷						
	4	尊重老师,团结同事,对人热情有礼,人际关系良好						
培训效果（50分）	15	掌握所轮训专科常见病、多发病的病情观察及护理措施						
	10	有较好的实际操作能力和水平,做到"准确、规范、熟练"						
	8	能较好运用基础理论知识,解决患者的护理问题						
	6	能及时、准确、客观、真实地完成护理记录						
	6	根据患者的具体情况提供个案化的健康教育和护理方案						
	5	在病区老师的指导下完成科室培训计划,有主见和创新精神						

续表

轮训评价总分		
理论考试	100	请将理论考试原始试卷附在此表后

对该轮训护士的总体评价及对医院护理人才培养的建议：

护士长签名：

　　　　　　　　　　　　　　　　　　　　年　月　日

注:每项得分 = 单项满分 × 系数

附表 2　新进护士年度综合评分登记表

姓　名		病假　　天	事假　　天	迟到　　次	早退　　次	
项目	标　准　内　容	标分	评　分　方　法			得分
政治素质30分	1. 遵守医院的各项规章制度,无迟到、早退、旷工、离岗等情况。	6分	违反1次规章制度酌情扣分;迟到或早退1次扣0.5分,旷工半天扣3分、1天全扣,脱岗1次扣3分,事假休1周内扣1分,2周扣3分,超过2周全扣			
	2. 着装、举止行为符合护士规范	3分	发现1次不符合规范扣1分			
	3. 尊敬老师,团结同事,协作精神好	4分	走访2名护士,1人反映不好扣2分;与同事争吵1次扣2分			
	4. 不怕苦,不怕累,具有奉献精神	3分	走访2名护士,1人反映不好扣2分			
	5. 爱院如家,爱护公物,不利用工作之便谋私利	4分	走访2名护士,1人反映不好扣2分			
	6. 服从科室排班,不私自换班	2分	发现1次私自换班,该项全扣			
	7. 服务态度好,不与患者发生争吵,无投诉	4分	与患者争吵1次扣2分;投诉1次,经查实者该项全扣			
	8. 待人热忱、文明、礼貌、解释耐心(接待患者、参观、交流、检查者等)	4分	违反1次扣1分;投诉1次,经查实该项全扣			

续表

姓　名			病假　　天	事假　天	迟到　　次	早退　次
项目	标　准　内　容	标分	评　分　方　法			得分
业务素质50分	1.掌握各项护理制度及岗位职责	6分	未掌握全扣,部分掌握扣1.5分			
	2.遵守护理操作规程和无菌技术原则,未发生护理缺陷	10分	1次不符合要求扣2分;1次缺陷扣3分			
	3.参加护理部或科室组织的每月理论培训	8分	缺1次扣1分,扣完为止			
	4.按时完成操作考试	4分	1次未按时完成扣0.5分,扣完为止			
	5.熟悉所在科室专科疾病知识	4分	抽考所在专科一种常见疾病的相关知识、病情观察和健康教育的基本要点,不满意酌情扣分			
	6.掌握所在专科常见疾病观察要点	4分				
	7.掌握所在专科健康教育的重点内容	4分				
	8.工作勤巡视,做到手勤、脚勤、眼勤、嘴勤;勤观察病情与心理状态;勤护理,保证各项治疗护理工作准确及时完成;能在老师指导下承担本职工作,同事及患者反映好	10分	同事或患者反映不好,经查实1次扣1分			
身体素质20分	1.精神状态饱满	5分	走访2名护士或患者,1人反映不好扣2.5分			
	2.无不良生活方式及卫生习惯	10分	走访2名护士,1人反映不好扣5分			
	3.身体健康,无病休	5分	明确诊断1种或以上慢性疾病,该项全扣;每2天病假扣1分,直至扣完			

附件 4

中南大学湘雅二医院行政、后勤管理人员
规范化培训及考核实施方案
（2012 年 4 月 23 日）

为深入贯彻落实医院《新进人员管理暂行办法》，提高管理人员的综合素质和工作效率，更好地服务于临床一线，特制定行政、后勤管理人员的规范化培训及考核实施方案。

一、规范化培训及考核的目的

通过规范化培训及考核，不断提高行政、后勤管理人员的整体素质和岗位工作技能，培养符合医院发展需要的人才队伍，推动创建"服务型、学习型、创新型、节约型"职能部门。

二、规范化培训及考核的内容和形式

1. 岗前培训及考试，由人力资源部组织培训和考试，学习法律法规、医院文化、规章制度、岗位职责等内容。

2. 规范化培训年度考试，由人力资源部组织。

3. 规范化培训日常管理及综合考核评定，由各用人科室负责，管理其日常工作、培训及综合考核评定。

三、考核内容和形式

考核标准实行单项否决制，凡任意一项未达标者，考核结果为不合格。

1. 来院后须通过国家要求的本专业岗位执业或上岗资格证书的首次考试，其中财会人员须通过会计从业资格证首次考试。

2. 医院年度考核结果合格。

3. 岗前培训及考试合格。

4. 医院规范化培训年度考试合格。

5. 用人科室规范化培训及综合考核评定结果合格。

6. 参加医院、科室组织的各类培训或继续教育。

7. 熟悉医院各项规章制度、政策,熟悉本职工作岗位职责。财会人员须熟悉国家财经制度,严格遵守财经纪律,严格执行会计法规,按医院财务、会计制度及会计工作规范化规定办事。

8. 每年在医院网站、院报及其他报刊杂志上发表各类文章三篇。

9. 严格遵守考勤制度,不准无故迟到、早退、脱岗、旷工。

10. 不得违反《新进人员管理暂行办法》规定的其他条款。

11. 规范化培训期间如因个人工作失误、失职给医院造成不良影响或经济损失者,考核结果为不合格。

四、综合评定办法及标准

由用人科室对行政、后勤管理人员进行客观、公正的综合评定,根据考核标准,从规范化培训、日常工作表现、工作任务完成情况、劳动纪律、品质素养以及遵守医院各项制度情况等多方面进行评定,评定结果分优秀、合格、不合格,三年规范化培训期间须均达到合格标准。用人科室每年 7 月 31 日前将上年度综合评定结果报人力资源部。

综合评定内容及考核标准

项　　目		评　定　标　准		
		第一年	第二年	第三年
是否通过执业或上岗资格证书首次考试				
岗前培训及考核				
规范化培训年度考试				
医院年度考核				
用人科室综合评定	遵守各项规章制度情况(10分)			
	工作任务完成情况(40分)			
	工作作风、服务意识、团队精神(10分)			

续表

项　　目	评 定 标 准		
	第一年	第二年	第三年
用人科室综合评定　培训及继续教育(20分)			
劳动纪律(10分)			
其他情况(10分)			
综合评定结果:90分及以上为优秀、60-89分为合格、60分以下为不合格。			

第四节　打造我国住院医师培训的湘雅模式

　　湘雅二医院自 1958 年建院开始实行总住院医师培训制度,1995 年开始举办住院医师规范化培训,2006 年由卫生部确定为 30 个专科医师培训基地,2007 年开始招收社会化住院医师,2008 年开始与美国雅礼协会及耶鲁大学开展住院医师培训合作项目,2011 年在湖南省率先招收委培医师,招收深圳市、海南省、云南省及本省 10 余个单位委托培养的住院医师,2012 年获卫生部全科医师培训基地,并招收全科医师。在湖南省率先开展 3+2 即 3 年专科毕业生进行 2 年全科医师培训,培训真正为基层医院服务的医师。2012 年 3 月通过英国爱丁堡皇家外科学院和香港外科医学院高级培训基地认证,是我省首家获此认证的医院。2012~2013 年举办两届住院医师活动日暨中南大学湘雅住院医师培训国际研讨会。通过不断总结和借鉴国内外先进的培养理念和培养模式,逐渐摸索出满足社会不同层次医疗需求的、具有湘雅二医院特色的"阶梯式"的包括卓越医师培训、住院医师规范化培训及初级全科医生培训三种培训模式,被称为住院医师培训"湘雅"模式。

延伸阅读 ▶▶▶

湘雅二医院打造"感情医联体"

"像我们刚毕业的医生,能在湘雅二医院这样的大医院接受系统培训,对整个职业生涯都是一笔巨大的财富。"近日,本科毕业后应聘到湖南省祁阳县人民医院的周勇,一入职就被派到中南大学湘雅二医院接受为期 3 年的住院医师规范化培训。祁阳县人民医院是湘雅二医院的医疗联盟单位,2011~2013 年期间,已有 100 多家医疗联盟单位的 249 名学员像周勇一样,在湘雅二医院接受规范化培训。

湘雅二医院院长周胜华介绍,该院自 2007 年起正式招收住院医师规范化培训社会学员。2008 年,该院参与中南大学与美国雅礼协会、耶鲁大学医学院合作的住院医师培训项目,对培训目标、方法、评价体系等进行改革,逐步探索和建立起更科学完善的住院医师规范化培训体系。

2011 年 3 月,在传统的专家疑难杂症会诊和学科合作的基础上,该院与湖南省内近 150 家医院和天津、江苏、新疆、西藏、海南等 13 省(区、市)20 多家医院组建医疗联盟,包括三级医院 20 多家、二级医院 140 多家以及社区卫生服务机构。根据联盟医院的层次和要求不同,协作分为托管式、无缝链接式和对点支持式,所有联盟医院实现信息化,建立远程网络。该院不定期派专家到联盟医院出门诊、做手术、查房、会诊,派医疗管理人员协助管理;建立危重症病人转诊绿色通道,实行双向转诊;派具有副高以上专业职称的医务人员到联盟医院任病室主任,开展各种医疗活动和业务培训,全方位帮扶联盟医院。该院还成立长株潭基层医疗卫生人员培训中心,为基层医务人员"充电"。

"医院不仅免费提供为期 3 年的住院医师规范化培训,还为每位学员提供每月约 2000 元的生活补助和奖助学金等。这看似是一笔不赚钱的买卖,实际上是放眼于未来。"周胜华说,"这不仅为我院和其他医院储备了后备人才,这些学员回到原单位后,也提高了基层医院的技术水平,有利于将常见病、多发病患者留在基层。学员一旦遇到棘手的疑难病例,会第一时间想到自己的老师,这对于建立双向转诊通道、实现分级医疗大有裨益。而且,在目前尚无财政纽带维系的医联体建设中,这种以感情为纽带的医联体也很有意义。"

(来源:《健康报》2013年12月4日头版头条)

探寻我国住院医师培训适宜模式

"建立和完善住院医师培训制度是医学发展的必然趋势,国家队大医院要承担更多的社会责任。我们希望利用湘雅百年来与国际医学界交流合作密切的优势,引进国外先进经验,结合中国国情,探索出一种能满足社会多层次医疗需求的住院医师培训模式。"近日,中南大学湘雅二医院院长周胜华关于阶梯式住院医师培训模式的理念备受关注。

2013年10月11日,一场有关住院医师培训的国际研讨会在湖南省星城长沙举行,来自美国耶鲁大学、英国爱丁堡皇家外科学院、澳大利亚弗林德斯大学、香港外科医学院及四川大学华西医院等国内外知名大学,以及医院的管理者和专家齐聚一堂,深入交流有关住院医师规范化培训的最新理念。会上,湘雅二医院提出的"阶梯式住院医师培训模式"及所取得的成绩得到了业内专家的肯定。

国学大师王国维曾说:"古今之成大事业、大学问者,必经过三种之境界:'昨夜西风凋碧树。独上高楼,望尽天涯路'此第一境也;'衣带渐宽终不悔,为伊消得人憔悴'此第二境也;'众里寻他千百度,蓦然回首,那人却在灯火阑珊处'此第三境也。"从事住院医师培训工作多年的医务部主任肖涛也常常用这"三种境界"形容该院住院医师培训工作的发展历程。

"中国化"住院医师培训不可或缺

"昨夜西风凋碧树。独上高楼,望尽天涯路。"熟悉住院医师培训工作的人,都深知这个过程曾经走得相当艰难。

院长周胜华告诉记者，规范培训是医学生毕业后教育的重要组成部分，对于培训临床高层次医师，提高医疗质量极为重要。建立和完善住院医师培养和准入制度，是医疗卫生体制改革的需要，也是为实现"大病不出县"的医改目标提供人才和质量保障的关键。在欧美等国家，住院医师培训制度发展多年，已经相对完善，而我国还处于探索阶段。

"大的医疗机构在各自区域都是'老大'，立足点高。但是在住院医师培养上，都还在'寻寻觅觅'，想找出一条最好的路，也遇到了很多困难。我们寻找的这条出路是该如何培养更多优秀医生，又有利于促进医院自身发展，同时又能促进地区乃至整个中国医疗卫生事业发展的一条道路。"

湘雅二医院住院医师培训制度由来已久，1958 年建院伊始即开始实行总住院医师培训制度；1995 年开始住院医师规范化培训。当时的目的只有一个：保证医疗质量和医疗安全。谈起这段历史，现任全科医学教研室主任的杨宇回忆："那时候医院就非常重视住院医师培训这项工作，3 年住院医生 24 小时吃住在病房。年轻医生中有个不成文的规定：不当主治医生不结婚。"

随着群众就医要求的不断提高，越来越多的人开始涌入像湘雅二院这样的大医院看病，医院规模越来越大，这并没有让医院决策者陷入"业绩"的满足，他们一直在思考："什么才是有利于医院乃至医疗卫生事业长远发展的根本。"两个具体问题引起了他们的注意和思考：一方面，病人越来越多，病床越来越紧，医生越来越忙，而每年新毕业的医学生并不能迅速满足人们日益增长的就医需求，"加快培养更多的优秀医生"迫在眉睫。另一方面，是什么原因让老百姓都涌入大医院来看病？既是由于老百姓的健康需求提高了，希望到最好的医院找最好的医生，也折射出了病人对基层医院的不信任，基层医生如果拥有和大医院医生一样的诊疗水平，病人怎么会费尽周折挤到大医院来？

"医院要发展，不能光想着赚钱、扩张，那是没意义的，那样医生人数少、工作累，肯定不够用。如果把住院医师培训做好，不断地往下输送高质量的医生,通过若干年以后,整体的医疗水平提高了,多发病、常见病留在基层,疑难杂症到大医院救治,分级医疗格局自然就形成了。因此不仅要关注自身发展,还要为整个地区服务。"这一观点在该院近几任决策者中"一脉相承",随着医疗资源供需矛盾的日益突出,"为基层培养更多合格医师"的目标也被放在了医院人才培养计划愈发重要的位置。

在不断规范、强化对本院住院医师培训的同时,该院开始尝试进行社会化的住院医师培训。2006年以来,该院有31个专科获得了原卫生部专科医师培训基地的资质,涵盖了医院的绝大部分专科;2007年开始,正式招收社会化学员。

"理想很丰满,现实很骨感。"周胜华这样形容住培工作"从院内走向院外"时的重重困难。"新的问题产生了,最初来参加报名的学员并不多,2007年招收的社会化住院医师只有30人,他们当中很大一部分是没有考上研究生或者没有找到工作才来进行培训的本科生,只是把'住培'当成'跳板',一两年后考到《执业医师证》或者考上研究生就离开了。培训完成率只有20%。"面对"培训对象少且流失多"的状况,住培工作一度陷入僵局。

为深化医改,将优质医疗资源效应最大化,该院于2011年3月成立了旨在帮扶基层医院的医疗联盟,入盟医院达170多家。"起初,我们有些困惑,一对一的医疗扶贫要做出成绩都很不容易,170多家该怎么扶持?"该院决策者们思前想后明确了思路:医疗联盟的发展要以住院医师培训为核心。"一把钥匙意外打开两把锁",住培工作僵局就此打破。

根据基层医院合格医师缺乏及医院住院医师培训对象少且流失多的状况,该院主动与基层医院沟通,制定了以基层医院培训住院医师为核心的中长期人才培养计划,将派医疗队"输血"改为培训人才、提高"造血"能力,基层医院选送新进的住院医师到湘雅二医院接受3年免费住院医师规范化培训,结业后再回基层医院服务。

2011年以来,该院与全国100多家医疗联盟单位签订人才培养协议,以实现优质医疗资源下沉,帮助基层医院解决技术与人才瓶颈问题。

同时,还招收了深圳、海南、云南及本省 30 余个单位委托培养的住院医师。为委培学员免费提供为期 3 年的住院医师规范化培训,目前,共培训学员 249 名,形成了一支稳定的住院医师队伍。

中西合璧的湘雅培训体系

"众里寻她千百度,蓦然回首,那人却在灯火阑珊处。"新医改提出"大病不出县,小病不出乡"的要求,住院医师培训工作也越来越受到重视,这让"最早吃螃蟹"者更加坚定了信念。道路的方向明确了,怎么走,湘雅二医院的"住培人"大胆迈开了步子。

注重国际交流,与国际同行交往密切,这是延续了百年的湘雅传统。2008 年,湘雅二医院参与了中南大学与美国雅礼协会、耶鲁大学医学院合作的住院医师培训项目,通过借鉴耶鲁大学丰富的住培经验,探索和建立符合中国国情又具有湘雅二医院特色的住院医师规范化培训新体系。迄今为止,湘雅专家先后 6 次派工作组出访耶鲁,考察学习、接受培训,耶鲁大学 9 次派访问团队来院指导,双方就住培工作进行了深入的探讨。2012 年,该院成为英国爱丁堡皇家外科学院和香港外科医学院普通外科高级培训基地;2013 年,举办"中南大学湘雅住院医师培训国际研讨会"。

让他们感到欣慰的是,经过 5 年的探索与努力,"湘雅版"的住院医师培训体系日趋完善。

周胜华告诉记者,该院完善了组织机构,成立了住院医师培训委员会,并设培训工作组,对接培训基地和轮训科室;在人员管理上由院长牵头,医务部人员总体协调,科主任主管。在全院 45 个专科实行住院医师培训主管负责制,要求每个三级学科安排一名具备资格的培训主管,负责布置、协调和督查住院医师规范化培训的实施、总结和推进等工作。

该院借鉴美国"耶鲁"医学教育培训理念和模式,参照美国 ACGME 对美国医生培训的六大核心资质,结合中国的国情,建立了"职业道德、职业技能、病人安全、医学伦理、团队精神、创新能力及自我提高能力"的六大具有该院特色的住院医师规范化培训目标。不仅如此,医院还和美国的专家一起把六大目标的每一个目标所囊括的内容一一分解。根据培训目标,课程设置分为公共课程和专业课程。医院专门编写了住院医师公共课教材,内容从法律法规、医疗规章制度、综合临床知识、基础专业知识到亚专科知识、新进展及新技术,由浅入深,循序渐进。专业课方面,由各专科制定并组织实施,从基础专业知识、亚专科知识到新进展及新技术,逐步深入,并在授课过程中听取住院医师的反馈意见,并不断改进、完善。

"传统的培训都是'理论授课＋临床带教'的模式,缺少对学员全面素质提升的关注;在学习上多是'师父领进门,修行在个人'的成分多一点,而缺少'学习、评估、反馈、改进,再学习……'这样一种培训方式的连续性和有效性。因此,我们吸收国外的先进经验,在培训方法等方面进行了一系列的改革创新。"医务部副主任谭辉介绍。

培训沿用了"岗前培训、理论授课、临床跟班查房、教授查房及疑难病例讨论"等传统培训方式,并在此基础上,引入耶鲁"一分钟"教学法,运用循证医学、读书报告会、"三明治"式反馈等全新培训方法。"传统的教学中,学生做得不好老师就会批评,做得好可能也没有表扬,学生不仅积极性受挫,最后也不知道该如何解决问题。我们现在引入'三明治'反馈的方法,每一次一对一的指导之后都要对学生有一个反馈,即先肯定学生做得好的地方,再指出做得不够的地方,然后再告诉他们在哪些方面努力就能做得更好。这样就容易让人接受,没有挨批评的感觉,同时也知道自己哪里错了,知道以后怎么改。"项目主管董海云介绍,新的培训方式很受学员们的喜爱,培训效果也很好。

科学评价是培训是否成功的关键环节。"湘雅版"住院医师培训模式从学校层面建立了一套科学系统的考核评估方法。学员要拿到合格证,必须通过四个不同层面的考核:日常考核、出科考核、年度考核及结业考核。每位学员进入培训体系都有一本培训手册,用于记录日常接受学习参与实践教学工作的真实情况,以及导师对其日常表现进行评价、反馈;各科室、各培训基地对学员的入科考试和出科考试,每一种训练完成后科室进行考核评估,不合格者不得不进入下一轮培训;医院对培训学员进行年度考核,全部合格者才能进入下一年度培训;最后要通过学校层面统一举行的理论考试和结业考核,考核全部合格即可拿到合格证。学员在院学习期间还要经过不同时间段的考核,确保学习效果。

"口袋式"评价工具在细微之处体现了该院的创新改革。他们设计了 Mini-CEX 评价表和总体评估表,即 360 度评估表。对学员的考核不再以分数论及格、优秀,而是 360 度反映学员的优势和不足,以便更有针对性地帮助其提高。Mini-CEX 评价表可以装在带教老师的口袋里,让随时随地"评价、考核"成为可能。

在对学员严把考核关的同时,该院也加强了对指导老师的教学质量评估。制定了教学质量评估表,由住院医师自行选择指导老师评估,医务部综合反馈情况年终评选优秀指导老师,并将此与晋升职称等挂钩。

"向国际前沿看齐",近些年湘雅二医院又把目光锁定在了新兴教学方式"模拟教学"上。2005 年,该院成立了临床技能训练中心;2011 年,该中心成为原卫生部全科医师临床培训基地,并获重点建设投资。中心现有 400 平方米左右的训练场地,由基本技能训练区、综合技能训练区、动物腔镜手术室和腔镜内镜模拟训练室 5 个部分组成。包括实验诊断室、物理诊断室、计算机室、模拟医学教育室(模拟手术室、模拟 ICU、模拟产房等)、控制室、多功能实验室、心肺复苏培训室、BLS/ACLS 培训室及内、外、妇、儿技能培训室等。中心目前有局部解剖模型、专科训练模型、AHA 高级生命支持与基础生命支持培训模型、腔镜/内镜模拟设备和高仿真模拟人约 500 个,其中不乏具有国际水平的高精尖设备。

今年 10 月 11 日,来长沙参加住院医师培训国际研讨会的美国专家们参观了该中心,他们对该院能有如此大规模、设备精良的训练中心赞叹不已。

"这样规格的技能训练中心在全国都不多见,这为我们的住院医师培训提供了技术支持,学员们可以在给病人施治之前在中心先进行模拟训练,这样就大大降低了失误率。"肖涛介绍,最近,中心就对 620 名住院医师进行了单人徒手心肺复苏培训,并陆续组织进行了气管插管、电除颤、中心静脉置管等培训。

今年 8 月,湘雅二医院再次派人员到美国进行有关住培的专门学习,希望通过不断完善管理细节,让培训体系更加科学化,助推"湘雅模式"发展。

"阶梯式"的住院医师培训模式

"衣带渐宽终不悔,为伊消得人憔悴。"虽然住院医师培训工作在我国还处于起步阶段,但"认定了这是我们必须要做的事,遇到再多困难也要推进下去。"湘雅二院人从未犹豫。

经过多年的探索和努力,湘雅二医院的住院医师培训工作已基本形成了自己的模式。

近些年,医院住培管理者在实践中发现,参加培训的学员包括几个群体:新入职本院的医师、社会化招生学员、单位委托培养学员、临床专业学位硕士研究生和初级全科医生培养学员。从专科毕业生到研究生毕业生,这些学员不但自身水平有差异,未来的职业定位也不相同。这种未来的"差异性"恰好满足了不同人群的就医需求。"根据社会的多层次需求制定培训方案,构建培训模式。"管理者们思路不谋而合,"阶梯式"住院医师培训模式水到渠成,应运而生。

所谓"阶梯式"住院医师培训模式,就是根据公立医院改革要求的不同,根据"原材料"的不同,将培训对象分为三个阶梯,因材施教,"对症下药"解决不同层次的人才问题。

第一阶梯是"卓越医师培训",培训对象为研究生,目标是为顶尖三甲医院培养具备较好医、教、研基本功的卓越人才。该院从 2012 年起实施"湘雅卓越医师培训",培训时间为 5 年,学员在完成 3 年住院医师规范化培训的基础上需再进行 2 年的专科医师培训,期间必须同时达到医院规定的必备条件和选择条件。其中,必备条件为:①完成住院医师规范化培训并取得合格证书;②了解本学科的国内外新进展,年均参加各类讲座或培训不少于 100 学时;③硕士毕业者在 3 年培训期间进入博士研究生学习阶段；④住院医师规范化培训第一年必须申报国家自然科学基金。选择条件为（重点学科人员达2项，一般学科人员达1项）：①发表SCI论文1篇；②获得国家自然基金资助；③获得中南大学医疗新技术一等奖（排名前三），二等奖（前二），三等奖（第一）；④校级比赛三等奖以上，省级病历书写比赛三等奖以上；⑤中南大学教学质量优胜奖或青年教师竞赛获奖；⑥通过英国爱丁堡皇家外科学院或香港外科医学院的考试。

第二阶梯是"住院医师规范化培训"，培训对象为本科生，目标是培养面向二、三级医院的实用型人才，培训时间为3年，要求学员：能够熟练掌握本学科与相关学科的基础理论知识，有较强的实践工作能力，能独立处理本学科常见病和部分疑难杂症；能胜任本科生的生产实习和进修医师的临床带教工作，对下级医师能进行业务指导；初步掌握临床科研方法，结合临床实践写出具有一定水平的学术论文或综述；能较熟练地阅读本学科的外文书刊，并有一定的听、说、写能力。

第三阶梯是初级全科医生培训，培训对象是大专毕业生，目标是培养面向社区、乡镇基层的初级全科医生，培训时间为2年，要求学员要熟悉全科医生理论知识，能够基本处理全科的常见病和危急重症患者的急救转诊、转院。

受深圳卫生计生委委培的住院医师罗令夫，已经来参加培训两年了。经过了外科各专科及相关科室的轮训，罗令夫感觉收获很多，他说："在湘雅二医院培训是一次非常宝贵的学习机会，学到的东西将会让我终身受益。"谈到与湘雅二医院有关住培的合作时，深圳市医学继续教育中心主任夏俊杰说："我们把新入职的医师送到湘雅二医院来培训，是重视湘雅二医院的师资力量、教学水平。希望经过培训的住院医师能够承担好深圳未来医学发展的重任。"

崔兴军，作为全科医生来湘雅二医院接受培训已经一年多了。在这一年多的工作、学习中崔兴军有两点感受：一是机会难得，他以前没有想到湘雅二医院这样的国家队大医院能够招收他们这样的大专毕业生来院学习,这样的培训机会是以前很多刚毕业的本科生想都不敢想的;二是收获颇丰,"每一天都可以学到很多东西"。2010年大学毕业的崔兴军曾在长沙一家小医院从事骨外科工作,相当长一段时间他感觉"没有发展前景,学不到东西"。2012年,他终于下定决心辞职,之后到湘雅二医院参加全科医生培训。"到这里几个月,我看到了在原来医院一年都没看到的病例,自己接触病人后作出诊断,带教老师会进行指导,然后我再去查相关资料深入学习,再向老师请教,再实践。在这样一个过程中,我能够明显感觉到自己在进步。"已经结婚、有个1岁多女儿的他对生活的希望很简单:做个好丈夫、好爸爸,一个基层的好医生!

"阶梯式住院医师培训模式"日渐成熟,相关各方特别是委培单位反映良好,培训学员不但临床技能得到提高,科研能力也不断增强,今年就有15名住院医师获得了国家自然科学基金。目前,部分硕士毕业生培训学员已回到原单位,实现了优质医疗资源的下沉。与此同时,该院也收到了许多兄弟医院经验介绍的邀约及肯定,去年,原卫生部还在简报上专门介绍了该院的经验做法。

谭辉告诉记者,成绩的背后其实承担了很多压力。"目前培训的所有费用都由医院和委托培养的单位共同承担。由于委培的住院医师不是医院的正式员工,所以医院只能竭尽所能提供一些奖助学金和其他方面的补贴。同样因为缺少资金,无论是项目主管还是带教老师,虽然增加了很多工作量,但却没有额外的工资。"

"虽然更多的是奉献,要求也很高,但我觉得多付出一些没什么不可以。"全科医学教研室主任杨宇说,"尽管我们这些主管和带教老师自己更累,但很高兴。学生刚大学毕业,缺乏临床经验,做好住院医师是保障医疗质量的基本,作为医生,我觉得我们有责任做好这项工作。再说,住培医生的增加,也让科室的人力得到了补充。"记者见到曹玉萍、董海云、罗荧荃、邓幼文等带教老师时,他们提得最多的也是"责任"和"承担"。

随着各方对住培工作越来越重视,湘雅二医院不但在框架上日趋完善,"软硬件"等问题都在不断得到解决。湖南省卫生厅已经专门为住院医师培训开发了信息系统,不久将在该院试运行。

"这项工作要达到我们的预期目标还有很多工作需要做。"肖涛认为无论是住院医师培训还是其他人才的培养,都是"心急吃不了热豆腐"。10月,邓幼文作为代表被派往美国进行了3个多月的相关学习,给他感受最深的就是国外不光是有"框架",整体水平高,而且系统中每一个环节都做得很到位,都制定了相关的管理制度和规范;同时,在带教方法、模拟训练等方面有所创新,非常值得学习。下一步,湘雅二医院将进一步完善人员和制度管理、课程设置、模拟训练等方面工作,做好细节工作,完善政策、措施,并加强人才、财力等方面的保障,落实项目主管及指导老师的专职培训工作时间及待遇,充分调动科主任、指导老师的积极性,进一步推进住院医师规范化培训进行。

"一直以来,湘雅二医院在医院建设与管理方面强调文化强院的理念,推进以'责任、质量、仁爱和员工'为重点的四位一体文化建设。'担当重若山',四位一体目标中我们把'责任'放在最前面。我们认为,作为大型公立医院,我们拥有更多的优质医疗资源,也应该承担更多的社会责任,把培养优质人才、提高医疗质量这个重担挑起来,住院医师培训工作目前可能还面临许多困难,但无论如何我们都会坚定不移地走下去。'一枝独放不是春,百花齐放春满园'。我想,如果高水平的大医院都来为住院医师培训添砖加瓦,必将推进国家整体医疗水平的提升,涌现出更多领军人才,摘取医学殿堂塔尖的明珠。"该院党委书记周智广对住培工作同样倾注着热切的希望。

(来源:2013年12月9日《健康报》第8版)

参考文献:

1. 张新庆.医学人文教育的缺失与回归.基础医学与临床,2012,11(32):1252.
2. 张玉龙,李一鸣.传统医学教育人文精神的缺失及对策.医学与哲学,2002(4):251.

第六章
加强医患沟通（C）

【本章导读】

本章主要介绍 SAFE-CARE 体系中的"C"，即 Communication，加强医患沟通。从四个方面剖析了医患关系的特殊性，包括：高专业性下的信息"鸿沟"，高关注度下的对象非选择性，高风险下的效果不确定性，高期望值下的道德苛严性。重点阐述了医院如何通过加强医患沟通，保障医疗质量和医疗安全的具体做法。医院推行"先道歉、再受理"，"投诉处理'快车道'"，"一声问候，一句道歉，一杯温茶"等全新理念，设立"1+X"模式的投诉接待中心；变"被动沟通"为"主动沟通"，推出"社会开放日"，每月定期向市民开放医院诊疗的重点环节，增进对医院的了解；推行重大治疗或手术风险告知见证制度，填补医患双方的信息"鸿沟"，争取患方的理解与配合等等措施，在构建和谐医患关系方面取得了显著成效。

第一节　医患关系的特殊性

医患关系是复杂的人际关系中的一种，从本质上说，医患关系应该是所有人际关系中最为和谐的，因为它直接关系人类自身的生命与幸福，而医生对病人的医疗服务和真诚呵护是独一无二的。尽管医患关系是从属于人际关系的一种，但医患关系不同于其他人与人之间的关系，它是建立在医生、医院和患者、患者所属团体之间所发生的治疗、费用和关系的总和。医患关系的特殊性主要表现在如下几个方面。

一、高专业性下的信息"鸿沟"

医学是所有科学门类中公认最深最难最复杂的学科，在医学诊疗过程中，医患双方存在着医疗信息分布和掌握的不对称。医患关系是处于信息劣势方的患者付费，委托处于信息优势方的医生代理其诊疗措施，并根据医方治疗态度和结果给予一定报酬作为代理成本。相对于患者而言，医务人员具有很强的专业性和技术性，由于医务人员对医疗信息具有垄断优势，医患之间的信息不对称容易引发逆向选择和道德风险等现象。比如说，有些医疗技术质量比较低的医院，通过虚假广告宣传等形式将其真实信息掩盖起来，夸大宣传自己的医疗服务质量，利用病人对医疗知识的缺乏及求医心切，患者往往会逆向选择医疗技术条件差、医疗费用高的医院。而由于一般患者缺乏医疗服务知识，他无法知道自己患了什么病，也无法判断自己所接受的治疗是否是最恰当的治疗方法，处于被动状态，听从医生的安排，导致医患关系的好坏主要受医方道德风险影响。

二、高关注度下的对象非选择性

医患关系一直是备受关注的热点公共话题。一般来说，病人可以随意选择医生、选择药物和治疗方案，正如一个人有选择律师的权利。律师也有选择他喜欢接的案子的权利,但医生却很难选择病人或者拒绝病人,否则,不仅有违职业道德,而且为法律所不容。

当代医学史家查尔斯·卢森伯格曾指出,现代医院制度的致命缺陷来自"陌生人"的照顾。这里上演的戏码是"陌生人"对"陌生人"的友善与照顾,"陌生人"对"陌生人"的求助与救助,"陌生人"之间涉及药品与医疗服务的一场交易。医患双方闯入陌生化情境,带来巨大的心理失落、价值迷乱。

三、高风险下的效果不确定性

高风险是医疗的本质属性,医学科学对于疾病的认识需要一个循序渐进的过程,至今仍有大量的医学难题尚未解开。医学还没有成为一门真正的精密科学,仍然处于经验科学的阶段,它具有很强的实践性,每一种有效的防治疾病的方法都需要在实践中反复探索和验证。由于医学的上述特性,直接导致了医疗效果的不确定性。就拿治疗常用的药物来说,每一种药物都有一定的毒副作用,而且这些毒副作用在不同的人身上有完全不同的表现,这些表现没有规律,难以防范。有资料显示,国内外一致承认的疾病确诊率仅为70%,各种急症抢救的成功率也只在70%~80%。这是由人类的个体差异造成的,也是不以人的意志为转移的客观规律。因此,医方提供医疗服务时,一般并不保证服务效果。这种医疗效果的不确定性,就决定了医疗服务行为作为合同标的不像普通合同标的那样直观、明确和肯定。良好的治疗效果,医患双方自然皆大欢喜,不好的效果则有可能引发医疗纠纷。

四、高期望值下的道德苛严性

"人命至重,有贵千金",没有什么比健康更让人期待。生命健康是医患关系的联结点,承载着人们对健康甚至是生命的向往。自古以来,医生的社会地位都极为尊贵,这自然也对医生提出了苛严的道德要求。明·裴一中《言医·序》中说:"学不贯今古,识不通天人,才不近仙,心不近佛者,宁耕田织布取衣食耳,断不可作医以误世!""医乃仁术"是我国沿袭千年的古训,"救死扶伤"是现代医学的宗旨,"全心全意服务人民健康"是我国公立医疗机构的指导思想。世界上没有哪一个行业会像医疗行业这样重视自身的职业道德修养,也没有哪一种职业像医生一样苛求职业道德。

第二节　打造国内首家投诉接待中心

医院投诉管理包括受理和接待患者投诉,收集和处理患者投诉信息,并将处理的方案和结果反馈给医院管理层和患者。规范的医疗投诉管理,不仅有利于保障医患双方的合法权益,增进医患沟通,而且有利于改善医院管理,从而提高医疗服务质量,构建和谐的医患关系。

2012 年 8 月,湘雅二医院在国内医院中率先设立独立的投诉接待中心,空间独立、职能唯一、管理专业化,并将地点设在人流量大的外科楼一楼。投诉接待中心受理所有的投诉,包括医疗质量、服务态度、医德医风和医院管理等。第一时间、集中受理投诉,能够及时控制患者的情绪,减少医疗纠纷的发生。对一般投诉,事实清楚的,于 24 小时内反馈处理情况;对情况较复杂,需调查、核实的投诉事项,于 5 个工作日内反馈处理情况;涉及多个科室,需组织协调相关部门共同研究的投诉事项,于 10 个工作日内反馈处理情况,做到投诉必管、投诉必复。实行"1+X"投诉管理模式,并在实践中不断创新。

一、"1":投诉接待中心

"1+X"的"1"即指医院投诉接待中心,它不是医院的摆设,而是在医院发展过程中有着举足轻重的作用。

(一) 变被动为主动,积极引导患者投诉

医院在门诊、住院部及其他显著位置设立投诉接待中心指引牌,公布投诉接待部门、流程、联系方式。各病房发放投诉接待中心统一制作

的服务卡,引导住院患者投诉。如患者对医疗工作不满意,只要在病房服务栏内拿到服务卡即可第一时间进行投诉,如另有疑问,投诉接待中心将派工作人员到现场,协助患者解决问题。同时,医院还对全院职工进行宣传,让每位员工都清楚医院投诉接待处理流程,每位员工都可以成为投诉方式的宣传者和投诉的首位接待者,形成一个协作链,共同积极回应病人的投诉。

(二) 为医患沟通提供平台,畅通沟通渠道

医院投诉接待中心集中受理和处理患者的投诉,中心提供专业的沟通平台,设有 4 间独立的接待室,配置有摄像头及录音笔,确保能全面准确领会患者的意图。当患者有抱怨,投诉接待中心接待员首先会给予患者提供相关的诊断治疗信息,如需要,还将和专科联系,再由专科医生护士向患者提供专业指导,消除患者的疑虑和担心。公开、透明的投诉渠道能赢得患者的信任,使医患沟通更有效,这样可以营造相互信任、相互尊重、相互配合的良好氛围,也有助于医患双方调整医学观念,改善患者对医疗的依从性,帮助医患双方共同作出合理的临床决策,提高医疗服务质量,防范医疗纠纷,保障医疗活动顺利进行。

(三) 打造专业化的投诉接待队伍

投诉处理人员除了具备较强的综合业务素质外,还需要具备丰富的政治、人文、心理、法律知识,以及较强的洞察分析能力和语言技巧。医院投诉处理人员均来自临床一线,在医院工作 10 年以上,不但熟悉医院的运作、流程,而且均具有心理咨询师证,可以将心理学的技巧运用到投诉处理中来。精神卫生研究所经常派出一些专家给接待中心的工作人员进行专题培训,医院也不定期把中心工作人员外派学习,致力打造专业化的投诉接待队伍。

(四) 投诉处理路径化

中心为各类投诉的处理制定路径,如什么样的投诉,该怎么处理,该找哪些人协助处理,各个联络员的电话等等。截至目前,已制定了 16 种投诉处理路径,有利于快速解决患者的投诉问题,提高患者满意度。同

时,投诉接待中心将投诉问题进行汇总,并深入分析投诉的原因,找出问题的症结,以此作为医务人员绩效考核的依据和医院服务质量改进的方向,不断优化诊疗、服务、管理流程。

(五) 推行全新服务理念

2013 年,在总结前期经验的基础上,医院以全新理念打造投诉接待中心,推行"一声问候,一句道歉,一杯温茶""先道歉、再受理"的服务模式。投诉接待中心有一块道歉牌十分醒目:"亲爱的病友及家属,我们的服务没有让您感到满意。对此,我们向您表示诚挚的歉意!"这一服务模式,提高了投诉效率和患者满意度。

二、"+":投诉管理信息系统的创建和使用

"1+X"模式中的"+",代表创建和使用投诉管理信息系统。

(一) 有效提高投诉处理效率

投诉管理信息系统通过加强过程控制和流程管理,从而提高工作效率。以往接到投诉后,中心工作人员需要打电话或亲自去被投诉部门核实,这样容易浪费时间,影响效率。同时,由于口头转述缺乏文字记载,难免造成信息失真。投诉管理信息系统建立后,投诉信息的传递更加详细、具体、快捷。投诉接待中心受理患者投诉后,详细填写投诉处理意见单,意见单内容包含患者详细信息、投诉方式、投诉时间、被投诉科室及姓名、投诉类别、投诉内容、处理情况、反馈改进等,然后将处理单提交给相关部门和个人,科室将立即核实并给出处理意见,再向患者反馈,最后提出改进措施。整个系统体现处理流程,体现痕迹管理,更体现公开透明化,有利于节省时间,提高投诉处理的效率,第一时间消除患者不满,提高患者满意度。

(二) 投诉信息管理系统为决策者提供依据

投诉信息系统是医院工作的晴雨表,哪里有问题,哪里就可能有投诉。医疗投诉是一种"资源",投诉信息具有信息量大,反映问题及时等特点。投诉接待中心每月对投诉反映的问题进行归纳梳理、挖掘分析,

并建立投诉档案。同时,经过归纳整理的投诉意见和改进建议,能通过投诉信息管理系统及时准确地传递给医院的决策层。从错综繁复的投诉信息中发现规律性问题、焦点性问题和全局性问题,对主要问题进行评估、分析、归纳和总结,进而提出改进医疗服务质量的措施。信息化的建设还可以通过动态分析评估可能存在的风险,及时预警,达到维护医患双方共同利益的最终目标。

(三) 投诉管理信息系统是持续改进的最有效资源

投诉可以转化为质量改进的工具,从而使医疗水平得到提高,并减少未来投诉的发生。这种公开透明的投诉信息模式,本身就是对医疗工作的一种监督,任何一个部门和个人都不想在信息管理系统看到自己被投诉的信息。因此,投诉管理的信息管理系统对改进医疗服务,提高医疗质量起到了很好的促进作用。医院高度重视并客观分析患者的投诉,迅速准确地确定问题的症结,并从中捕捉到具有共性的、有价值的信息来改进医院的工作,更好地为患者服务。如患者多次投诉诊疗卡退费手续复杂,医院领导看到投诉信息后,迅速组织各相关部门讨论怎样简化流程,研究怎样方便患者,再提出解决方案。

三、"X":多部门联动处理投诉

"1+X"中的"X"代表多部门联动处理投诉。

医院投诉处理的部门包括投诉接待中心在内的 X 部门,其中投诉接待中心为处理投诉的主要部门,负责处理大部分投诉。当然,也有一些复杂投诉需要多个部门联动处理。医院为此建立了联动机制,借助"专家"的作用,取得投诉者的理解,请临床科主任、护士长、主治或经治医生针对一些具体问题作出解释,让投诉者感到被重视,得到了权威的解释。涉及到医疗纠纷的投诉,医疗院长组织各部门协商,提出处理意见。最后,所有投诉的处理意见,均由投诉接待中心统一向患者回复。

完善的医疗投诉管理是医院管理的重要组成部分,有利于缓解医患矛盾,从而促进和谐医患关系的构建。而医院在"1+X"投诉管理模式下从被动应付投诉转变为主动接待投诉管理,特别是投诉处理部门及人员的配置、投诉处理人员的系统培训、投诉管理信息系统的建立、处理流程的规范、投诉处理的持续改进、先道歉后处理等模式都是一大创新。

案例一

妇科某患者,诊断子宫脱垂入院,因入院时医生沟通不够,患者意见大。入院后查出有糖尿病,缺乏手术指征,患者未做手术出院。

家属来投诉接待中心投诉,认为住院几天,术前检查都做了,花了钱,没有得到有效的治疗,造成经济损失。而且医生沟通不够,医生部分言语对患者造成人身伤害,要求医生负责。

投诉接待中心受理后,汇报主管院领导,院长亲自打电话向患者致歉及沟通解释。投诉接待中心上门服务,针对医生的服务态度问题,向患者及家属致歉,并进一步沟通解释,将患者接至医院,医务部牵头,邀请妇科、内分泌科、心内科、精神科专家为患者会诊,确定下一步具体的治疗方案。然后组织相关专家多次与患者及家属沟通,消除患者的疑虑。还组织心理专家为患者做专业的心理治疗,减轻患者负担。

经以上处理后,患者家属对医院各个层面领导的重视和处理十分满意,向医院发来短信表示感谢。

案例二

一位 67 岁的女性患者,入院前诊断为子宫内膜样腺癌、2 型糖尿病。来院妇科住院 13 天,在全麻下行腹腔镜下广泛子宫切除 + 附件切除 + 盆腔淋巴结清扫术 + 腹主动脉旁淋巴结清扫术,后再行 PT(多西他赛 120mg + 奈达铂 120mg 化疗)。化疗完成后出院,出院时患者一般情况好,血红蛋白 108g/L。

几天之后,家属来院投诉,说患者做完化疗出院后在家副作用大,恶心呕吐厉害,无法进食,血红蛋白低,全血细胞减少。他们认为做化疗的程序有问题,是做完后患者家属补签字的,开始只向家属做了口头知情同意。家属通过上网查阅资料认为化疗对人体是有害的,该病可以不做化疗,要求医院赔偿经济损失。

接诉后,投诉接待中心汇报主管院领导,投诉接待中心上门服务,查看患者病情。针对化疗后的副反应,将患者接至医院继续对症支持治疗,并由医务部牵头,邀请妇科、肿瘤科、营养科、中医科等专家会诊,确定下一步具体的治疗方案。与此同时,医院组织相关专家多次与患者及家属沟通术后化疗的重要性及目前的规范治疗。住院7天后患者各项指标回复正常,然后出院。

经过以上处理,患者对医院的处理非常满意,住院费用自愿承担,并发来短信感谢。

延伸阅读

处理有方才显真诚——访中南大学湘雅二医院

医患矛盾发生了怎么办?是回避、推诿?还是理论、对抗?抑或院方赔钱息事宁人?中南大学湘雅二医院的做法是主动接待投诉、主动赔礼道歉、主动化解矛盾。

不久前,湘雅二医院院长周胜华手机上收到了一条转发的短信:"黎主任你好,我妈这次住院在贵院医生护士的精心治疗护理下,身体康复很好,……对前几天我们对贵院的误解表示歉意。至于这次住院的费用,我们不需要贵院负担。谢谢!"

短信里的黎主任,是医院投诉接待中心的负责人。该中心成立于2012年8月,在当时是全国医院的首创。医院还将投诉方式公布到医院门诊、病房等地方,让病友有意见,第一时间就能投诉。

病友一片叫好,可新问题冒出来了。"病友投诉方便了,投诉量自然也会增加,然而许多问题处理起来,需要协调多个科室,大家认识不平衡,难免造成'消化不良'。"黎主任回忆道。

主动接诉彰显姿态,处理有方才显真诚。"我觉得有时候我们缺少自我批评的精神,总是先想着如何保护自己,去找对自己有利的理由。"中南大学校长张尧学院士在谈到医患关系时曾说过这样一番话,这给了医院极大的启发。

先道歉、再受理。投诉接待中心,一块道歉牌十分醒目:"亲爱的病友及家属,我们的服务没有让您感到满意。对此,我们向您表示诚挚的歉意!"

"看到这些话语,气就消了一半。"一位投诉者表示。

医院还推行一站式服务模式,要求集中受理、统一处理。为推进调动科室解决纠纷的能力,在全院各科室设立联络员,实行信息化管理,并与薪酬挂钩。

"在一般人看来,我们这里是'扯麻纱'的地方,但现在我们经常会收到患者及家属的感谢或歉意。"黎主任介绍说。"扯麻纱"在长沙方言里是找麻烦、闹别扭的意思。现在,这个"扯麻纱"的地方已经成了医院优质服务的重要"得分点"。

医患矛盾重在预防。湘雅二医院积极增进医患沟通,举办社会开放日,定期邀请市民来医院手术室、病房等地参观,零距离接触医务人员的工作环境与内容,增进相互的沟通了解。周胜华对患者写给自己的信,不管是提批评意见的,还是表示感谢的,都给予回信。

在纠纷调处方面,湘雅二医院注重发挥精神卫生学的学科优势,对患者给予及时的心理干预,并与警方联动,依法打击破坏正常医疗秩序的行为,保持了医院医患纠纷发生率逐年下降。

"国家医改的深入推进,中南大学全面改革的激荡,促使医院在变革中寻找创新。尤其是中南大学'湘雅名医'工程、湘雅最美护士评选、临床研究大数据库建设等一系列举措,激发了全院职工在构建和谐医患关系方面的主动性和积极性。"院党委书记周智广说。

(来源:《光明日报》,2013 年 12 月 30 日,第 6 版)

第三节　变被动沟通为主动沟通

医患之间的交流必不可少,医患沟通是医疗机构的医务人员在诊疗活动中与患者及其家属在医疗信息、情感方面的交流,是医患之间构筑的一座双向交流的桥梁,医患沟通无时不在,无处不有。医务人员通过与患者沟通,了解到与疾病有关的全部信息,才能够作出正确的诊断和治疗,并满足患者对医疗信息的需要。

在医院各个诊疗环节的医患沟通过程中,医护人员主要应向患者及其家属介绍所患疾病的诊断情况、主要治疗手段、重要检查目的及结果、病情的转归及其预后、某些治疗可能引起的严重后果、药物不良反应、手术方式、手术的并发症及防范措施、医药费用等内容,并听取患者及其家属的意见和建议,回答其所要了解的问题。医患沟通的主要形式包括:床旁首次沟通、住院期间沟通、集中沟通、出院访视沟通。医患沟通的方式有预防为主的针对性沟通、交换对象沟通、集体沟通、书面沟通、协调统一沟通、实物对照沟通等。

文献报道 80% 的医患纠纷存在医患沟通不够的情况,疏于沟通、沟通不够、有效沟通欠缺使原本信息不对称的医患双方之间的信息鸿沟更加拉大,不利于医患互信,更不利于医患和谐关系的构建。近年来,湘雅二医院推出了系列举措,变"被动沟通"为"主动沟通";变"要我沟通"为"我要沟通"。

一、社会开放日

2010 年 12 月,医院在省内首次设立"社会开放日",并确定每月最后一周的星期四定期向社会开放。在这一天,医院根据参观者的需要,有计划地向社会开放一些重点科室和关键环节,让社会更多地了解医院,增进医院与社会之间的沟通。参与者包括学生、教师、市民、青年工作者、患者、基层医生等。开放的科室包括手术室、血液净化中心、临床技能训练中心、小儿心脏外科、产科、健康管理中心、门诊等,这一举措受到市民代表、媒体及社会各界的广泛好评,成为"主动沟通"的一个有效平台和长效机制。

二、院领导回信常态化

医院每年收到的患者来信数以千计,其中大部分为感谢,也不乏投诉和提建议者。医院在处理这些信件时,并不像大部分医院一样,只是简单登记或速阅。院领导会从中挑选具有代表性的信件,给予回信,在感谢患者信任的同时,也表达院方对和谐医患关系的思考,成为院方与患者沟通的重要渠道之一。

周胜华院长给患者的回信

尊敬的刘其武先生:

您好!

我是中南大学湘雅二医院院长周胜华。您7月10日写给中南大学校领导的信已经收到,学校领导看后十分重视并已转交给我院。非常感谢您对我院及医务人员工作的信任、理解与肯定!衷心祝愿您早日恢复健康!

医患相遇是一种缘分,我们经常把医生与患者之间的关系比作"战友"关系。医患是身处一个战壕为战胜疾病而并肩作战的"战友"和"盟军"。就像战友之间的信任一样,医患之间彼此充分的理解、信任与支持是医疗活动正常开展的基础与前提,唯有这样才能尽早把病治好,让医疗活动发挥他的作用。一直以来,我们很庆幸遇到了许许多多像您这样支持和理解我们工作的病友,让我们看到了医疗工作的价值,感受到了作为医者的骄傲与自豪。更为重要的是,从你们身上,广大医务人员获得了认识疾病的途径和机会,体会到了疾病的无情和痛苦,进一步增强了职业使命感,促使我们不断努力钻研医术,攻克疑难杂症,推动医学进步。因此,我们全院医务工作者都由衷感激包括您在内的千千万万的病友对医疗工作的支持与配合。

近年来,卫生部、学校都高度重视提高医疗质量与服务水平,开展了医疗质量万里行、三好一满意、优质护理服务示范工程等一系列活动。作为区域内最大的医疗机构,我院也积极响应号召,狠抓医疗质量,推出便民、惠民、利民的系列举措,大大地改善了看病就医体验,许多病友都同您一样有着切身的感受,纷纷通过各种途径表达他们的感激之情。面对广大病友的肯定与赞扬,我们将继续提高质量和水平,为广大百姓的健康谋福利,不辜负广大病友的信任与期望。

最后,再次向您致以诚挚的祝福,愿您早日完全康复,全家平安幸福。我们也将会对您的健康状况给予持续关注,如有需要,可随时与我们联系!

此致
敬礼

周胜华
2011 年 9 月 5 日

三、重大治疗或手术风险告知见证制度

如何保障医患双方合法权利、增进医患之间的理解与信任、建立互动、互助式的和谐医患关系,一直是摆在当代医务工作者面前的严峻社会课题。在深入分析医患纠纷成因和特点的基础上,医院于 2010 年 10 月出台了重大手术风险告知见证制度,它充分体现了中国特色社会主义下医疗机构对患者的人道主义关怀,也体现了医患关系更加遵循社会主义法治的精神。

(一) 基本概念

重大手术风险告知见证制度是指医院医疗安全办为医务人员、患者及其家属提供重大治疗或手术谈话的固定场地,以谈话录音、录像、重大治疗或手术风险告知见证书等方式见证重大手术风险谈话内容,是保障医疗安全,提高医疗质量的有力措施。

(二) 重大手术风险告知见证制度出台的背景

在推行该制度之前,随着医疗业务量的增长,医疗纠纷的数量也呈现增加的趋势。"医闹"现象在医院平均每年发生 10 起以上,给医院带来的直接经济损失达数百万元,甚至发生打伤医务人员和破坏医院的严重违法现象。在严峻的现实面前,2010 年,医院新一届领导班子狠抓医疗质量安全管理工作,明确提出"医疗安全首先是患者安全,患者安全落实到位了,做扎实了,医务人员也就安全了"的指导意见,立志建立一种新型的互信、互谅、互助式的和谐医患关系。在此背景下,2010 年 10 月,医院重大手术风险告知见证制度应运而生。

(三) 重大手术风险告知见证制度的本质

重大治疗或手术风险告知见证制度的本质就是保护患者的权利神圣不可侵犯,同时也监督医疗机构、医务人员充分履行应尽的法律义务。主要包括以下几点:

1. 医疗机构、医务人员的告知义务　医务人员在行医过程中,应向患者及其家属告知有关疾病的诊断、治疗措施、预后以及治疗过程中所面临的风险。医务人员在实施告知行为时必须规范、正式,遵守相关法律对告知对象、告知内容和范围、告知方式的规定和要求。

首先,要客观、详细地向患者解释病情,让患者明白自己的病情;知晓自己需要做何种检查项目和可能出现的医疗风险以及影响病情的主要因素。让患者知道看病时应遵守医院诊疗秩序和规章制度,尊重医护人员诊治权;知晓自己进行特殊检查和手术应该履行的签字手续;知晓发生医疗纠纷应当依法解决的相关程序。其次,要表现出积极治疗的态度,以医务人员的积极态度去影响患者,使其树立战胜病魔的信心,主动配合治疗,克服手术、化疗及放疗等带来的严重不良反应。最后,对患者进行心理调适,消除不必要的紧张气氛,减轻病人的思想压力。

告知应遵循利益平衡原则(公民个人的利益要与社会公众利益相平衡;医方的利益要与患者的利益相平衡;各方利益最大化)、合理告知原则(一般信息告知、特别信息告知、谅解告知)、告知患者本人原则(知情同意权作为患者的一项权利由患者本人享有）以及书面原则（这既是医方履行告知义务的形式要求，也是医疗纠纷诉讼案件中的取证需要）。告知的内容必须全面完整，告知的形式应当清晰明白，告知的内容应当有固定的形式，告知的时间恰当、及时。

2. 患者的知情同意权

（1）患者的知情权：《医疗事故处理条例》第十一条规定："在医疗活动中，医疗机构及其医务人员应当将患者的病情、医疗措施、医疗风险等如实告知患者，及时解答其咨询。"《病历书写基本规范》第 10 条规定：对按照有关规定需取得患者书面同意方可进行的医疗活动（如特殊检查、特殊治疗、实验性临床医疗等），应当由患者本人签署同意书。患者不具备完全民事行为能力时，应当由其法定代理人签字；患者因病无法签字时，应当由其近亲属签字，没有亲属的，由其关系人签字；为抢救患者，在法定代理人或近亲属、关系人无法及时签字的情况下，可由医疗机构负责人或者被授权的负责人签字。因实施保护医疗措施不宜向患者说明情况的，应当将有关情况通知患者近亲属，由患者近亲属签署同意书，并及时记录。

患者及家属享有的知情权包括以下内容：

第一，患者有权明白自己的病情，明白自己要做何种检查项目，明白自己应如何选择看病医生，明白可能出现何种医疗风险，明白影响自己病情转归应注意的事项。

第二，应该让患者知道应遵守的医院诊疗秩序和规章制度，知道尊重医护人员诊治权，知道自己进行特殊检查和手术应该履行的签字手续，知道发生医疗纠纷应当依法解决的相关程序。

第三，手术风险知情权，让医院在手术前向患者敲响警钟，患者了解了风险，同时也有了分担风险的责任。

（2）患者的同意（选择）权：首先，同意（选择）权的行使要求行使该权利的人在充分理解医方告知的有关患者病情、治疗方案和风险的前提下，结合患者的个人情况，如经济实力、社会角色、家庭负担等方面的信息,在衡量利弊的基础上,作出比较符合患者利益的决定。其次,同意能力是个体行使同意(选择)权的前提,只有患者具备同意的能力,他(或她)所作的同意才可能有效。

所谓同意能力是指患者能够理解检查、治疗或研究的性质、程序、目的及后果的能力,即患者能够根据医务人员揭示的信息作出医疗选择,并对利弊得失作出评价,包括接受治疗的益处、不治疗可能的后果、理解医务人员对其陈述的各种危险及不良反应等。

(3)同意(选择)权的范围:根据有关法律、法规规定,对特殊检查、特殊治疗、手术、实验性临床医疗等,必须取得患者或者其家属同意,并由患者或其家属签署知情同意书。在临床实践中,由于疾病的复杂性和患者体质的差异性,具体治疗行为可能会出现扩大患者同意范围的问题。因此,在已取得患者同意的治疗过程中,发现了新问题需要做进一步治疗的,在条件允许的情况下,应对此新治疗程序取得患者或其家属的同意。

(4)拒绝同意:医务人员应尊重患者的自主选择,但必须分清其所拒绝的是医疗建议中的全部内容还是个别内容。此外医务人员尚需注意的是,患者知情同意权的享有,不因拒绝权的行使而中断或免除。当患者拒绝治疗时,医务人员仍须履行其告知义务,尤其是告知其拒绝医疗建议的利弊,以及可供选择的其他措施。比如肿瘤患者在知情后拒绝手术治疗时,医务人员除应将患者拒绝手术的情况记录在病历中外,还应告知其拒绝的后果,并向患者提供化疗或放疗等方案供其选择。对上述情况,医务人员应予以清晰、完整记录并请其签字确认。如患者拒绝签字确认,医务人员有权要求在场证人予以签字证明。

(四)该制度所取得的初步成效

自 2010 年 7 月以来,重大手术风险告知见证制度得到普遍推广和认同,医疗纠纷由此稳步下降(图 6-1)。2010 年共见证重大手术风险告知谈话 143 例,无一例产生医疗纠纷;2011 年全年共见证重大手术风险告知谈话 1113 例,仅有 5 例产生医疗纠纷;2012 年全年共见证重大手术风险告知谈话 2014 例,仅有 9 例产生医疗纠纷;2013 年全年共见证重大

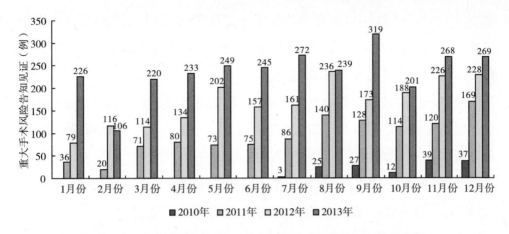

图 6-1　2010 年 7 月 ~2013 年重大手术风险告知见证情况

手术风险告知谈话 2847 例，仅有 7 例产生医疗纠纷。

此外，医院还通过真情电话回访，第三方满意度调查，社会监督员入院等方式及时了解患者的需求，在医患之间架设互信沟通的"连心桥"。

延伸阅读

中南大学湘雅二院团委倡导"社会开放日"，邀请患者家属、普通市民、农民工走进手术室

为那些兢兢业业的医生"正名"

湖南某通讯企业员工王军生平第一次走进手术室，却不是为了"动手术"。

"消毒程序走了好几道，从头到脚都裹了一层浅绿色的消毒服。整个手术大厅都是绿色的，特别明亮清爽。"近段时间，"去过湘雅二院手术室参观"已经成为王军与亲朋好友聊天时的一项重要"谈资"，"挺新鲜的，大家都爱听。"

王军既非医生家属，又不是什么社会名流，关于自己如何获得参观

手术室的机会,他本人也有些"意外","在医院官网上看到有个'社会开放日'的报名通知,可以参观手术室,就直接在网上报名了。"报名一周后,王军就收到院方的电话邀请。

"社会开放日"由中南大学湘雅二医院团委、门诊部联合举办,面向全体患者家属、普通市民、农民工等接受报名,手术及科室参观被安排在每月最后一个星期四下午,健康讲座每周四开讲。

长沙某建筑工地做饭工人贺林香没有想到,自己人生中的第一次"体检",竟能在长沙的一家著名医院里完成,并且"免费"。

"身体不错,有一点点腰椎劳损,不碍事。"做了 B 超,验了血,贺林香笑着走出体检中心。她的丈夫是建筑工地上的水泥工,这次也参加了免费体检,"他全都很好"。

这是湘雅二医院"社会开放日"活动的农民工专场,医院附近建筑工地上经济条件困难、子女学习成绩优异的工友们应邀来医院进行免费体检,还能听课。这次上课的主题是"新农合"。

贺林香带了纸和笔,认真记录着。在她脑海里,"新农合"就是一笔每年每人 42 元的保险支出,至于为什么要付这笔钱、这笔钱如何能减轻农民医疗负担等"深奥的"问题,她从不关心。

这次听课,她获得了一项重要信息——符合一定条件的、父母参加"新农合"的先天性心脏病患儿可以在湘雅二医院接受免费治疗。

"工地上有两个工友,孩子都有'先心病',我帮他们问问。"贺林香所说的两个工友,一个孩子两岁,一个四岁,都被近 10 万元的心脏病治疗费用挡在了医院门外,"没钱就没得治,一直拖着。"

她把免费治疗的信息转达给工友,在接受了前期筛查后,这两位工友的孩子均在湘雅二院心胸外科得到了免费救治。

不论平时工作有多忙,湘雅二院精神卫生研究所大夫张燕总要抽出时间参加"社会开放日"健康知识讲座。她要抓住这难得的机会,给患者家属、普通市民们"好好说说"。最近一个月,她已经担纲主讲了 3 堂课——健康心理、老年人健康长寿以及如何缓解职业倦怠。每堂课听众最少50人，最多时能有近百人。

"特别想跟普通市民沟通，以正视听。"张燕说，医患矛盾的最大诱因就是"沟通"，医生若能将一些"学术语言"转化成"科普知识"，再与患者主动沟通，效果将大不一样。

不久前，她亲身经历的一次扁桃体切除手术，当了一回患者。"找了一个特有名的专家，对方诊断后只说了两句话，一要马上手术，二是不排除淋巴瘤的可能。"那段时间，张燕心情非常郁闷，因为医生压根儿没有告诉她自己的病因以及病情的严重程度，"专家用的专业术语，可我一听淋巴瘤，心理上受不了。"

此后，每当向抑郁症病人解释病情时，张燕都会尽量避开"精神疾病"4个字，而是转化为"心灵感冒"。她现在特别能理解，为什么有的病人和家属一提抑郁症，脸就会刷地一下白了，"患者心情会很糟糕，觉得自己就是精神病了。"

湘雅二院团委书记冯志凌希望通过"社会开放日"活动，为那些兢兢业业的医生们"正名"，"媒体常常报道医患矛盾，实际上，医生们正在努力缓解、避免这类矛盾的出现。"

她告诉记者，在"社会开放日"活动中，那些带着市民在手术室参观的"讲解员"都是一线的青年医生骨干，那些自告奋勇开办健康知识讲座的"演讲人"都是各个科室的专家级医生，"原来我们以为医生都那么忙，不一定会积极参加开放日，事实恰好相反，医生们也想给自己'正名'，也想与市民多沟通。"

很多像王军一样，第一次走进手术室的普通市民对外科大夫的认识有了明显改观，"一台手术至少10个人在为病人服务，外科大夫们不容易。"

他清楚地记得那次参观是在下午5点，一台心脏手术正在进行，据称，这台手术已经持续了近8个小时，所有医护人员在这8个小时内均未离开手术台。

"这主刀医生难道不需要方便一下？"王军调侃道。

"他们开刀前都尽量不吃不喝，能忍住。"讲解员说。

"万一忍不住呢？"一同参观的市民中有人接话茬。

"忍不住也得忍。"听到这样的回答，一行 10 人的参观队伍静了下来，有人竖起了大拇指。

（来源:《中国青年报》,2012 年 03 月 27 日,第 8 版）

午餐会话医疗质量

为落实校长办公会关于进一步创新工作方式,充分利用早餐会、中餐会等交流讨论平台的相关要求,2013 年 6 月 18 日中午,周胜华院长召集儿童医学中心学术带头人及相关职能部门负责同志,举行首场午餐会,在轻松的气氛中,大家就医疗质量与学科发展进行交流。从那以后,医院围绕医疗质量、学科发展、医疗服务等话题,进行了多次午餐会。医院部分学科也相继开展了早餐会、午餐会,讨论临床中的特殊、疑难和典型病例,受到科室人员、特别是年轻医务人员的欢迎。

午餐会讨论医疗服务质量与学科建设

7 月 9 日中午,周胜华院长、陈晋东副院长、徐军美副院长与相关职能部门负责人、内科片各科室主任、护士长利用午餐时间,就如何加强医疗质量与学科建设进行沟通交流。

如何落实学校加强医疗质量、提升服务水平、加强内涵建设的有关精神？如何抓住新内科楼即将启用的契机,推动学科大发展？一段时间以来,全院上下,尤其是院领导和各学科负责人都进行了认真的讨论和思考。会上,大家结合本学科的实际,边吃边谈,讲规划、提建议、出点子,各抒己见,畅所欲言,在交流中碰撞出思想的火花……

周胜华院长在总结发言中希望各学科紧紧抓住内科楼启用的机遇,按照学校强内涵、抓服务、上水平的相关要求,加强医疗质量和团队建设,为学科新一轮大发展积能蓄力。

据悉,这是医院近期举行的第二次午餐会,再次受到与会人员的好评。现场就有专家提议，在内科楼启用后，将早餐会、午餐会的形式常态化，用以讨论疑难病例，活跃学术氛围。

践行群众路线　深化医院管理
——湘雅二医院新年首场午餐会聚焦优化服务"一揽子计划"

成立"湘雅名医"工作室、打造"全时空"门诊、探索医技检查服务最优模式、建立疑难病人救治"直通车"……2月12日中午，湘雅二医院新年首场午餐会推出的以优化服务为主线的"一揽子计划"引人注目。

午餐会在职工食堂举行，院党委书记周智广、院长周胜华、副院长陈晋东以及部分职能部门负责人、党支部书记、医技科室负责人一起，结合媒体报道的"贾立群牌B超"先进事迹，就贯彻落实医院党委"深化管理年"思路，推进党的群众路线教育实践活动整改，落实《关于进一步加强医疗工作的若干意见》，推出优化服务"一揽子计划"，进行了交流。

在轻松融洽的氛围中，与会人员就学习《北京文学》中北京儿童医院"贾立群牌B超"一文发表了感想，超声科、放射科、核医学科、检验科、PET-CT中心、病理科、药学部负责人纷纷发言，他们表示，医技科室是优化服务的关键平台，贾立群医生敬业爱岗、医术精湛、医德高尚，真正做到一切以病人为中心，为大家树立了典范，值得每位医务工作者认真学习。大家还结合周末工作方案调整，改善病友看病就医体验，发表了各自看法和意见。

周智广书记、周胜华院长在座谈中指出，贾立群医生是医务工作者的优秀代表，其医德、医术和先进事迹，感人至深，发人深省，对于当前深化医院管理、践行群众路线有着特别重要的借鉴意义。他们表示，医院近期将推出优质服务"一揽子计划"，以服务赢口碑、以服务强品牌，为实现"十年进入前三"的目标创造条件。这些举措主要包括：成立"湘雅名医"工作室，进一步发挥"名医效应"；深化医院管理，强化医疗工作的核心地位；借鉴国外理念，打造"全时空"门诊；建立疑难病人救治"直通车"，畅通诊治入院流程；"人停机不停"，探索医技科室最优服务模式；落实"九不准"要求，坚决纠正医疗服务中损害群众利益行为；推进群众路线教育实践活动整改落实,不断提升群众满意度,努力建设更加幸福美好的未来。

做好胸心外科发展大文章
——医院午餐会共商学科发展

4月8日中午,周胜华院长、杨一峰副书记、陈晋东副院长及部分职能部门负责人、党支部书记与湖南省心血管病研究所、胸心外科新老主任、各专科正副主任等在雅园楼餐厅座谈,就如何促进胸心外科新一轮的发展进行交流。

周新民所长、胡建国教授、尹邦良教授、喻风雷教授、杨一峰教授、唐浩副教授分别就胸心外科发展所面临的机遇与挑战进行了分析,并就如何进一步顺应国内外胸心外科"大规模、中心式"的趋势,科学调整病房设置、保证医疗质量、提升学科排名以及学科发展近、远期规划进行了发言。

周胜华院长在讲话中说,胸心外科作为医院牵头的三个国家重点学科之一,在历届科主任的带领和全体员工的努力下,为巩固和提升医院发展势头与地位作出了积极的贡献。新内科楼启用后,医院将迎来新一轮的发展机遇,胸心外科应该以此为契机,超前谋划,建设好"湖南省心血管病医院和湖南省心血管病研究所"这个大平台,提升在国内的影响力与地位,稳固医院重点学科"铁三角"架构,做好胸心外科发展这篇大文章,造福患者和社会。

午餐会气氛融洽,参与性、互动性强,持续约一个小时。

(来源:以上均来源于中南大学湘雅二医院网站)

参考文献:

1. 王一方.中国人的病与药:来自北大医学部的沉思.北京:当代中国出版社,
   2013.
2. 朱幼棣.大国医改.北京:世界图书出版公司,2011.
3. 庄一强.医患关系思考与对策.北京:中国协和医科大学出版社,2007.
4. 卫生部统计信息中心.中国医患关系调查研究——第四次国家卫生服务
   调查专题研究报告(二).北京:中国协和医科大学出版社,2010.

第七章

风险防范前移（A）

【本章导读】

本章主要介绍 SAFE-CARE 体系中第二个 "A"，即 Ahead，风险防范前移。医疗是高风险行业，而医疗服务的 "一线" 或 "前沿" 是医疗安全的薄弱环节，也是风险极高关键环节。本章阐述了医疗的高风险属性，在理论的基础上，进一步介绍了医院风险防范前移的具体实践，包括：落实医疗核心制度，严守 "五道关"；严格医疗新技术审批；加强临床一线技术力量，强化节假日、晚夜班等薄弱环节；建立医疗不良事件预警报告制度、院内外多部门联动应急处理体系，并发挥精神卫生学科优势，采用独特的心理干预调处机制，有效地规避医疗风险，将纠纷事件消灭在萌芽状态。

第一节 行医"如履薄冰,如临深渊"

医疗风险是指在一定的社会历史条件下,存在于医疗机构的医疗行为中,由于责任或技术或其他原因,直接或间接导致患者机体生理功能和心理健康受损、伤残、死亡,以及医院和医务人员的健康损失、经济损失、行政处罚和不良社会影响等一切非故意、非预期、非计划的不安全事件发生的不确定性和可能性,并因此而应担负的经济和法律责任的风险。

"如履薄冰,如临深渊"是湘雅医学院张孝骞老校长的座右铭。他还说,"我虽然从医六十多年,至今不敢忘记'戒慎恐惧'四个字。病人把生命都交给了我们,我们怎能不感到恐惧呢? 怎么能不用戒骄戒躁、谦虚谨慎的态度对待呢? "这既揭示了医学的高风险性,也道出了医务人员应该操持的职业态度。

一、人命至重,有贵千金

生命对于每个人来说都只有一次。于茫茫的历史长河而言,人的生命是短暂的。而人的生命又是脆弱的,在人生过程中,无时无刻不面临着可能来自于自身或外界的各种伤害、病痛甚至死亡的威胁。同时,人又是伟大的,在漫长的社会发展进程中,用自己的智慧和汗水,不断认识世界、改造世界,创造多彩的文明成果,推动世界发展繁荣。生命之宝贵,因其唯一性,因其脆弱性,更因其伟大性。医疗事业与人类生老病死休戚相关,自然被赋予了很高的责任、使命和期望,对从业者来说,也自然应小心细致、慎之又慎。

二、"最危险"的医疗行业

医疗差错不是一个有无的问题,而是一个概率大小的问题,因此医疗是高风险部门。美国医学研究院的一份报告(To Err is Human)指出,全美每年因发生在医院里的医疗差错而死亡的人数就高达 9.8 万人,伤残人数远高于这个数字。高于车祸、乳腺癌、艾滋病的死亡人数。医疗行业具有风险水平高、风险复杂、风险不确定及风险后果严重等特点。医疗风险产生的原因繁杂多变，除了疾病本身、医院管理、医务人员素质、患者因素，还有广泛的社会政治因素和舆论导向等，均可导致医疗风险的发生。所以，把医疗行业作为"最危险"的行业，一点也不为过。从事"高危"行业，必须时刻绷紧"安全"这根弦，时时小心，处处留神。

三、"人会出错"

"任何产业中，造成意外的最大元凶是人为错误。"美国医学研究院的研究报告提出这一观点，该报告标题为"To Err is Human"，足见其对人的"出错"本性的认识。该报告中介绍，有研究指出，估计平均有60%~80% 的事故因涉及人为错误所导致，此在健康产业亦适用。分析麻醉作业发现有 82% 的可预防事件涉及人为错误，其余主要是因为设备的缘故。即使是当设备发生失效时，依旧会因人为错误而让情况更恶化。而在其第二版报告《跨越医疗质量的裂痕——21 世纪新的医疗保健系统》中提出，如果发生错误，一定是由于目前规则未得到认真的执行和执行者缺乏执行这些规则所应具备的能力，随之而来对错误的自然反应是力求个人得到更好的训练，并警告他们注意安全和遵守规则，激励他们采取认真的态度。因此，从某种程序上来讲，行医者必须不断提升自身警惕，运用和遵循好医疗安全的系统和规则。

四、复杂的医疗环境

近几年，一些社会矛盾直接转化为医患矛盾，医生成了体制的替罪羊。医生本是受人尊重的职业，如今却成为暴力事件的受害者；医院成为"战场"，当医生被认为是一种危险职业。医院暴力事件频繁发生，医务人员普遍没有安全感。中国医院协会完成的调查报告《医院场所暴力伤医情况》显示：发生医生受伤事件的医院，2008 年为 47.7%，2012 年上升为 63.7%；医务人员遭到谩骂、威胁事件，2008 年每所医院发生的平均数为 20.6 次，

2012 年为 27.3 次。不管是社会环境的影响,还是媒体的作用,不容否认的是,当前面临的医疗环境的复杂程度不得不引起所有人的重视与深思。

第二节 风险防范关口前移

面对新医改的要求,湘雅二医院对医疗安全管理体制进行大刀阔斧的改革,探索在医院微环境内努力改善行医环境、就医环境及医患关系,做好医疗风险防范,努力提升医院管理水平,开创医疗安全新局面。通过落实医疗核心制度,健全医疗质量管理与控制体系,充分发挥专家、重点学科、质控中心及医疗质量管理委员会等在医院质量管理体系中的作用,不断提升医疗质量,实现医疗质量持续性改进,构建独具特色的全程质量管理体系,确保患者就医安全。

一、落实核心制度,严守"五道关"

重点落实首诊负责制度、三级医师查房制度、疑难病例讨论制度、危重患者抢救制度、会诊制度、术前讨论制度、死亡病例讨论制度、交接班制度等医疗核心制度;同时规范病历书写行为,加强病历质量建设,加强各级医师、护士、麻醉师的手术安全核查,在医院管理年、制度落实年主题年活动中,医院组织离退休老专家,对全院各科室核心制度落实情况及病历质量进行检查;在优质服务百日劳动竞赛过程中,医院开展"学规范、读指南"活动,推行"制度上墙、规范入心",切实落实各项医疗质量和医疗安全核心制度。与此同时,医院严守"五道关",坚守质量安全防线。

一是严守"初诊关",门急诊医师全部由本院医师担任,入院病人由负责教授接诊。二是严守"会诊关",总住院医师只能由本院医师担任,一线咨询班人员在晚 8:00 至早 8:00 留守病房,使医院医疗质量和医疗安全得到进一步保障。三是严守"危重关",严格落实三级查房,由资深教授组成的医疗专家督导小组,每月定期或不定期督导全院科室、病房的三级查房、术前讨论、死亡病例讨论以及疑难病例讨论,使医院三级查房质量得到进一步提高,术前讨论、死亡病例讨论以及疑难病例讨论率达到100%。四是严守"督导关",行政督查、医疗督查、专项督查、院领导、管理人员分片负责、医务部早交班等多管齐下,实施督导全覆盖。医院医疗质量管理委员会、病案质量管理委员会对门急诊病历、在架病历、终末病历、死亡病历进行督导检查,特别是组织老专家、老教授定期对 C、D 型终末病历、死亡病历进行督导检查,并每月进行病历质量的讲评,使医院病历质量得到进一步改善,合格病历率达到 99.5%。五是严守"基础关",实行"三基三严"、定期考核、全院(交叉)培训、上岗考核、操作培训。

二、严格技术准入

医学是一门注重临床实践和经验的科学,其经验的积累主要来自自身实践和学习他人实践结果、理论培训、技术观摩和操作培训等。学习他人实践经验是提高医生理论和操作水平的主要方法,医院和科室建立严格的临床技术水平评价体系,严格医生协助或独立开展专业医疗工作的技术准入。建立临床一线职工技术与风险评估档案,用来记录风险发生情况,并进行纵横比较,促使一线员工努力提升专业技术尽力减少医疗风险。医疗风险与医疗专业技术水平及医疗质量息息相关,通过引导、激励医务人员刻苦学习专业知识,熟练掌握专业技术,持续提高诊疗水平,改进医疗服务质量等医疗风险管理措施,可以避免大约近 40%~60% 的医疗风险与失误。建立鼓励职工钻研业务的激励机制,建立保障医疗服务质量的监督检查及责任追究制度,及时发现和改进医疗工作中的问题,对于诊疗过程中出现的问题或差错,要做到没有查实原因不放过,没有建立防范措施不放过,没有进行全院教育不放过。目前我国的执业医师资格认证仅限于医生进入医疗行业的资格准入,而具体医疗操作技术即临床特权,必须由所在医院和科室加以确认和准入,不能单纯按照学历和技术职称来进行技术准入。

三、医疗不良事件预警报告制度

医疗不良事件是指临床诊疗活动中以及医院运行过程中,任何可能影响病人的诊疗结果、增加病人的痛苦和负担并可能引发医疗纠纷或医疗事故,以及影响医疗工作的正常运行和医务人员人身安全的因素和事件。医院将可能导致发生医疗不良事件的情况明确分类,督促一线科室及时发现医疗安全隐患,书面告知医疗安全办提前关注,将医患矛盾化解在萌芽期,有效地防止了恶性医疗纠纷的发生。根据患者投诉和造成纠纷的主要原因,将医疗不良事件分为七大类:①诊疗方面:错误诊断、漏诊、错误治疗等;②用药方面:错用药、多用药、漏用药、药物不良反应、输液反应、输血反应等;③意外事件:倒床、坠床、烫伤、自残、自杀、失踪、猝死等;④辅助诊查:报告错误、标本丢失、检查过程中患者突然发生意外或病情加重等;⑤手术方面:手术患者、部位和术式选择错误,患者术中死亡,术中术后出现患者及家属不理解的并发症,手术器械遗留在体内,当次手术"二进宫"等;⑥医患沟通:医患沟通不良、医患语言冲突、医患肢体冲突、患者在其他医院已经存在医疗纠纷、患者因非疾病因素致伤病住院发现对诊治有异常言行等;⑦其他可能导致医疗不良后果的事件。

医疗不良事件预警报告制度及流程:①医务人员在医疗活动过程中必须严格遵守医疗卫生管理法律,行政法规,部门规章和诊疗护理规范、常规,遵守医疗服务职业道德。②发生医疗不良事件后,遵循早发现早报告的原则,当事医务人员应当立即向科室主任或护士长报告。不论患者是否发现或者投诉,相关科室都须在 24 小时内将患者的基本情况、事件经过及目前状况、发生时间、原因及存在的问题、科室意见等内容通过医院内网医疗不良事件直报系统报告医务部医疗安全办,并认真填写《医疗不良事件预警表》送交医疗安全办备案。对于尚未造成明显不良后果的事件,医疗安全办收到报告后,须在 2 个工作日内组织调查并提出处理意见,预防医疗纠纷的发生。③发生医疗不良事件后,当事人、科室负责人、主管部门应积极采取挽救或抢救措施,尽量减少或消除不良后果。有关的记录、标本、化验结果及相关药品、器械均应妥善保管,不得擅自涂改、销毁。④发生医疗不良事件后,当事人应认真填写《医疗不良事件预警表》,并登记发生不良事件的经过、分析原因、后果及本人对不良事件的认识和建议。科主任、护士长负责组织科内讨论,对发生缺陷进行调查、分析,确定事件的真实原因并提出改进意见,跟踪改进措施落实情况,定期对病区的医疗安全情况分析研讨,对工作中的薄弱环节制定相关的防范措施。⑤科室负责人应在规定时间内将讨论结果分别上报医务部医疗安全办/护理部,一般医疗不良事件由医务部/护理部提出处理意见,如属严重不良事件(产生重度伤害及以上),需提交医院医疗事故专家委员会讨论决定。造成不良影响时,相关部门应做好有关善后工作。⑥各科室应建立不良事件登记本,将不良事件发生的时间、地点、经过、后果、主要责任人、原因分析、处理情况、改进措施等进行详细记录。⑦对发生不良事件且隐瞒不报的科室和个人,一经查实,根据情形给予当事科室和个人相应的行政和经济处罚。

湘雅二医院 2010 年 11-12 月共报告医疗不良事件 13 例,无一例产生医疗纠纷;2011 年全年共报告医疗不良事件 159 例,仅有 5 例产生医疗纠纷;2012 年全年共报告医疗不良事件 169 例,仅有 4 例产生医疗纠纷;2013 年全年共报告医疗不良事件 426 例,仅有 10 例产生医疗纠纷。其余均妥善处理。

数据见图 7-1,图 7-2。

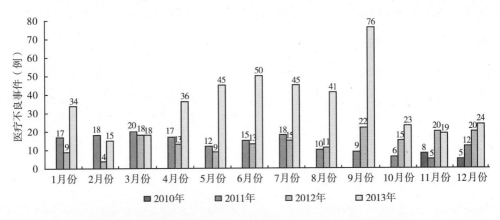

图 7-1　2010 年 11 月 ~2013 年医疗不良事件预警情况

四、多部门联动风险处理体系

多部门联动风险处理体系,既包括与院外的联动、也包括院内各部

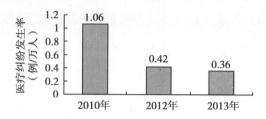

图 7-2　2010 年 ~2013 年每万名医疗服务人次医疗纠纷发生率

门的联动。

院内联动方面,医院建立了医疗纠纷专家会商制度,医疗纠纷出现后,医院组织相关科室的权威专家,对纠纷成因进行分析,客观公正地评价对错是非,为后续处理提供依据。

与院外联动上,建立健全公安机关、司法机关、综治维稳、院方多方联动机制。为创建平安医院,对于拒绝移尸、打横幅、冲击当事科室和办公楼等"医闹"行为,院方协同公安机关、司法机关、综治维稳等部门,制定并演练突发事件处理预案,依法妥善处置各类突发性、群体性医疗纠纷事件,确保正常的医疗秩序和纠纷处理顺利进行。突发事件出现后,保卫办、医疗安全办第一时间赶赴现场调查情况,并进行解释劝说工作,对于恶性、群体性事件的医疗纠纷,立即电话通知公安机关、司法机关以及综治维稳办等相关部门到场,平息事态,劝说患方进行医患对话,理性维权。对不听劝诫、故意挑起事端、激化矛盾的"医闹"人员积极取证并进行警告,对严重扰乱正常医疗秩序、危害他人人身安全的行为予以严厉打击。

延伸阅读 ▶▶

学指南、读规范,制度上墙规范入心

2013 年是医院的"内涵建设年",医院明确要求全体医护人员规范医疗行为,严格依法行医,按核心制度行医,按指南行医。把医疗核心制度,

危重患者抢救流程,患者就医指南,收费标准,投诉电话等内容制成牌匾,悬挂在科室醒目处。在时时刻刻提醒医护人员的同时,也接受患者的监督。

在安全优质服务百日劳动竞赛活动中,医院利用晚上和周末的时间,组织全院临床医生、护士、医技人员以及管理工作者进行全员培训,并组织了多轮"三基"考试。医院还要求科室内部和科室之间利用早餐会、午餐会时间开展"学指南、读规范"活动和病例讨论,做到制度谙熟于胸,规范入脑入心。

与此同时,医院还充分发挥临床技能训练中心的作用,邀请院外和院内的专家,对医务人员、尤其是青年医务人员进行心肺复苏、气管插管等方面的临床技能的训练和考核,提高青年医师的业务水平。

抓会诊、解疑难,强化基础医疗质量

会诊是提高医疗质量的重要关口。为解决科室之间协调沟通问题,医院举行全院性的"加强医疗安全,提高服务质量"系列座谈会,通过主任们面对面的交流,消除误会,加强科室协调与配合。院领导不定期到相关科室参加查房交班,并加强对总住院、咨询班等的培训和管理力度,强化会诊质量。周胜华院长还多次带队到胸心外科、大外科、妇产科等医疗风险较大的科室调研,并利用午餐会等形势,与大内科、儿科等科室医务人员共同讨论提高医疗质量的对策。

在疑难病的诊治方面,医院搭建了多个全院性的平台。从5月份开始尝试建立疑难病诊治病房,专门收治涉及多个专科、病情复杂、难以确定收治专科以及在外院或门诊就诊,因诊断不清无法收住相应科室的患者,并建立了疑难病诊治流程、会诊规范。病房设立以来,共收治了各种疑难病例60余例,组织全院相关专科会诊100余次,取得了满意的效果。与此同时,医院每季度举办一次全院病例大讨论,针对临床工作中遇到的疑难、危重病例进行讨论,由湘雅名医、医疗事故鉴定委员会成员、临床科主任对一些特殊病例进行分析,总结诊治过程中的经验,利用鲜活的案例,为青年医师的成长提供营养,达到提高诊疗水平的目的。

(来源:中南大学湘雅二医院网站)

第三节　独特的心理干预调处机制

一、心理干预调处机制的内容

(一)心理干预调处机制的定义

心理干预是指在心理学理论指导下有计划、按步骤地对一定对象的心理活动、个性特征或行动问题施加影响,使之发生朝预期目标变化的过程。针对患者及其家属在医疗纠纷处理过程中出现的极端情绪变化,为了减少患方心理障碍的危害性,促进其心理健康,湘雅二医院建立了运用心理干预的手段参与医疗纠纷调解的机制。

(二)心理干预调处机制产生的背景

当今社会由于生存竞争、重大事件发生或突发的严重灾难,使人们的生活状态发生明显的变化。而现代医疗中,由于大多数重大手术或高风险治疗存在着众多不可预测的风险,一方面,给患者进行治疗的同时也给患者带来了严重的伤害。因为伤害的不可预测、暂无法克服或修复,致使患者长期陷于痛苦、不安状态,常伴有绝望、麻木不仁、焦虑,以及自主神经症状和行为障碍;另一方面,由于患者心理障碍的出现,随之出现了患者纠缠医生或医院、不配合治疗或影响他人治疗、长期占床、索要巨额赔偿、甚至出现自残、自杀等极端行为。据统计,2011 年以前医院共有遗留医疗纠纷伴有心理障碍患者 26 名,其中遗留 5 年以上未处理者 3 名,遗留 3 年以上未处理者 2 名,遗留 1 年以上未处理者 21 名。对于这些遗留纠纷患者,曾通过医学鉴定、司法诉讼或联系当地政府调解等多种方式试图处理,但效果一直不佳。仅遗留纠纷患者长期占床一项,每年给医院带来数百万的经济损失。在这种严峻的现实条件下,心理干预调处机制应运而生。在纠纷调处过程中,心理医生对患者心理变化进行科学、准确的分析,找出患者心理障碍或心理危机的关键问题,对患者开展系统的心理疏导及治疗,化解患者心结,有效配合医疗纠纷最终的圆满调处。仅 2011 年,通过运用该机制就成功处理了遗留纠纷 16 例,包括其中遗留 5 年以上未处理纠纷 1 例,3 年以上未处理纠纷 2 例,1 年以上未处理纠纷 13 例,效果十分显著。

(三) 心理干预调处机制的主要内容

1. 早期介入　在医疗纠纷形成初期,心理医生通过早期介入帮助患者建立良好的接受治疗或处理问题的行为、思想和生活方式,也称一级干预。其主要方式包括:帮助患者加强抗应激损伤的能力,增强患者自我控制,帮助患者避免易感的人群或环境影响等。

2. 预防干预　预防干预即在处理医疗纠纷的过程中,由心理医生针对性地采取降低危险因素和增强保护因素的措施,也称二级干预。主要分三种方式进行干预:普通性干预(一般情况下进行),选择性预防干预(针对不同的人群特点进行),指导性预防干预(有意识的引导)。

3. 心理咨询或心理治疗　心理咨询或心理治疗是指心理医生依据心理学理论和技术,通过与患者建立良好的沟通途径和人际关系,帮助患者正确认识自己,克服心理困扰,改变不良的认识和行为,增强身心健康的方式,也称三级干预。主要特点:首先是针对有现实心理困扰或已出现心理障碍的患者;其次侧重分析与矫正,消除心理障碍,启发、教育、指导患者以正确的态度面对自己的问题;最后这种方式具有明显的医学及哲学倾向。

二、心理干预调处机制的优势及效果

一般情况下,患者出现致残或死亡,患者及家属情绪反应激烈是一件很正常的事,此时不吃不睡、痛苦万分或沉默不语等表现是不足为奇的,过一段时间就会好了,为什么要对他们进行危机干预呢? 因医疗效果不佳,导致亲人的伤残或离世是人生的重大事件。居丧会引起情绪、思维、行为各方面的改变,也包括人际关系和社会功能的改变,有时还转化成慢性状态,给患者及其家庭带来不可估量的损失。我们提出对其早期干预的目的,在于帮助他们度过正常的悲哀反应过程,使他们能正视痛苦,正常地表达自己的感情,找到新的生活目标。那些比较激烈的反应,如焦躁、吵闹或沉默不语,其实是不正常的表现。此时,患者及其家属最需要的是别人的倾听,这样能促进其情感的表达和维护医患关系。

(一)心理干预调处机制的科学性

医学是严格遵循实事求是的精神发展起来的科学。当医疗行为给患者及其家属带来意想不到的痛苦时,医院也要本着科学和人道主义的精神为患者及其家属排忧解难。每当医疗纠纷发生后,最痛苦、最受打击的莫过于患者本身。医者仁心,医生如何视患者为亲人,设身处地感受其痛苦,如何在医疗纠纷中正确地面对患者的诉求,如何有效开导患者积极地处理医疗纠纷等棘手的问题,都可以借助科学的心理干预调处机制进行沟通。其科学性在于:首先,心理医生与其他医生的根本区别在于,心理医生是通过探究每个人的内在气质、性格和环境、面临的困难等具体的因果关系,通过引导、启发、转移、排解等方法达到缓解心理压力的目的,并能给予积极的治疗建议。其次,对于患者而言,心理医生是一个平等的交谈伙伴,他所给予的心理治疗建立在对人本质的理解基础上,是深层次的心理治疗。

(二)心理干预调处机制是重建和谐医患关系的一种新尝试

湘雅二医院精神卫生学是国家重点学科,医院充分发挥该学科的优势,将心理干预引入到医疗纠纷的处理当中。这在院内乃至全国都是首创,以后也将作为精神卫生学研究的一个新的课题持续开展。一个合格的心理医生必须经过专科训练,有医学、心理学方面的知识,对伦理、德育等方面也应有深层次的研究。他们对患者提供的服务不再是一般性的安慰、鼓励和说教式的指导,而是具有系统性、结构性和深层次的心理干预。

众所周知,当医疗纠纷产生后,一方面,患者与当事医生或医院之间以前建立的医患关系或者说是信任关系就一去难返了,患者承受的是不佳的医疗效果给自己带来的痛苦,随之产生的往往是不切实际的想法或要求;另一方面,医生或医院面对患者的不配合及无理要求,往往产生疏远或针锋相对的态度。医患双方沟通的途径几乎破裂,然而当沟通对话的渠道都得不到保障的时候,医患矛盾就有可能升级到双方都无法控制的程度。如何让已经破裂或即将破裂的医患关系重新弥合,首先要做的就是建立有效的、彼此都可以静心倾听的沟通渠道。此时,心理干预调处机制中心理医生的介入无疑是一种新的尝试,这将给患者带来新的曙光。

(三) 心理干预调处机制适应人群及干预方式

医疗纠纷的产生给患者和家属带来身体痛苦的同时,也给他们带来了心灵的折磨,严重的可能发生这样或那样的心理障碍,主要表现为以下几类:

1. 偏执型人格障碍,又叫妄想型人格(易发人群为患者本身)。其行为特点常常表现为:极度的感觉过敏,对侮辱和伤害耿耿于怀;思想行为固执死板,敏感多疑,心胸狭隘;爱嫉妒,对他人获得成就或荣誉感到紧张不安,妒火中烧,不是寻衅争吵,就是在背后说风凉话,或公开抱怨和指责医生;自以为是,自命不凡,对自己的能力估计过高,惯于把失败和责任归咎于他人,在工作和学习上往往言过其实;同时又很自卑,总是过多过高地要求别人,但从来不信任别人的动机和愿望,认为别人存心不良;不能正确、客观地分析形势,有问题易从个人感情出发,主观片面性大等等。这种人格的人在家不能和睦,在外不能与朋友、同事相处融洽,别人只好对他敬而远之。对这类患者的心理干预方案有:认知提高法、交友训练法、自我疗法、敌意纠正训练法等等。

2. 边缘性人格障碍(易发人群为女性,尤其是患者的女性家属)。主要以情绪、人际关系、自我形象、行为的不稳定,并且伴随多种冲动行为为特征,是一种复杂而严重的精神障碍。对于边缘性人格障碍的典型特征,有学者描述为"稳定的不稳定",往往表现为不听劝导上的不依从,沟通难度很大。对于这类人群往往采取辩证行为疗法,以教人如何调节自己的情绪,忍受痛苦和改善关系。

3. 自恋型人格障碍(易发人群多为男性和有一定社会背景或学识的人士)。其基本特征是对自我价值感的夸大和缺乏对他人的"公感性"。

这类人无根据地夸大自己的成就和才干，认为自己应当被视作"特殊人才"，想法是独特的，只有特殊人物才能理解。对于他们采取帮助其解除自我中心观，引导学会尊重别人等干预方法。

4. 表演型人格障碍，又称癔症型(易发人群为女性患者或女性家属)。它是一种以过分感情用事或夸张言行以吸引他人注意为主要特点的人格障碍。具有表演型人格障碍的人，在行为举止上常带有挑逗性并且十分关注自己的外表。这类人情绪外露，表情丰富，喜怒哀乐皆形于色，矫揉造作，易发脾气，喜欢别人同情和怜悯，情绪多变且易受暗示。以自我为中心，好交际和自我表现。对别人要求多，不大考虑别人的利益。思维肤浅，不习惯于逻辑思维，显得天真幼稚。对于此类人群的心理干预方式，须持积极态度进行矫治，帮助患者了解自己人格中的缺陷；并采用情绪自我调整法及升华法进行调适。

上述四种人格障碍为纠纷调解中患者及家属常见的心理疾病，此外，还有反社会型人格障碍和依赖型人格障碍等的发生，在此不一一阐述。

案例一

诊疗经过：患者李某，女，57 岁，育有四女。因"代谢综合征、Ⅱ型糖尿病、高血压(Ⅲ级 极高危)、泌尿系统感染、上呼吸道感染、右足骨折、中度贫血"入住内分泌科。入院后行胸片检查时自己不慎摔倒，急行髋部 X 片检查，诊断为"左股骨颈骨折(头下型)"。家属随即到医疗安全办投诉，经医疗安全办多次协调，患者在未交一分钱的情况下在内分泌科对症治疗，病情稳定后于 2010 年 3 月 7 日转入骨科三病区，3 月 17 日在全麻下行左侧股骨颈骨折全髋关节置换术，手术顺利，术后给予抗炎等对症支持治疗，恢复良好。骨折治愈后，院方与患者女儿多次沟通，希望接其母亲出院，可患者及其子女认为患者摔伤医院应负全责，并提出"治好糖尿病才出院"及索赔 12 万元的要求。6 月 8 日，患者转入内分泌科，给予抗感染、降糖、降压、护心、护脑以及对症支持等治疗。

纠纷情况：患者血糖已能控制，血压、食欲、睡眠、大小便均良好，可自行下楼外出活动,早已达出院标准,而且欠费十四万多元。但患者还是扬言,不满足其要求就死在医院。目前国内外对糖尿病的治疗是控制血糖,治愈糖尿病是世界难题,况且医院一直对患者采取积极有效的治疗措施,所以认为其提出的治愈糖尿病及索赔要求是极为无理的。院方向法院起诉,并申请财产保全。法院对其发出传票并择期开庭。2011 年1 月 29 日因年关将近,内分泌科二区只剩下该患者一人,从工作及患者本人安全考虑,医院为其办理了出院手续,并且带了 3 个月的治疗药物,下午派救护车将其安全护送回家。但该患者及其家属随即强行冲击内分泌科一区病房,抢占床位,严重影响了正常医疗秩序。在将该患者及其家属请出病房门口后,患者仍滞留在病房门口大吵大闹,并扬言要跳楼自杀。

家属 / 患者心理特征分析:经过与患者心理晤谈和评估后,患者存在认知偏差和偏执性人格特征。认知偏差是患者认为自己家庭和子女无法保障自己的生活,现在有医院在,希望医院能够给予保障,患者只想从医院获得更多的益处,而没有考虑清楚医院对自己是治疗关系,不是监护人的关系。个性特点存在偏执,以自我为中心,几乎无法进行认知心理治疗。表达方式以激惹和宣泄为主,无法进行有效的沟通。

心理干预计划:

1. 共情表达,加强问题应对和情感应对方式的心理干预,以期改变其认知方式。

2. 与家属沟通,建议家属以患者健康为重,而不是以其健康换取利益,改变家属认知模式。

3. 与护士和医务人员沟通,找到合适的沟通方式。如患者宣泄的时候不是予以劝导,而是将医务人员及同房间患者与其隔离,当患者找不到宣泄对象时自然会停止,否则就会无休止地吵闹,引起病房的不稳定。

4. 帮助患者分析自我角色准确定位,不是作为子女的筹码,而是要为自己生活。

追踪结果:解决问题。

案例二

诊疗经过：患者胡某，女，48 岁。因"左下肢外伤后伤口不愈 4 年余，下肢静脉曲张 2 年"于 2011 年 6 月 9 日入院。入院诊断：1. 左下肢慢性溃疡；2. 左下肢静脉曲张。6 月 11 日行左下肢慢性溃疡切除 + 刃厚皮移植术。6 月 22 日患者出现左侧下肢静脉广泛血栓形成。6 月 29 日患者出现左大腿内侧局部红肿，考虑"左大腿血栓性浅静脉炎"。经积极治疗后，7 月 7 日左大腿局部红肿基本消退。

纠纷情况：患方对出现左下肢静脉血栓不理解，要求赔偿，但未提出具体要求金额。

家属 / 患者心理特征分析：经过与患者心理晤谈和评估后，得出如下结论：1. 患者不理解可能会出现的医疗情况，放大悲苦背景，寻求同情，以期给予最高的赔偿。 2. 患者个性简单、不偏执，目标是得到可以满足的费用生活，期望越高越好。 3. 可以进行深入沟通，认知治疗可以进行。

心理干预计划：

1. 予以详细的沟通交流，使其明白目前的医疗状况，加强认知治疗，改变其认知方式。

2. 目前问题已经解决，积极乐观面对，与医生配合，早日出院。

3. 加强问题应对和情感应对方式的心理干预。

追踪结果：解决问题。

案例三

诊疗经过：患者张某，男，29 岁。因体检发现左肝肿块 1 月余于 2011 年 1 月 7 日入住微创外科一病区。入院诊断：1. 左肝外叶占位性病变性质待定：血管瘤？囊肿？ 2. 双侧慢性扁桃体炎。1 月 10 日在全麻下行腹腔镜左肝外叶切除术。术后病检结果显示"肝局灶性结节性增生，灶性胆管上皮增生活跃"。1 月 20 日出院。1 月 29 日患者来院复查 B

超发现腹腔内有积液及肠粘连,遂第二次住院。1月30日行腹腔镜下腹腔探查术＋腹腔引流术,中转开腹手术。后好转出院。

纠纷情况:患方认为是医生疏忽大意导致第二次手术,要求赔偿。患者系某医院外科医生,故患者本人尚能理解,但患者母亲不能接受,曾在医院打横幅。

家属／患者心理特征分析:经过与患者家属心理晤谈和评估后,特点如下:

1. 患者作为有医学背景的当事人,能够理解腹部手术后可能出现的肠粘连等并发症。虽然术前谈话已经对术后并发症做了充分说明,但患者家属不理解手术后可能出现的并发症,仍存在着"进了医院就是进了保险箱,医院包治百病,出现任何情况均需医院全权负责"等社会普遍存在的错误观念,将患者及其家属应承担的手术风险全部推向医院,在出现手术并发症后,曾在我院打横幅,目的是给社会以"弱势群体"印象,期望医院给予更多赔偿。

2. 可以进行深入沟通,认知治疗可以进行。

心理干预计划:

1. 加强患者家属问题应对和情感应对方式的心理干预,以期改变其认知方式。

2. 患者术后并发症问题已经解决,患者本人已出院回家,与患者家属仍需保持积极有效的沟通。

追踪结果:解决问题。

参考文献:

1. 美国医疗卫生保健质量委员会.跨越医疗质量的裂痕——21世纪新的医疗保健系统.王晓波,马金昌译.北京:中国医药科技出版社,2005.

第八章
提升集体荣誉感(R)

【本章导读】

本章主要介绍 SAFE-CARE 体系中"R",即 Reputation,提升集体荣誉感。集体荣誉感是医院发展的内驱力,本章在理论部分探讨了荣誉感的来源与培养,重点分析了如何培养医务人员的集体荣誉感。与此同时,本章也全方位展示了医院在提升集体荣誉感方面的实践与探索,主要包括:突出以人为本,着力建设幸福之家;从薪酬待遇、工作条件、文化生活等方面,构建"医院亲如家"的氛围;充分发挥新闻宣传"内聚人心、外塑形象"的积极作用,医院涌现出了许许多多感人的先进典型和优秀事迹,被赞为可贵的"正能量"。

第一节　集体荣誉感是医院发展的内驱力

"责任、荣誉、国家"是美国西点军校著名的校训。"发展合作医学"被认为是全世界医学圣地——美国梅奥诊所的两大主要核心价值观之一，医务人员之间有效的团队合作使之脱颖而出。而集体荣誉感，是团队合作的核心和基础。

何谓荣誉呢？德国伦理学家弗里德里希·包尔生曾指出："一个人通过他的品质和行为在他的伙伴中唤起某种情感，这些情感是以价值判断的形式来表现的：尊敬和无礼；崇拜和蔑视；敬重和厌恶。这些情感以判断的形式表现自己并为其他的情感所影响、加强和共鸣，因而产生了对于社会中的特定个人的某种总的价值的东西；这就是他的客观荣誉。"从一般的或广义的意义上看，任何荣誉都应从下面两个相互联系的方面去思考与考察：一方面，它是我们周围的人们或社会对作为荣誉主体的业绩、贡献、品行与德性所给予的一种积极与肯定性的评价，其表达的形式可以是多种多样的，既可以是物质性的，也可以是精神性的。另一方面，是指荣誉主体对自己的业绩、贡献、品行与德性的社会价值的自我意识。

从荣誉的主体来看，荣誉可以分为个人荣誉、集体荣誉、社会荣誉等。集体荣誉感是一种热爱集体、关心集体、自觉地为集体尽义务、做贡献、争荣誉的道德情感。它是一种积极的心理品质，是激励人们奋发进取的精神力量。在集体生活中，个人将逐步体会到集体荣誉与自己的关系，体会到个人在集体中的地位。当集体受到赞扬、奖励的时候，就会产生欣慰、光荣、自豪的感情；当集体受到批评或惩罚的时候，就会产生不安、羞愧、自责的感情，这就是集体荣誉感，是有上进心的表现。

一、集体荣誉感的来源

集体荣誉感来源包括三个方面，内层的价值取向与体系，中层的职业认同与感受及外层的社会形象与地位。

(一) 职工的内在价值取向与体系

集体荣誉感属于道德范畴,一个人集体荣誉感的强弱,首先取决于其内心的价值观。一个集体荣誉感强的人,肯定是信奉集体主义,热爱组织的人;而一个毫无集体荣誉感的人,则多半是一个信奉个人主义,自我中心者。这其中又与他个人成长环境、教育经历密切相关。

医务人员的集体荣誉感,体现了他对医院对职业的热爱程度。一个有着强烈集体荣誉感的医务人员,会以集体主义为自己的价值取向和原则,自觉维护医学的神圣,捍卫职业的尊严,并自觉抵制有害于集体形象的言行。

当前,80 后,90 后正走上工作岗位,成为从事医疗服务的生力军。这一个群体有着共同的特征,大多为独生子女,成长环境较为优越,受过良好的教育,在全球文化的浸泡中长大。他们往往做事较为果断,接受新事物很快,环境适应能力强,但是也存在某些方面的不足,如自我中心趋向强,集体主义教育缺乏,导致集体荣誉感的趋弱。

(二) 职业的认同与感受

职业认同与感受属于集体荣誉感的中层来源,它是指某项职业的社会价值得到了社会公正的、客观的评价和从业人员对其正确的主观认识。这里具体来说,就是指医院从业人员对自身所从事职业的认识与感受,它是医生、护士、医技、管理、后勤等不同类别工作人员职业感受的总和。虽然因岗位不同,职业认同与感受会有所不同,但是医疗工作是职工职业认同的主要产生对象,医生护士是职工职业认同的主体。为此,医务人员对医疗工作的职业认同与感受就成为医院集体荣誉感的重要来源。虽然自古就有"不为良相,便为良医"之说,医疗工作被认为是救死扶伤、播撒仁爱的职业,但是在市场经济条件下,一些负面思潮对医疗工作造成的影响,使得医务人员的职业认同感、荣誉感有所降低。

有调查显示,医务人员自评社会地位平均分仅为 60.1 分,有 54.4% 的人评分不超过 60 分。48.8% 的医务人员自感近年来社会地位下降,48.8% 的人认为近年来患者对医务人员的信任程度下降。仅有 23.9%

的人表示,如果有机会重新选择,还会选择行医,其余的人或者放弃,或者持犹豫心态。而且还广泛存在"医生不愿意子女从医"的现象。这些都表明,当前医务人员职业认同感不高,从业感受较差,这些直接影响着医务人员的工作积极性,影响着医院质量与效益的提高,影响着医疗卫生事业的长远发展。

(三) 医院的形象与文化

医院的荣誉是医务人员集体荣誉感形成的基础,荣誉即医院的外在形象。人们通常所理解的形象是一种感觉,就像一个人独特的外貌、气质风度、仪容仪表那样,可能让人一时说不出他到底哪里与众不同,但总让人感觉他有着一种独特的魅力,这种状态、精神、风格就称之为形象。医院的形象包括医院物质存在的形式,医院自身的行为,还包括医院在公众心目中的印象。医院文化包括倡导什么,抵制什么,宣扬什么,压制什么,这既包括旗帜鲜明的表述,更隐含在全体职工无声的行动之中。

可想而知,如果医院是以一个医术精湛、服务一流、人文厚重的形象出现在社会公众面前,其职工的集体荣誉感肯定会明显增强。同时,如果医院倡导仁爱、弘扬正气、崇尚团结,那么,大部分职工肯定都会由衷生发出热爱医院的情感,真正做到"院兴我荣,院衰我耻"。

二、集体荣誉感的培养

(一) 凝聚共同理想

共同理想之于社会发展的重要作用可以概括为三句话:指引方向、凝聚人心、鼓舞士气。而这些正是集体荣誉感的来源和体现。医务人员集体荣誉感的强化要靠共同目标、有效激励、思政工作来指引方向、凝聚人心、鼓舞士气。

树立广受认同的共同目标。没有什么比目标的力量更强大,共同的发展目标描绘出的美好发展蓝图可以极大地激发医务人员的干事创业热情,最大限度地调动大家的智慧与才干,增强集体荣誉感。湘雅二医院第二次党代会确立了建设国内一流、国际知名高水平研究型医院的奋斗目标,在这一目标确立之前,当时上任不久的院领导班子广泛调研,召开民主党派、老领导、离退休老同志、教授委员会等多个层面的座谈会,最终形成这一广为接受的"十二五"发展目标,使得全院职工心往一处想,劲往一处使,在共同奋斗的过程中,尽着作为集体一员的职责,享受着作为集体一员的荣光。

开展有效的思想政治工作。医务人员是医院的主人,他们的责任心、敬业精神和集体荣誉感,是医院生存发展的动力源泉。随着经济社会的发展和价值多元化,职工的思想形态越来越复杂,价值取向也越来越多样,提升医务人员集体荣誉感,需要积极发挥思想政治工作的导向、凝聚和激励功能。做好思想政治工作,可充分调动和发挥医务人员的主观能动性和工作积极性,引导他们树立正确的思想观念,规范他们的价值取向,激发大家的集体荣誉感和自豪感。湘雅二医院在长期的发展过程中建立了党政工团齐抓共管的思想政治工作格局,发挥党支部、分工会、团支部等组织单元的作用,把握职工思想动态,统一思想认识,确保将全院职工的思想和行动统一到服务人民健康和实现共同目标的轨道上来,为医院发展保驾护航,加油鼓劲。

(二) 增强职业信仰

在以医务人员为主体的医院大集体里,增强对职业的信仰与追求,可以促进集体荣誉感的形成与强化。湘雅前辈们对职业的追求与信仰,为后来者树立了典范,即使在抗战时期,湘雅被迫转移至贵州、重庆等地,但一刻也未停止过行医和办学,始终坚守职业理想,以医救国,崇高的精神永放光芒,也吸引着一代代后来者坚定信仰、坚守理想。对医学的职业追求,不仅吸引着一代一代的青年学子选择医疗卫生行业,而且成为医疗卫生队伍不断提高服务能力、改善医德医风的动力,更是面对当前舆论与社会压力的力量。

将职业信仰植入医学教育。医学教育是从普通人成长为合格医务工作者的第一站,也是最为重要的一站。青年学生从这里开始认识医学,认识医疗卫生行业,学习职业操守,培养职业情感,那么将对职业的信仰植入医学教育,便有着十分重要的意义。湘雅二医院担负着本科生、硕士生、博士生等多层次的教学任务,医学生从医院开始进入临床,接触自己的医学职业。为强化他们的职业荣誉感和神圣感,在医学生进入临床前,都会进行统一的培训或动员会,请老专家和部门负责人进行授课,帮助他们认识职业的使命,规划职业生涯,体验医学的崇高,激发了他们对职业的热爱和对医学的认识,像全国首位捐献造血干细胞的医学博士莫淼就是这方面典型代表。

发挥好典型的引领作用。榜样是无声的力量,一个典型就是一面旗帜。通过树立榜样,宣传典型,表彰先进,让医务人员体验到作为医者的崇高与荣耀。如一生勤俭却默默助学行善,死后捐献遗体的白求恩式的医生徐立,其"捧着一颗心来,不带半根草去"的先进事迹受到媒体广泛报道,被树为全省重大典型,中南大学追授"先进教育工作者"荣誉称号,医院组织开展向他学习的活动。同时,医院还评选医德人物,开展"身边好医生"的宣传,通过对名医名师优秀团队先进典型优秀事迹的宣传,使医务人员对医者的使命与价值有了更加深刻的认识。

搭建实现职业理想的平台。职业发展与成就是坚定职业信仰的最好"强心剂"。湘雅二医院一直致力于为各类人才开辟良好的成长空间和发展平台,让职工从进院开始,就在对职业美好的憧憬中开始自己的职业生涯。医院不断加强学科与人才队伍建设,制订科学可行的发展规划,提升医院总体实力。同时,关心关注关爱青年,加大青年干部选拔任用力度,推进人事制度改革,制定《业务科室主任绩效考核办法》、《主任医师(教授)绩效考核办法》、《新进人员暂行管理办法》,促使各类人才不断成长,不断成功,在医院的平台上大展身手,实现自己的职业理想。

(三) 增强组织归属

归属感是对组织的一种依恋、承诺和忠诚。但是,这个概念的实质远远超越了它的字面意思。归属感是个体所处的一种状态,在这种状态下,个体认同了某一特定组织的目标和价值观,有以把实现捍卫该组织的利益和目标置于个人或所在小群体的直接利益之上来行事的意愿,并希望维持其成员身份以促进组织目标的实现。组织归属感的形成可分为初期的顺应阶段,中期深化阶段,到长期的内在化阶段。医院应该从以下三个方面着手,努力提高职工的组织归属感。

入职培训强化感知。职工与医院通过双向选择,确定工作关系,职工加入医院,医院接纳职工。新入职的员工大多带着对医院的仰慕,对未来的憧憬,而高效的培训可以帮助他们更加感知、了解、认同、归属组织。湘雅二医院每年都会对新进员工进行培训,课程包括医疗、护理、院感、传统、消防等多个方面,院领导、离退休老教授也登台为大家讲授医院辉煌的历史,发展的现状和美好的未来。从迈入医院的第一天开始,就让大家感受到医院的服务理念、价值追求,无形中产生对医院价值的认同。

形象识别耳濡目染。这里所指的形象识别是指医院的形象战略与CIS 系统,即通过自觉的形象策划活动,使医院被社会所认知、认同的经营理念及行为系统战略。CIS 是 Corporate Identity System 的简称,指的是医院形象识别系统,包括理念识别、行为识别、视觉识别、情感识别四个方面。通过这四个方面的导入,即把医院与其他医院区分开来,同时也统一内部服务规范、不断凝聚价值趋向,使医院职工按照医院的经营思想、价值观、行为规范来开展工作,并以此为荣。通过近 60 年的发展,湘雅二医院凝练出了"团结、严谨、求实、创新"的院训,"担当重若山、技术硬如钢、服务柔似水、医院亲如家"的文化理念,提出"八倡导""八不准",修订医务人员"十要""十不准"、医院文明用语等行为规范,并对院内标识系统统一规范管理,以淡绿色为主色调,象征着生命和希望,缀以玫红,又给人一种温馨、轻松的气氛,充分体现了"一切以病人为中心"等核心理念。

倾注关怀增强归属。组织倾注于个体的关怀,可以增强个体对组织的认同,也可以在内部营造良好的氛围。医院如同一个大家庭,一个小社会,对于很多职工来说,这里不仅是职业生涯开始的地方,也是整个职业生命的寄托。医院在发展自身,发扬集体主义精神的同时,也应该坚持以人为本,充分尊重个人权益,关心个人发展。医院对他们倾注的关怀,可以大大提高他们对医院、对职业的忠诚,调动和提高工作积极性与创新创造热情,还可以增强对医院的信赖与依靠,增强职工内心的归属感。

延伸阅读

周胜华:定做精神贵族

文/本刊记者 刘巍

在当前中国,冷静是一名知识分子的必备品质,他需要静下心来观察和思考,而医生本身便是一名很冷静的观察者和思考者,不会轻易迷失在路上。

公元1046年,北宋庆历六年,范仲淹应好友巴陵郡守滕子京之请,写下传世名篇《岳阳楼记》,将中国传统知识分子的忧患意识明确定义。

1906年,作为美国雅礼协会在中国最早建立的西医医院之一,湘雅医院在长沙成立。1932年,湘雅人怀着共赴国难的赤子之心,汇入抗战洪流,并在抗日战争最为胶着的时刻自请转为国立,西迁复建,备尝艰辛。

"三湘大地的深厚底蕴和湘雅的特有文化,都促使我们时刻不忘思考,如何在国家最需要的时候主动站出来。"周胜华如此形容自己率领医院积极参与公立医院改革的动因。在他正式成为中南大学湘雅二医院(下称"湘雅二医院")院长不久,便已组织全院讨论"湘雅在公立医院改革中的责任与担当"。

责任感 忧患观

提到自己对公立医院改革的感受,周胜华用了4个字——"扑面而来"。

"一方面,公立医院改革已经逼近支付制度改革的深水区,为公立医院带来了生存压力和求变动力,作为公立医院院长,必然要有危机意识,未雨绸缪,主动改革;另一方面,哈医大医生被杀等事件,折射出当前医患关系紧张、医疗服务并未令百姓满意的现状,此时必然要有一些优秀的公立医院站出来,反思自我,呼应改革。"这种复杂的改革情愫纠缠着周胜华,使他备感压力。

在重压之下,周胜华作为一名知识分子的冷静与稳健得到充分的显露。"知识分子是社会的精英阶层,医疗行业的知识分子更担负着不同寻常的责任,绝不能像普通人群那样'端着碗吃肉,放掉碗骂人',而是要潜心思考,引领社会潮流。"他希望将自己的想法传递给全院医务人员,激发他们的忧患意识和责任感,在全院上下形成改革的合力。

面对一家拥有几千名员工的大型综合性医院,要使全员形成合力,谈何容易?在一件件新举措的落实过程中,周胜华用"共识"的达成,以巧破千金。

"任何新政都必须首先在全院达成共识,不能急于推进。哪怕这一举措再正确,对患者和医院再有利,没有共识也很难落实。"回忆履新两年来的经历,他感慨道。为了保证医疗安全,医院提出让高年资医生倒夜班,这必然会加重医院骨干力量的工作负担,医院之前推过几次,都流产了。然而,周胜华坚信这一举措的必要性,"夜间诊疗是患者安全最薄弱的环节之一。试想,派到最危险阵地上的,只是一群娃娃兵,如何能够打胜仗?"

为了说服全院的高年资医生,他首先从说服科主任入手,并用事实说话,将中国历年来重大医疗事故的细节进行有针对性的罗列,以此说明高年资医生值夜班的必要性。面对血淋淋的事实,医生的良心与责任感渐渐被唤醒。

在寻求共识的同时,医院还建立了充满人文关怀的制度,将高年资医生的夜班费由普通医生的 10 元,增加至 50 元。"尽管 50 元对他们来说不算多,但至少体现了医院最大程度的关怀。"他解释道。

在充分的文化和制度准备之后,医院组织 260 多名高年资医生填写调查表,并强调,大家都可以反对,这个调查将对最终决策有着关键性影响。出乎周胜华意料的是，他没有收到一张反对票。紧随其后的，是完备、严格的监督检查措施。"制度是必须有的，但最终是要形成文化。作为一任院长，并不能奢望自己制定的制度可以一直保留，但你在任期间沉淀下来的文化、营造出的氛围、对医院员工观念上的影响，必然会更长远地影响着其他人。"周胜华如此诠释制度与文化的辩证关系。

面对渐趋紧张的医患关系和医务人员偶尔流露出的怨言，周胜华一边劝解员工，不能脱离中国国情看问题，要对当前的生活状态感到满足，一边又通过对医院运营的精打细算为全院职工谋利益，期待在欲望与收入的一减一增中寻求平衡。

他还特别指出，在知识分子聚集的组织，千万不能靠耍小聪明达到目的，而是要有大智慧。"一名医院院长的性格和管理风格，必然会对医院文化和风气产生影响。如果院长清清白白、坦坦荡荡，管理也会相对容易。相反的，靠小聪明达到的目的，会很快被聪明的中层干部和业务骨干们稀释掉，不会长久。"

硬技术　软着陆

为了响应公立医院改革，湘雅二医院于 2010 年秋推出了惠民十大举措，之后又不断地深入和完善。其实，周胜华是希望用这一项项"小制度"引领湘雅二医院这艘大航母逐渐驶向关注患者安全和服务的正确航道；希望湘雅二医院建院 50 多年来积累下来的硬技术实现软着陆。

"湘雅二医院同时拥有心、肺、肝、肾移植 4 张'准生证'，在全国医院中都较少见。而且，她也是各种高难度诊疗的汇集之地，这就意味着，医院 24 小时都处于高风险运营的状态。在此环境下，医疗问题的发生是绝对的，不发生是相对的。提高医院全员的风险控制意识就显得非常重要。"他向《中国医院院长》记者如此解释"硬技术，软着陆"的提出背景。

在他看来，现在医院通过优化流程、建规建制编制出来的，只是一张医疗安全的网。随着网眼的不断缩小，最终会演进成一堵医疗安全的防火墙。

医疗安全制度体系的构建,以及在制度基础上的自觉安全文化的形成,便是这堵墙的构筑路径。除了重视医疗安全,他还将希冀投向了医疗服务的更高层次——人性化服务。"在医疗技术高速发展中,我们从医学教育层面就忽视了医生对患者的人文交流和关怀,对医院和医生的考核也都是些硬技术的考核。技术与服务之间的关系,是需要我们调整和反思的。"

所以,"技术硬如钢,服务柔似水"成为湘雅二医院的又一个口号。

曾经有一名刚入职不久的年轻医生对周胜华抱怨:"辛辛苦苦读了快 20 年书,到头来却变成了服务员。"年轻医护人员的心态,使周胜华清醒地意识到,之前很多医学大家甘为患者当服务员的年代已成为过去。现在这批年轻人,也许在家里仍然被父母照顾着、宠爱着,如何能让他们在工作岗位上甘当服务员,已成为医院管理者的新课题。

"在中国,几年前连医疗是不是服务、患者就医是不是消费都还存在争议,但是,我去美国耶鲁大学访问的时候,看到他们的医学生会专门修习一门有关医患沟通的课程。甚至他们还要在社区或者城市里面请演员来扮演患者,学生跟这种扮演的患者进行交流。老师会讲解,哪些没有交流好,哪些没有沟通好。"周胜华坦言,新一代医生的素质和观念决定着一家医院未来的竞争力,如果他们的观念不转变,势必会影响医院未来的发展。

为此,湘雅二医院一边照顾年轻医生的需求,为他们减负,一边又通过心理辅导和讲座改变他们的错误观念。在医院新领导班子成立的两年时间,医疗纠纷的下降率是 51%,医疗赔款的下降率是 60% 左右,效果显著。

今年清明小长假期间,湘雅二医院的一名骨科医生回乡扫墓,在宾馆大堂里看到一位高龄老人倒地不起。他没有犹豫,赶上前做徒手心脏按压、口对口人工呼吸,最终将老人抢救过来,安全送到医院。在接受媒体采访时,那名医生简单地回答:"这是医生的本能。"

听到这个消息,周胜华倍感欣慰,"其实这种救助本身就存在很多风险,比如患者是否有传染病、会不会因为抢救的并发症被患者家属误解。但我们医生的职业素质却在这种时候得到显现。"

周胜华坦言,在当前社会,医务人员有时的确会感到迷茫,一些恶性的医患冲突对医生的打击非常大。但越是此时,越需要有人站出来,为整个行业引领一种精神。"湘雅是一个产生责任的地方,而湘雅二医院愿意引领这个潮流。作为管理者,我们希望挖掘湘雅的底蕴,用制度和文化来营造一种氛围,使全院员工都成为冷静思考、独立处世的精神贵族。"

"在当前中国,冷静是一名知识分子的必备品质,他需要静下心来观察和思考,而医生本身便是一名很冷静的观察者和思考者,不会轻易迷失在路上。"他对未来充满信心。

(来源:《中国医院院长》,2012 年 8 月上 / 第 15 期)

第二节　突出以人为本,建设幸福之家

一、民主办院,充分调动全院职工积极性

(一) 教职工代表大会保障职工民主权益

教职工代表大会是民主管理的基本形式,也是保障教职工参与医院民主管理、民主决策和民主监督的重要途径。湘雅二医院认真贯彻全心全意依靠教职工民主办院的方针,在落实科学发展观,推动医院科学跨越发展的关键时期,更加注重充分发挥工会组织和全体教职工的主人翁作用,更加注重"三重一大"制度的落实。

医院坚持每年召开教职工代表大会,尊重教职工代表的民主权利。凡属职代会职权范围内的重要事项,都要提交职代会审议通过;凡涉及教职工群众切身利益的大事,都要召开教职工代表座谈会征求意见。如近年来,职代会上讨论通过了《医院"十二五"改革和发展规划纲要》、《南元宫路西移实施方案》、《职工医疗保健若干问题的规定》等决议,还

为讨论购买湘泉大酒店、奖金分配调整方案等问题,召开职代会主席团、教授委员会、职能科室负责人专题会议,讨论会上代表们各抒己见、畅所欲言,充分体现了医院教职工当家做主、积极参与民主管理的主人翁意识。

教职工代表大会提案工作,既是保证教职工代表大会行使民主权利,实行民主管理、民主监督的重要举措,也是反映教职工代表意见,调动广大教职工的工作积极性,全心全意依靠教职工办好医院的重要途径。提案征集、办理和落实的全过程就是发扬民主、了解民意、凝聚人心、上下沟通,促进各项工作的具体实践。提高提案质量,做好提案处理工作是医院管理者及各位代表的共同责任。近几年来,医院教职工代表大会和工会会员代表大会共收到提案上百份,这些提案分别由院领导牵头、相关职能部门落实处理,并予以答复。

(二) 教授委员会提高决策科学性

为落实《中南大学校、院两级管理体制实施办法》,充分发挥专家学者在医院改革、建设和发展中的作用,2003 年医院成立教授委员会,由19 位教授组成,期间根据学校要求,进行了多次换届。作为医院改革、建设和发展中重大事项决策的咨询评估机构,教授委员会成员具有较高的思想政治素质和政策理论水平;有较大的国内外学术影响,且为公认的学术学科带头人;有较强的参政议政能力,且自愿为医院的建设发展服务;群众基础好,在教职工中享有较高声誉。

教授委员会对医院的各项发展计划、重要政策和改革措施等决策提供咨询;对医院的管理过程及成效进行监督评估;对医院年度预算及年度预算执行情况提供咨询并进行评议;参与医院机构设置的论证并提出建议方案;对医院拟引进人才,医疗、教学、科研系列关键和重点岗位的拟聘人员进行评价,提出评议意见;对本院的所有高层次人才计划(基金)推荐人选进行评价,并提出推荐意见;评价监测全院医疗、教学质量水平,并提出合理化建议。教授委员会的咨询意见和建议为医院决策提供了重要依据,提高了医院的管理决策水平。

（三）院领导接待日主动倾听民意

为进一步加强医院领导与教职员工的联系，倾听群众呼声，更好地发扬民主，集思广益，推动医院各项工作顺利开展，医院坚持实行院领导接待日制度。

参加接待日工作的院领导为医院党委书记、院长、党委副书记、副院长，院领导接待日采取轮职方式排班，在周安排上体现，按登记先后顺序安排。预约单位和个人提前一周，通过电话或本人登记等方式向医院办公室申请，并填写好《中南大学湘雅二医院院领导接待日预约登记表》。负责接访的院领导和职能部门认真听取来访人的意见和建议，对来访者所提的问题能答复的当即予以答复；对不能当即回答的要说明情况，做好思想疏导工作，并认真填写"接待意见"。医院办公室派专人负责院领导接待日的记录工作，对群众反映的情况进行整理归类，根据领导的指示及时到有关部门做好协调督办工作。相关单位或部门积极配合，保证院领导接待日的实效性。

（四）院务公开完善医院民主管理机制

实行院务公开是落实科学发展观、加强医院民主管理和监督、保障教职工合法权益的有效途径，是强化工会职能、凝聚人心的良好载体。医院深入贯彻《湖南省学校校务公开工作规范》，加强院务公开的规范化、制度化建设，提高院务公开的质量和实效。增强重大事项决策、重大人事任免、重要项目安排、大额度资金使用情况等事项的透明度。充分发挥医院民主管理委员会作用，工会干部源头参与，落实和保障教职工对医院管理的知情权、参与权、监督权，促进医院健康和谐发展。在职代会上，院长报告医院财务收支情况，由职代会代表审议。工会干部参与医院重大事项、重要人事任免、重大项目、大额资金使用的讨论和决策。

（五）充分发挥各层次人员参政议政积极性

离退休老同志为医院建设与发展作出了积极的贡献，是医院的宝贵财富。老同志们虽已离开了工作岗位，但他们熟悉医院的历史，对医院怀有浓厚的感情，仍然十分关心医院的发展，能够提出许多建设性的意见。

在办院过程中,医院非常重视老同志的呼声与意见,每年年底定期召开离退休老同志座谈会,院领导与大家畅谈发展成绩,共谋发展大计。医院还充分落实老同志的政治待遇,党代会、职代会等重要会议召开时,都会邀请老同志代表列席参加。重大决策出台前邀请老同志们座谈,征求老同志对医院工作的意见和建议。一些重要文件也会及时向离退休老同志传阅。

党外人士是参政议政的重要力量。医院现有 6 个民主党派支部(社),分别是民革支部、民盟支部、农工民主党总支、九三学社支社、致公党支部、民进支部。每年至少召开一次统战对象代表座谈会,充分发挥统战对象参政议政的作用。同时,凡是医院重要事项、重大决策出台前,都要广泛征求各民主党派的意见,每年召开的医院工作会议和教职工代表大会均邀请民主党派主委列席,发挥他们参政议政的积极性。此外,医院还开展"党委出题、党外调研"活动,就医院发展的相关问题进行调研,提出对策,为医院发展提供决策依据。

二、关爱职工,营造"家庭"氛围

(一) 为教职工办实事,着力建设幸福之家

湘雅二医院坚持为教职工办实事、办好事,坚持"四个必访"制度,规定凡是职工生病住院、职工直系亲属去世、职工遇到天灾人祸、职工有家庭纠纷时,工会干部必须上门走访慰问。2004 年 7 月,建立职工住院互助基金。2009 年 10 月,根据医院实际情况及时对报销范围和比例进行调整。职工因病住院,按政策比例分段计算,自付部分由原来报销80% 改为报销 100%,增加了完全自付部分报销 20% 和部分自付部分报销 30% 的规定。2011 年,医院发放内部职工诊疗一卡通,并将一定的医疗补助打入卡上。2012 年,医院与中国银行合作发放误餐、医疗补助职工卡,将医疗补助、误餐补助提高,职工可以在医院交费窗口、食堂等地刷卡消费。2013 年教师节,装修一新的职工活动中心正式开放,中心设有健身房、形体房、文体室。可容纳 50 名职工的健身房,配备整齐的男女更衣室以及跑步机 8 台,踏步机 4 台,大飞鸟、扩胸机、杠铃等各类健

身器械 20 多种。

医院女职工占职工总数 70% 以上，为关心女职工的健康，每年为女职工购买特殊保险。2003 年起，为全院在职职工购买意外伤害保险。幸福美满婚姻是事业成功的基石。自 2006 年设立金婚、钻石婚纪念奖至今，已为结婚 60 年的 8 对夫妇和结婚 50 年的 87 对夫妇分别颁发证书和赠送纪念品，使年轻夫妻学有榜样。医院地处市中心，周边房价高职工购房困难，医院总是想方设法为职工争取优惠条件。某楼盘与医院仅一墙之隔，许多职工欲购此处新房，但因价格高而难以如愿。医院知情后，多次与楼盘负责人协商，使房价降低了很多，医院近百户购房职工得到实惠。子女学习成才是每个教职工最大的愿望之一，为此医院积极帮助联系子弟就读学校，解决"入学难"问题；还组织多种形式的活动和激励学习机制，帮助子弟成长成才。自 2002 年起，全院合同工加入工会组织，享受医院职工待遇，受到应有的尊重，激发了大家的工作积极性。

（二）积极关爱离退休老同志

离退休老同志为医院发展立下了汗马功劳。医院在落实好老同志政治待遇的同时，积极落实生活待遇，让广大离退休老同志老有所为、老有所乐、老有所医、老有所养。每年走访慰问老同志上千人次。每逢重大节假日，院领导都会带队登门拜访，给他们送上节日的祝福。自 2011 年开始，医院启动"送温暖、献爱心，1+1 互助"活动，建立长效的帮扶机制，志愿者们定期到老职工家中上门看望，陪他们拉拉家常，谈谈心，帮助他们解决一些力所能及的事情。2014 年，医院开设了院内"120"，紧急情况下为老同志提供医疗救助。

（三）关心青年一代成长

青年一代是祖国和民族的希望，也是医院的未来。党的十八大提出要关注青年、关心青年、关爱青年，倾听青年心声，鼓励青年成长，支持青年创业。长期以来，医院坚持以党建带团建，坚持服务青年，关爱青年，让青年职工在医院大家庭里沐浴关爱、健康成长。医院通过开展提升素质的教育活动、展示风采的文化活动、锤炼精神的公益活动来升华青年人的人生理想。如 2006 年成立青年人文素质讲坛,提出"强素质教育、提服务质量"的口号。几年来,先后举办了把自己打造成品牌——个人成功的"心灵鸡汤",学好英语并不难、春季扮靓课堂、舞动青春、茶艺表演等主题的人文素质教育讲座,备受青年职工欢迎。

此外,以离退休老同志为主体的医院关心下一代工作委员会,在医院的大力支持下,充分调动离退休老同志和关工委成员单位的积极性,在加强青少年教育、关心下一代健康成长等方面发挥了重要作用,多次被评为中南大学先进关工委、"五好"关工委。2012 年 9 月,中南大学湘雅校区"五好"关工委现场经验交流会在医院召开。

三、关注精神家园,提供"精神福利"

医务工作者工作超负荷、劳动超强度、心理压力大。医院要想方设法努力营造良好环境,开展丰富多彩、形式多样、寓教于乐的文化活动,通过"精神福利"来提高职工的工作积极性和幸福指数。湘雅二医院主要做了以下几方面工作:

(一) 节庆文化活动

每逢重大节日,医院都会举办文艺晚会和文化活动,来凝聚人心、丰富生活。2003 年开展了纪念毛主席诞辰 110 周年大型文娱晚会,"芙蓉杯"第三届卡拉 OK 比赛;2004 年开展了"腾飞杯"男子篮球赛;2005 年组织了 500 多人参加的"兴院杯"羽毛球比赛和 600 多人参加的"创新杯"乒乓球比赛;2006 年组织开展了"和谐杯"歌手大赛等等。为迎接 2008 年北京奥运会,开展了"激情奥运,健康快乐"第九套职工广播体操比赛、"迎奥运,促和谐"职工拔河比赛等活动。2011 年成立了篮球协会、排球协会等多个文体协会。在中南大学"湘雅风"篮球赛中,医院夺得冠军;在历届校田径运动会上,医院教职工成绩名列前茅。

(二) 青年风采大赛

医院连续 10 年成功举办了"智能大比拼""文化擂台赛""我为歌狂""英语水平表演赛""青年励志舞蹈大赛""唱响二院青年歌手大赛"

等大型活动,充分展示了医院青年的聪明才智和精神面貌,为团员青年搭建了展示自我,提高素质的平台。

(三) 文化艺术节

为丰富职工业余文化生活,医院于 2011 年 6 月至 12 月举行了首届文化艺术节。艺术节以"铭党恩、塑精神、展风采、促和谐"为主题,分为红色经典季、文化活动季、风采展示季三个阶段。在半年的活动中,开展了"党的恩情永不忘"征文活动,并在中南大学征文比赛中获得良好的成绩;情景舞蹈《英雄》获得了学校建党 90 周年文艺汇演优秀节目一等奖;参加湘雅风篮球赛获一等奖。10 个文体协会组织会员开展了丰富多彩的文体活动,组织了和谐杯排球赛、羽毛球团体赛、摄影书法比赛、PPT模板大赛、"我是运动达人"体育月等活动。

(四) 体育运动节

2012 年,医院举办首届体育运动节。首届体育运动节以"强体,展风采,促和谐"为主题,在为期半年的时间里,先后举行了太极拳、篮球、羽毛球、田径等赛事。全院职工以首届体育运动节为契机,热爱体育、崇尚运动、关注健康,积极锻炼身体。"每天锻炼一小时,健康工作 50 年,幸福生活一辈子"的理念深入人心。

延伸阅读 ▶▶▶

院内"120"春风送温情

"叮铃铃……"一阵急促的铃声响起。离退休办陈新凡主任连忙接起电话,"喂,是院内 120 吧,我妈妈心血管病犯了。我们是大院 4 栋 304 吴教授家。""好,你别急,我们马上就到。"放下电话,陈主任马上带领相关人员赶到了 4 栋吴教授的家里,迅速将其送到了 14 病室,使她得到了及时的救治。这是院内 120 救助队成立以来发生的救助故事之一。

医院现有离退休职工 1000 余人,其中 80 周岁以上的高龄老人有 100 余人,子女不在身边的老人多,独居孤寡老人多。为了应对医院离退休职工出现突发性疾病或意外受伤等紧急情况,医院于 3 月中旬成立了医院 120 救助队。队伍由医院离退休办联合保卫办、预防保健科、急诊科、医务部和护理部等部门组成。队长由离退休办主任兼任,队员由保卫办应急分队人员担任,并且确定了相关部门协调指挥负责人。救助队配备了急救推车 1 套(带捆绑式救助担架 1 付),急救箱 1 个。

为了保障医院 120 救助队工作的顺利进行,救助队采取了一系列的措施:一是组织队员和预防保健科医务人员进行心肺复苏、紧急包扎止血、搬运方法等内容的培训,以便实施就地抢救;二是制定了医院 120 救助队工作流程并在离退休办、保卫办和预防保健科进行挂牌公示;三是印制了医疗温馨提示卡在医院家属区发放。目前,卡片已经发到了大部分离退休人员手中。

(来源:中南大学湘雅二医院网站)

第三节　内聚人心　外塑形象

湘雅二医院非常重视宣传工作,发挥宣传工作把握大局、把握导向的作用,达到内强素质、外塑形象的目的。

一、新闻宣传的组织

加强沟通,畅通渠道。医院目前与新华社、人民日报、光明日报、中央电视台、中央人民广播电台、健康报、湖南日报、湖南电视台以及香港大公报等上百家媒体建立了长期稳定的联系。曾成功协办《健康报》科技报道选题研讨会等宣传工作会议,加强了与媒体的联系。经过几年的摸索,逐渐建立了"主动供稿"、"提供线索""新闻发布"、"多方联动"等新闻发布方式,建立媒体记者 QQ 群,适时向媒体发布新闻信息,畅通外宣渠道。

规范运作，健全制度。医院宣传工作坚持"归口管理，统一发布，留有余地，把握尺度"的原则，建立了新闻发言人制度，负责全院重大新闻的发布，设立党委新闻发言人和医疗新闻发言人各一位，党委新闻发言人由医院分管宣传工作的副书记担任，负责医院党委、行政各类新闻的发布，新闻发布会的组织与主持，对事关医院战略决策与声誉影响的重大信息，报请院党委书记或院长进行信息发布；对医疗相关信息，授权医疗新闻发言人进行信息发布。医疗新闻发言人由医务部主任兼任，主要负责医疗相关新闻的发布，医疗新闻发言人在党委新闻发言人的指导下开展工作。

近年来，医院还建立健全了新闻报道报告制度、审核制度、对外宣传制度、突发事件报道制度、记者来访制度、网络宣传制度、院外发稿稿酬奖励与管理办法等。这些工作制度的建立，有力地保证了医院宣传工作的严肃性和完整性。

二、新闻宣传的实施

（一）结合中心工作，做好日常宣传

宣传工作始终坚持"围绕中心、服务大局"的指导思想，为中心工作加油鼓劲。医院是生命开始的地方，也是生命结束的地方，人的一生，生老病死都离不开医院，人生百态、悲欢离合都发生在医院；医学是科学与人文的结合，医院是自然规律与人性的交点。因此，医院是媒体的素材宝库，充分挖掘、包装这些素材，对于医院品牌形象的树立和强化有着莫大的作用。一直以来，医院宣传紧密结合医教研中心工作，致力于报道最新医疗技术、科技成果，取得了良好的社会反响。如湖南省首例心肺联合移植，亚洲第二例全腹腔器官移植，新技术唤醒"植物人"等，都被媒体广泛报道。

（二）结合热点焦点，做好重大宣传

结合热点和焦点，积极策划组织，才能产出有影响的新闻报道，也只有这样，才能为医院品牌增光添彩。2005年医院第二住院大楼竣工

投入使用,大楼人性化的设施、合理的功能布局、优雅的住院环境赢得广大病友和同行的称赞,以此为契机,与全省 20 多家媒体联合举办了"和谐发展的中南大学湘雅二医院"新闻发布会,影响大,效果好。2008 年适逢湘雅二医院建院 50 周年,《人民日报》以《培训村医　大医院传帮带》为题,图文并茂介绍了医院积极承担社会责任的情况;《湖南日报》连续三天在头版报道了医院快速发展纪实;《中国经济周刊》、《中国日报》、《中国新闻社》、《文汇报》、《健康报》及新华网等进行了长篇报道。2011 年,医院救治了独守在奶奶尸体旁七昼夜、不到两岁的留守儿童小梦茹,并积极组织策划宣传报道,从入院、会诊、病情好转直到入院,实时进行新闻发布与更新,受到中央电视台、新华社等媒体的广泛关注。2012 年,眼科退休副教授徐立去世后,医院组织媒体来院对其先进事迹进行挖掘整理,并在《光明日报》、《健康报》等进行深度报道,中央和湖南省委领导对此作出重要批示,使之成为医院建院 50 多年来第一位全省典型。

(三) 结合群众需要,做好科普宣传

向群众普及科普知识是宣传工作的另一重要任务。医院宣传办长年向医务工作者征集各类科普稿件,并结合世界肾脏病日、世界结核病防治日、卫生日、爱眼日、反毒品日、爱牙日、高血压日、糖尿病日、艾滋病日等健康日广泛进行科普知识宣传。据统计,近几年每年都在《健康时报》、《健康报》、《家庭医生报》、《大众卫生报》、《中老年自我保健》等媒体发表科普稿件 300 篇以上,多位教授被评为湖南省优秀科普作家,多部著作被评为湖南省优秀科普作品,有力地提升了医院的声誉。

(四) 重视内部平台,办好院网院报

院报院网是医院文化建设的重要载体。院报于 1999 年正式创刊。为了更好地宣传医院在医疗、教学、科研、管理、后勤等方面所取得的成绩,在职工和同行中广泛开展新知识、新业务交流,为病人提供更多医疗信息服务,院报多次扩版,每期刊载文章数十篇。为了促进各专科的发展,每期报纸开辟了一个专科介绍专版,对全院各学科及临床重点专科

进行介绍；为了提高院报的档次和水平，每期配有一篇评论员文章，在不同阶段，对医院的重大决策和重要活动、院党委、行政的重要工作思路等配以评论文章，作为全院职工统一思想的号角。近年来，先后刊登了创建高水平研究型医院、建设"平安医院"、学科建设年、学习贯彻党的十八大精神等系列评论员文章。现在，院报有新闻版体现报纸的新闻性，有副刊版体现报纸的可读性，有科普版体现报纸的实用性，使院报越来越受欢迎。每年免费发放 12 万份给职工和患者，并邮寄到国内各大医院进行交流，成为上传下达、学科交流、医患沟通、社会传播、医苑文化、宣传教育的重要载体。2007 年，在院网上开辟电子院报专栏，院报上网后，更方便读者阅读，实现了报网联动。

为适应信息化发展的趋势，2001 年，医院开通了院网，成为医院内外宣传的重要平台。为进一步丰富功能、增强可读性，2010 年，医院对网站进行了改版，更新后的院网首页设置了 20 余个栏目，分为医院新闻与通知公告、诊疗信息与病友服务、相关专题等版块，并为各职能部门、临床科室设立了子网站，成为全方位展示医院的平台。医院新闻栏目第一时间报道医院医疗、教学、科研、管理以及后勤等各条战线的新闻动态。病友服务版块不仅公布了专家介绍及门诊信息，还开设了预约挂号功能，患者凭诊疗卡和与之对应的身份证号，可以 24 小时登录网站，进行预约。在专题版块，有科普知识、病友飞鸿、杏林人物等栏目，深受网友的喜爱。院网还配合医院每年的中心工作和各个时期的热点，开辟专栏，如院庆 50 周年、学习实践活动、创先争优、学习徐立同志先进事迹、创建无烟医院等专题，为中心工作的开展造势。从 2010 年改版至 2012 年底，院网总点击率近 150 万次，日均点击逾 1.8 次，居全省各医院前列。

（五）积极做好预案，防范于未然

医疗卫生是社会各界关注的焦点，医院也因此暴露在大众的"眼皮底下"。由于医疗工作本身的高风险和社会对医疗工作认知的不足，以及社会转型期价值多元化和社会环境的复杂，医院难免出现负面新闻和报道。如何做好负面信息出现时的危机传播，也是 SAFE-CARE 体系中的重要一环。为此,医院建立了《突发、敏感事件的报道制度》,并积极做好相关预案,建立了一般新闻由科室宣传负责人、党委宣传办两级审核制度,重大新闻由科室宣传负责人、党委宣传办、分管院领导、党委会四级审核发布制度。并积极做好危机情境下与媒体的对接工作,按照危机处理的相关原则,由新闻发言人统一对外发布,确保信息发布及时、高效、有利。

延伸阅读　▶▶▶

大 爱 人 生

9 月 26 日下午,中南大学湘雅二医院报告厅。400 余名职工神情肃穆,缅怀一位刚刚离去的老者。老友、学生、同事们讲述的一个个故事,还原出人们脑中的一幅幅画面——

他退休工资每月近 4000 元,每天的食谱却只有一个馒头、两碗几乎没油的面条和在菜市场捡来的剩菜叶;他的住房不超过 30 平方米,一个小烤火炉、一台旧收音机及一台旧的 14 英寸电视机,是家里仅有的 3 件电器。

他几乎把所有的积蓄都用来资助贫困学生。他叫徐立,中南大学湘雅二医院眼科的一名退休副教授。

“人活着不要老是想着自己”

在许多人眼中,徐立很“怪”。他退休时是副教授,每月的生活费却不超过 120 元。

徐立穿的衣服是儿子留下的旧衣服。老伴胡慧侬拿出一件他常穿的秋衣,是儿子 32 年前念初中时买的,领子上满是补过的痕迹。有人叫他“叫花子教授”,他总是笑着摆摆手:“人活着不要老是想着自己,国家富强了,可艰苦奋斗、勤俭节约的精神不可丢。”

其实，他的收入并不低，去世前的退休工资是每月3916元。很多人不禁问，他的钱去哪了？他常年资助贫困生读书，那些从未谋面的孩子们，是他心中最重的牵挂。2009年底，他摔伤骨折，上了手术台却哭了起来。他说，担心这次就下不了床了，还有4个孩子没毕业，不知该怎么办。没有人知道他资助了多少学生、捐了多少钱。每当同事问起，他一概不说，包括自己的老伴。

医院眼科的同事，也曾是他的受惠者。他会自己出钱给科室中考上研究生的年轻医生买本子和钢笔，还曾拿出半个月的工资，为科里购买《眼科全书》。每当国内有重大自然灾害，他必定主动捐款。熟悉他的人都说，别人是有10元捐1元，他却是有10元捐9元。

"他这辈子就是为医院而生的"

退休20多年，徐立还是天天"上班"。他每天都在医院转悠，从门诊到住院部，风雨无阻。他说，每天去是看看有什么需要帮忙，同时也督促一下后辈们，把湘雅精神传承下去。除了这些，他还给自己安排了一份工作：给退休老同志送书报、信件和工资条。

"他乐呵呵地跟我们扯扯耳朵、拉拉手，坐也不坐、水也不喝便离开。如果有事不能来，还会提前'请个假'。我们习惯每天见他，一天不见，心里就慌。"眼科护士长王琴说。

碰到病人问路，徐立总是亲自带到目的地，还主动给候诊病人讲眼科知识。他只要为哪位老人看过一次病，就会终生免费为他服务。

2007年底，正在读高二的程耀庭从湘西来医院准备做手术。徐立每天都会来看看这个17岁的男孩，陪他说话，舒缓他的紧张情绪。程耀庭回忆："手术后我不能吃东西，每天都靠输液补充营养。但每次躺在病床上一听到'咔嗒、咔嗒'的声音，就感到很温暖，我知道徐爷爷来看我了。"

一年到头，徐立留给自己的休息时间不超过一周。老伴胡慧侬在湘江对岸的湖南大学上班，退休前，他们平时住在各自单位，周末才见。退休后，还是如此。他说，他离不开医院，离开久了，心里就憋得慌。"老徐离不开医院,他这辈子就是为医院而生的。"胡慧侬说。

去世前,徐立立下遗嘱,把自己的遗体和所有书籍捐给医院。这也是他为医院做的最后一件事。

(来源:《人民日报》2012 年 10 月 11 日 15 版)

一条帖子引出一个好医生

一个老人忽然倒地、心脏骤停,一个陌生男子挺身相救。胸部按压、人工呼吸……20 分钟后,渐渐有了呼吸的老人被驰援而来的 120 救护车送往附近医院。

这个故事,在湖南省耒阳市传开了。

几天后,中南大学湘雅二医院工作人员王玉林在网上看到一条附有几张模糊照片的帖子,她从图片判断,救人者是该院脊柱外科副教授邓幼文。

一条帖,出手救人

王玉林看到的是发布在"耒阳社区"的帖子:

"4 月 2 日,在神龙大酒店一个 80 多岁老人突然摔倒,呼吸心跳全无。家属连忙拨打 120,在等待的过程中家属手足无措。这时,一个陌生人挤进人群,了解情况后马上对老人进行急救,经过 20 多分钟抢救,老人渐渐有了呼吸。后来知道这个陌生人是耒阳籍人,湘雅附二的副教授,姓邓。"

帖子中的"邓教授"就是邓幼文。这天,在清明节期间回老家祭祖的他,前往酒店与同学聚餐。

11 时 30 分,刚下车的邓幼文看到酒店门口人影晃动。走近一看,只见一位老人横躺在地,旁边几个年轻人跪地哭泣。邓幼文立马上前招呼:"赶紧把老人抬上桌子!"

酒店大厅的长桌上,邓幼文站着双手交叉为老人进行胸部按压,每 15 次按压后进行两次口对口呼吸,5 分钟后,再摸老人颈动脉。如此反复 3 次,15 分钟后,老人终于有了气息。邓幼文接着给老人做人工呼吸,老人口中的痰被清理干净。

120 急救车来了。

邓幼文对下了车的医生说,你用纱布隔嘴为老人做人工呼吸。他又让护士为老人依次注射肾上腺素、利多卡因、地塞米松、尼可刹米 4 种药物,自己则继续为老人做胸部按压。

慢慢地,老人呼吸节奏平稳下来了。忙碌了半个小时后,邓幼文说:"赶快送医院吧。"

救护车临走前,邓幼文把私人号码留给了老人家属:"我不知道老人有什么病史,现在不能做准确判断,老人有事可以打我电话。"

他又把号码留给了医生:"我来自湘雅二医院,如果老人病情严重需要转诊的话,可以联系我。老人到医院后,要将呼吸机等机器备好。"

一份情,牵挂基层

邓幼文是本报今年 1 月 30 日一版头条《乡村何处觅良医》中写到的几位去基层医院扶贫的医生之一,他是湘雅二医院向基层输送的"涓涓细流"中的一股,他们给基层带去技术与先进的管理理念。邓幼文救人离开时嘱咐医生的事项,正是湘雅二医院向基层医院开设转诊"绿色通道"的体现。

2011 年 4 月,在邓幼文来到龙山县人民医院扶贫第二周时,他听到一个噩耗:医院一位骨科骨干陈方标患小细胞腺癌。他心痛万分,立即联系湘雅二医院,可陈方标已病入膏肓、医生回天乏术。返回龙山县的车穿行在崇山峻岭间,邓幼文无心欣赏湘西美景,他为龙山百姓失去一个好医生而惋惜。

邓幼文在龙山扶贫半年,他与湘雅二医院其他医务人员一道,让基层医院发生了翻天覆地的变化。可长期身在基层,让他深刻意识到,基层医院学科建设落后、医疗人才外流、百姓求医意识薄弱等问题仍极为严重。

2011 年 8 月,正在龙山县人民医院定点扶贫的邓幼文,带领龙山县人民医院医务人员来到水田坝乡苗汉村义诊。他发现一个叫吴声明的小男孩身患脊柱侧凸畸形，义诊结束后，想为男孩做详细检查，邓幼文来到其家中，却遭拒绝。"当时男孩的父母不让脱衣服，说是中了邪。也可能是自卑，觉得自己的小孩和别人的不一样。"

吴声明不是邓幼文在龙山县接触的第一位具有类似病状的患者，在内溪乡塘口村，14 岁的贾珍艳因同样的原因，延误了最佳治疗时机。邓幼文感叹："乡村穷的不只是经济，更是观念。"

从龙山扶贫回到省城后，牵挂着基层医疗与百姓的邓幼文，每个月都会驱车 8 小时前往湘西龙山，教导基层医生做手术，为他们授课。

湘雅二医院脊柱科护士谭金花与邓幼文共事 7 年，她告诉记者，湘雅二医院与基层医院对口支援关系密切，在包括龙山县、凤凰县、芦溪县在内的众多基层医院建立起了扶贫队伍。"每次义诊，邓幼文总是第一个报名。2008 年汶川地震，医院组织一批医生参与救援工作，他刚下了手术台后就抢着报名，成了第一批参与救援的医生。"

邓幼文说："去基层，能感觉到自己被需要。精神享受往往比物质享受更真实更久远。任何职业，都要把自己所学的用到需要的地方，价值就体现在需要。只要龙山人民需要，我就去。"

一颗心，追求高尚

邓幼文救人成了湘雅二医院的"热门话题"。谭金花在 4 月 6 日听到同事讨论后，打电话向邓幼文询问，不料邓幼文只说了一句"没事儿"后，就挂断了电话。谭金花为记者分析了当时邓幼文面临的风险：一是老人胸骨容易压断，二是救治失败会砸了自己的招牌。

面对同学、同事的担心，邓幼文回答："当时没考虑这个问题，只想着救人要紧。司机看到马路中间的路人后，会拼命刹车。医生看到躺在地上的病人后，会倾其所能相救，这是一种职业习惯。援手相助，是医生的天职，更是公民的义务。"

湘雅二医院党委副书记杨一峰教授说，邓幼文的义举只是众多事例中的一个。每逢危急时刻，医院的医护人员总能挺身而出、冲锋在前。

在基层的邓幼文还经常授课,他将湘雅二医院医德建设的思路、方法带到基层,使一些医务人员做事拖沓、学习积极性差的作风得到及时更正。

邓幼文告诉记者:"无欲念,无希求,不瞻前顾后,不考虑自身利弊得失,心中只有患者,这样的医生才是好医生。我还要努力。"

(来源:《光明日报》2012 年 4 月 12 日　头版)

《一条帖子引出一个好医生》后续报道

"人民需要,我随叫随到"

本报讯(记者唐湘岳 通讯员张灿强)本报 4 月 12 日刊发的通讯《一条帖子引出一个好医生》引起强烈反响。

得知邓幼文上了报,湖南省龙山县人民医院院长贾琳很高兴:"邓医生技术好,医德高,这样的好医生就该宣传。"

该院宣传科科长腾朝晖忆起与邓幼文初次见面的情景,他感到这个从省城来的专家"特敬业,还没有一点架子"。

在龙山医院,邓幼文为患者做了 100 多例手术,没有收取一分钱的红包,也没有收取龙山医院发给他的奖金。邓幼文承诺:"只要龙山人民需要,我随叫随到,而且不收任何费用。"

4 月 12 日下午,中南大学湘雅二医院举行学习座谈会。邓幼文所在科室党支部书记吴日明说:"《光明日报》的报道,对于树立医务人员良好形象,让老百姓更多地了解医务人员,促进医患和谐具有重要意义。"

湘雅二医院党委书记周智广教授说:"湘雅精神、湖湘文化历来就有着敢于担当、舍身忘我的精神品质。邓幼文医生的义举,充分体现了医务工作者的责任和爱心,我们要大力弘扬、学习和倡导这种勇于担当的精神,争当人民满意的好医生,展现白衣天使的良好形象。"

湘雅二医院第三党支部书记崔娟莲说:"看了这篇报道,我对邓幼文医生充满钦佩。面对一个素不相识的八旬老人，能够对她进行口对口呼吸，需要很大的勇气。尤其是在当今这种社会环境下，这是医者仁心的表现。"

（来源：《光明日报》2012 年 4 月 14 日 03 版）

老人街边昏倒，"准医生"背起送医
——中南大学湘雅二医院再现"最美医生"式义举

　　前年，挺身救治昏倒老人的中南大学湘雅二医院脊柱外科副教授邓幼文的先进事迹引发各界关注，曾被赞为"最美医生"。最近，又一"最美医生"式的义举正被医务人员和病友争相传播着：两个月前，一位老人在医院前的人民路上等车时，突然昏倒，医院一位即将入职的"准医生"见状后，迅速把他背到急诊室，化险为夷。老人几经周折找到这位救命恩人，他却婉拒了一切感谢之举……日前，记者采访到了故事主人公耿协民老人和湘雅二医院骨科 2013 届博士毕业生、新进员工徐敏医生。

　　70 岁的耿协民老人，上半年在湘雅二医院胸心外科进行了心脏搭桥手术，身体康复后回家修养。6 月 18 日上午，他在老伴的陪同下来院复诊。十点左右，在门诊前的马路上等的士回家。由于术后不久，身体虚弱，加上当天气温达 37 度，在路边站了不到几分钟，便支持不住了。"我突然觉得站不住了，人往下瘫，头也发晕。"耿老回忆。老伴见状一边使劲拽住他的手臂，一边大声呼救："救命啊，他不行了，快来帮帮忙咯！"或者是由于路上嘈杂没听见，或许是怕"惹祸上身"，过往的行人没人过来施以援手，老伴急得不行，心都提到了嗓子眼……正在这时，她看见一位医生边脱白大褂，从门诊走了出来。"医生，快来帮帮我！"她冲医生大声喊道。

　　闻声，这位医生迅速跑了过来，稍作检查后，眼看耿老快支持不住了，背起他便往急诊室方向跑。"我有 150 斤，从门诊到急诊室不到 300 米的路程，他歇了 4 次。"耿老虽然当时意识模糊，但仍然记得当时背他的医生满头大汗的样子。在赶往急诊室途中，老伴拨通了耿老住院时胸心外科管床医生的电话,把情况告诉了他。通过胸牌,两老看到并记住了这位医生的名字:徐敏,研究生。

"当时我看他意识淡漠,是休克的早期症状,本来想到急诊室去借个轮椅,但看他们快要支持不住了,怕摔倒了就危险了,于是我便决定背他过去。"徐敏说。

到急诊室后,徐敏把耿老扶到椅子上休息,胸心外科医生也赶到了现场。想起朋友还在马路对面等自己送药,交接后徐敏便离开了。当天上午,耿老住进了胸心外科二病区。

入院后,耿老身体逐渐康复,老两口天天惦念着这位救命恩人,并开始了"寻找徐敏"的历程。通过病房的医生、护士打听,但没有任何消息,眼看出院在即,这事儿成了老人心头的一块"心病"。直到前几天,终于得知徐敏是骨科的博士研究生。待耿老的老伴来到骨科病房,又被告知徐敏已经去了 ICU 工作。"追"到 ICU,还是"扑了个空",因为徐敏去参加医院新进人员岗前培训了,好在听说他的爱人在医院的另一个科室。来到所在科室,得知对方怀孕休假,但科室护士告诉了她的联系电话。那天中午,耿老和老伴拨通了电话,并找到的徐敏:"徐医生,真的是太谢谢你了! 请你一定给我们一个机会好好感谢你! "

"他说那不行,说我晚上过来看看你们。"两位老人便想着晚上等徐敏过来,当面好好感谢他一番。但令两位老人没想到的是,当天晚上,徐敏不仅提了西瓜等水果,而且一进来便向老人道歉:"对不起,我应该等您病情更平稳再走的,当时因为有事在身,所以就离开了。"而且还拒绝了他们任何感谢之举。

这让两位老人倍加感动,也让他们对湘雅二医院的医德医风更加赞赏:"这里医德医风、服务态度真是没得说,经常有新入院的病人问我要不要给医生打红包,我就告诉他们:'你试试看咯,他们根本不吃这套'。我买的家乐福购物卡,送了好多次,都没送得出去呢。"耿老笑着对记者说。

8 月 16 日,利用岗前培训班的间隙,记者采访了徐敏,他一再表示自己只是尽了一个医生应尽的职责:"我想,哪位医生碰到了都会这样做,之前的'最美医生'邓幼文老师就是个很好的榜样,作为新进人员,更应当以实际行动践行湘雅精神和医院的文化理念。而且当时,我背耿爷爷的时候,还有个护士也在边上帮了忙,很面熟,但是我不知道她的名字。"

(来源:中南大学湘雅二医院网站)

血液病人割腕自杀,白衣天使冒险相救

两天前的 11 月 11 日凌晨,中南大学湘雅二医院血液内科发生了惊心动魄一幕⋯⋯

在一病区进门左边的骨髓穿刺室里,两张病床、几个柜子让原本不大的房间显得有些拥挤,那晚的故事就发生在这狭窄的空间里。

凌晨 2 点 50 分左右,夜班护士郭利敏像往常一样巡视病房,发现 31 床的刘先生和家属都不在,便到病房四处寻找,走到骨髓穿刺室门外,便听到里面传来低沉的呼救声,伴随着哭泣。走到门口,眼前的一幕让她吓了一跳:只见刘先生斜躺在血泊中,浑身是血,身边一把十多厘米长水果刀满是血迹。被妻子狠命抓住的左手手腕处血肉模糊,鲜血还在一个劲地往外流。

郭利敏见状快步上前,顺手从旁边的药柜上取了纱布,蹲下身来,抓了刘先生的左手,准备用纱布加压止血。"让我死,你们不要救我,不关你的事。"刘先生大声嚷着,并将郭利敏的手甩在了一边。她一边试图控制住他的左手帮助止血,一边叫随行的实习护士陈思赶紧去通知医生,并电话求助。

值班研究生赵琴闻讯迅速赶了过来,看刘先生基本生命体征尚可。便和郭利敏一道,使尽全身力气,一人控制刘先生的身体,一人用纱布为他进行按压止血。但刘先生情绪越来越激动,拳打脚踢。一拳过来,躲闪不及,赵琴的眼镜都被打飞了。两位柔弱女生显然力量有些不够,见她俩有些不济,便把手伸向了地上的刀子。说时迟,那时快,赵琴一脚把

水果刀踢到床下。见未能得手，刘先生咆哮了起来，"让我去死，不要救我！"并将头猛烈地向地上撞去。两位女生只得死死的拽住他，郭利敏迅即从床上扯了一个枕头垫到地上，以防他再次受伤，并强制为他开通了静脉通路。

僵持了几分钟后，一线咨询班李睿娟、护士邬灵芝以及保卫科的三名保安也赶了过来。在大家的帮助下，将患者抬至床上，固定好手和脚。刘先生失血过多、情绪激动，医护人员立即展开了相关抢救：验血、输血、上心电监护，包扎、心理安抚等。

20多分钟后，科室主任张广森教授、护士长蒋开明也赶来科室，进一步查看了刘先生的伤情，并对他和家属进行了心理疏导。

当晚，刘先生的儿子赶至现场后，看到安静入睡的父亲和医务人员满是血迹的白大褂，由衷地说出了一番感激的话语。据刘先生妻子介绍，她当晚也是半夜醒来，发现丈夫不在床上，出来寻找才发现的。丈夫平时性格内向，生病住院后，情绪不是很好，总是担心自己的病没得治了，但未曾想到会做出这样的"傻事"，幸亏医务人员及时赶到，才挽救了丈夫的性命。

13日上午，记者在病房了解到，事发后，医院也请骨科、精神科等科室进行了会诊和心理干预。目前刘先生病情、情绪稳定，不日将可出院。

（来源：中南大学湘雅二医院网站）

参考文献：

1. 利奥纳多 L. 贝瑞，肯特 D. 赛尔曼 . 向世界最好的医院学管理 . 张国萍，译 . 北京：机械工业出版社，2010.
2. 周凤鸣，田文军 . 医院管理学医院文化分册 . 北京：人民卫生出版社，2011.

第九章
建设数字化医院（E）

【本章导读】

本章主要介绍 SAFE-CARE 体系中第二个"E"，即 E-hospital，建设数字化医院。第一部分从医疗数字化、管理数字化、服务数字化三个层面讨论了数字化医院的基本特征。第二部分展示了医院如何通过数字化的手段，成功运用一卡通自助就医系统，实现流程的优化和服务能力的提高；如何通过临床信息化建设，提高医疗安全质量；如何提供决策参考，促进持续改进。第三部分介绍了在大数据与移动互联网的新形势下，医院如何抢抓机遇，促进服务能力、服务水平以及医院各项工作的再提升。

第一节　数字化对医院的影响

数字化医院简言之就是指运用数字化医疗设备、计算机网络平台和各类应用软件,采用最优化的工作流程,系统、及时、准确和便捷地对临床医疗服务和管理信息进行收集、整理、分析和反馈,实现医院各项业务数字化运作和智能化管理,并能与医院外部的信息系统进行数据交互和信息共享的现代化医院。

数字化医院包括数字化管理、数字化医疗、数字化服务三个概念,主要特征为无纸化、无线化、无胶片化。信息系统是全院业务流程的重要支撑平台,数字化医院信息系统主要包括医院信息系统(HIS)、临床信息系统(CIS)、医学影像和通信系统(PACS)、电子病历系统(ERP)、护理信息系统(NIS)、检验信息系统(LIS)、办公自动化系统(OA)及远程医学系统(Tele-medicine)等。医院数字化管理系统可为医院产生直接的经济效益和社会效益,提高医院的核心竞争力,也能为病人带来实实在在的好处,是现代化医院管理模式对传统管理模式的挑战,也是未来医院的发展趋势。

一、医疗数字化

数字化给医疗带来的影响是变革、颠覆式的。一是医疗设备数字化。数字化设备可以实现从源头采集医疗数据,按照统一格式,做到全面而准确,并保证数据的采集、传输、存储、整理、分析、提取、应用的一致性,使来自影像、检验、病理、监护、药房等各种设备的数字化信息能够无损采集、存储、处理、标准化传送和全院共享,还可以向无线传感、基因测序等方向发展。就如《颠覆医疗——大数据时代的个人健康革命》中指出的,给那些通过染色体排序或其他生物指标确定为心脏病的患者植入体积比沙粒还小的纳米传感器,即可从百万分之一升的血液中锁定目标,并将信息传导到患者的智能手机,向主人发出警告,提醒患者重视抗血栓、抗炎药物治疗。二是无纸化、无胶片化、无线化。无纸化、无胶片化工作流程,这是数字化医院的最基本特征,随着医院数字化建设的推进,其业务模式也将不断发展。无纸化、无胶片化不仅能够节省大量医疗耗材成本,更主要的是提供一种全新的医疗信息载体,通过计算机化、网络化大大提高医护工作效率,促进医疗信息共享,方便数据再利用。通过对技术、流程、安全性、法律等多方面问题的不断解决,无纸化、无胶片化业务模式将趋于成熟,使医疗服务更加方便、高效、安全。

二、管理数字化

数字化管理已成为现代管理的重要潮流和手段。一是管理信息化,利用各种信息技术整合的信息资料,为患者提供个性化、零距离的关怀、提醒和咨询服务。在医院业务流程中通过环节控制、医疗行为控制、消息反馈控制,实现医疗过程中的全过程管理。优化医疗、护理、服务、管理的业务流程,实现医院管理信息系统、临床信息系统、办公自动化系统、远程医学系统、医学文献系统的全面建设和融合。利用信息技术提升医院管理模式,特别是医院各类资源管理的精细化程度,减轻管理人员的劳动强度,提高业务数据的精确性、准确性和时效性,从而为医院决策提供客观真实的数量依据,合理调度资源,为医院赢得管理效益、社会效益和经济效益。二是数据挖掘与知识发现。数据挖掘或称知识发现,是从大量的数据中筛选出隐含的、可信的、新颖的、有效信息的处理过程。在医院日常工作中,主要用于临床医学研究和经营管理分析这两个方面。对大量数据进行建模、预测、联机分析等处理,从中开发、利用或发现某些新信息、新知识,为医院领导、临床医生及医院药学工作提供有用的信息及决策依据。

三、服务数字化

一是医疗方式网络化。医疗信息必须能够通过计算机网络传输,通过用户权限和应用程序级运行权限的双重控制机制,保证信息传输和利用的安全性。以患者为中心、以面向全医疗过程管理的电子病历为核心，实行全院、院际乃至全球的资源共享、网上查询和远程会诊。医疗方式的网络化，进一步强化了患者的自主权，使患者很容易就可在网上寻找到特定医学领域内领导权威。二是社区和家庭化医疗服务及区域医疗一体化。医生可以实现对患者的跟踪诊断和治疗，患者可以及时与医生联络，了解自己的健康状况并取得保健指导。医疗卫生体制改革的重点之一是加强城市社区医疗卫生服务，这就需要大医院的医疗服务向社区延伸，为社区及家庭提供家庭化诊疗服务。

第二节　数字技术在医院管理中的应用

近年来，湘雅二医院通过将数字技术运用于医院管理，为医院的医疗质量与安全提供了更加有效的保障。

一、优化诊疗流程，提高服务能力

医院门诊大楼于 1980 年投入使用，当初设计容量仅为 1500 人次 /日。随着门诊量的持续增长，门诊环境日显拥挤。到 2008 年，日均门诊量已超过 5000 人次，高峰期门诊量超过了 7000 人次 / 日。医院门诊大厅建筑面积过小与医院门诊量过大形成了巨大矛盾，成为医院面临的最为棘手和亟待破解的难题。

从 2008 年开始，医院着手运用数字技术，对诊疗流程实行优化和再造。"门诊自助预交金流程"的核心内容是 5 个基本功能，采用"应用场景"的方法描述如下：

场景 1——自助注册发卡：病人来到医院大厅的自助服务终端前，拿出自己的二代身份证，放在自助终端的某个位置上，自助终端通过身份证读卡器，读取病人基本信息(姓名、出生日期、户口常住地址等)，自助终端提示病人在指定位置插入 100 元面值的人民币，自助终端吐出一张注册好的诊疗卡和打印出一张充值 95 元的纸质预交金凭证(扣除了

5 元诊疗卡押金)。

场景 2——自助挂号:病人来到医院大厅的自助服务终端前,插入有足够余额的诊疗卡,选择需要就诊的专科和号别,自助终端完成挂号事务,打印挂号凭条。

场景 3——自助充值:病人来到医院大厅的自助服务终端前,插入诊疗卡,插入 100 元面值的人民币若干张,自助终端完成充值事务,打印充值凭条。

事实上应用场景 1 已经使用了场景 3,场景 1 和场景 2 更多的时候是连续进行的,病人一次操作就可以完成注册、充值和挂号。

场景 4——刷卡消费:病人从诊室出来,直接来到指定的检验、检查、治疗、手术等诊疗点,出示诊疗卡,医护人员刷卡调阅医嘱或诊疗申请,完成划价、扣减预交金、确认执行状态。

场景 5——离院结算:病人完成诊疗后,来到收费窗口,出示诊疗卡,收费员打印发票和费用清单,按病人要求退或不退余额。

仅仅这 5 个基本功能肯定不够,但正是这 5 个基本功能,破解门诊面积过小与门诊负荷急剧增长的矛盾,为全方位、深层次优化门诊流程打开了一扇大门,提供了无限可能。

通过对"门诊自助预交金流程"的 5 个基本应用场景的拓展和组合,衍生出更多更有意义的应用场景,这些应用场景代表了门诊信息化建设的领域需求。

场景 6——提前挂号:从凌晨起就赶到医院门诊大厅准备排队挂号的病人,可以直接到自助终端上挂号后回家休息,等开诊后再来医院就诊。

场景 7——诊间挂号扣费:病人可以直接到诊室,由医生帮他刷卡挂号,完成就诊后,医生征得病人同意,可以直接扣减单价明确的诊疗费用。

场景 8——"泛门诊"/"全时空"门诊:持诊疗卡的病人可以直接到医生所在的病区、实验室、教研室,或办公室就诊,医生通过读卡器读取病人信息,为其补办挂号手续,开具电子处方或申请。

场景 9——"预约门诊":病人可以在网上、诊间、自助终端、预约窗口、病区护士站、医生站,以及院内任何有内网计算机的地方,使用诊疗卡号完成"预约挂号",病人于就诊前到自助终端上完成"预约取号"。为了避免倒号现象,按照原卫生部的要求,只有使用读卡器读取过病人身份证信息的诊疗卡才能进行"预约挂号"。

场景 10——自助打印导诊单:病人在遍布医院各处的自助终端上,插入诊疗卡,可以得到一张导诊单,上面有提示病人哪些诊疗项目尚未完成,下一步应该去哪,余额是否足够,还有详细的费用清单。

场景 11——自助打印检验检查报告:病人做完检查检验,到自助终端上插入诊疗卡,打印检查检验报告单后,去诊室复诊;或直接去诊室,医生在电脑中调阅检查检验报告,不再需要病人出具纸质检查检验报告,病人就诊完成后再去自助终端上打印纸质检查检验报告。

场景 12——银联卡充值:携带有银联卡的病人可以到遍布医院各处的自助终端设备上,先后插入银联卡和诊疗卡,在密码键盘上,输入银行密码,完成从银行账户向医院预交金账户的转账充值。如果病人使用的是中国银行的银联卡,则免收病人或医院 3‰的转账手续费。

场景 13——银医卡:病人可以在中国银行遍布各地的网点,按银行的规定办理银联卡(兼具医院诊疗卡和银行借记卡功能)注册手续,同时完成预约挂号,再到医院自助设备上,验证身份证信息,完成"预约取号"。

场景 14——医保一卡通:可以把参保病人的医保卡当做医院诊疗卡,可以把参保病人个人账户余额当做医院预交金。医院自助终端和读卡器读取医保卡中病人基本信息,使用软 POS 功能扣减参保病人个人账户余额。这一场景可以很方便地扩展到其他银联卡。

场景 15——银联一卡通:可以把银联卡当做医院诊疗卡,把银联卡的账户余额当做医院预交金。医院自助终端和读卡器能够读取银联卡中病人基本信息,使用软 POS 功能扣减银联卡账户余额。

场景 16——也可以很方便地扩展到健康卡,只要修改读卡功能使之能够读取健康卡内病人的基本信息和健康档案数据。

场景 17——健康卡:原卫生部大力推广健康卡(一种含有病人部分健

康档案数据)的金融卡,可以把健康卡当做医院诊疗卡,可以把健康卡的账户余额当做医院预交金。医院自助终端和读卡器能够读取健康卡中的病人基本信息和健康档案信息,使用软 POS 功能扣减健康卡中的账户余额。

上述 17 个应用场景并不需要全部实现,完全可以根据医院实际情况和医院所在省、市的大环境进行取舍。到目前为止,湘雅二医院已经实现了前 14 个场景,达到了预期目的。国内诸多媒体多次予以报道,慕名前来参观学习的医院达数百家。

二、加强临床信息化建设,提高医疗安全质量

临床信息系统的内容主要有:电子病历、ICU、手术麻醉信息系统、心电信息系统、危急值处理、临床路径、医疗不良事件管理、数字化病区等。临床信息系统以电子病历为核心。电子病历是临床信息的集散地。

(一)结构化电子病历

最近 10 年来,电子病历在国内逐步普及。电子病历不只是病历的电子形式,更是临床信息系统的核心内容。电子病历被定义为医疗机构(如医院)以电子化方式创建、保存的个人健康资料和临床诊疗信息记录,可在医疗服务中作为主要临床信息资源,取代纸张病历,并提供超越纸质病历的服务,满足所有的医疗、管理和司法需求(图 9-1)。

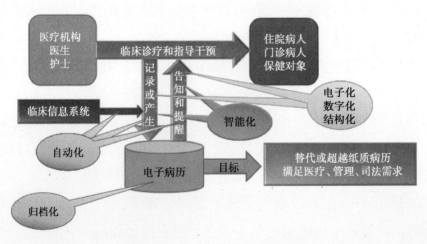

图 9-1　电子病历功能示意图

　　电子病历的功能很多,与医疗质量和医疗安全相关的功能也不少,其中最重要的应属结构化病历。电子病历不是简单地使纸质病历电子化。电子病历改变了病历的书写方式,使病历内容可以结构化。纸质病历是自然语言书写的非结构化病历。同一个病人的病情,不同医生写出来的病历可以完全不同。结构化病历类似于表格病历,但比表格病历可以表达具有更为复杂结构的信息。结构化病历的最大好处是计算机能够"读懂"病历内容,从而能够准确、快速、完整地提取、分析、利用病历所蕴含的信息。结构化病历是电子病历系统具备自动化、智能化、知识化功能的基础,对提高医疗质量和防范医疗风险具有非常重要的意义。举一个简单的例子:一张纸质血常规化验单只有医生能够看懂;用微信拍下这张化验单通过因特网传出去,还是只有医生能看懂;如果有人把这张化验单的内容输入到 EXCEL 表中,并且按照事先约好的规定,在 A 列输入具体项目的名称,B 列输入数值,C 列输入单位,D 列输入正常值。这张化验单就结构化了。计算机可以读出这个病人的血小板只有 5 万,在正常值低限以下,并低于危急值管理规则中报警阈值,于是自动向病人所在病区的护士站电脑和管床医生手机发送预警消息。事实上,医院血液分析仪发出的检验报告本来就是结构化的,检验信息系统会将检验数据与危急值管理规则中的阈值进行对比,决定是否发送预警消息。

　　大多数电子病历系统都提供了结构化病历模板编制功能。通常的做法是由有一定经验的医生先收集本专科常见病种的典型病历,分析病历内容的共性、差异性、出现频率,以及这些内容对该病种的诊断、鉴别诊断、治疗、预后、病例分型、病情轻重等的特异性和支持度,再参考病案书写规范,确定合适的结构,结构中每个元素可能的选项,各元素之间的逻辑关系,以及为各元素之间自然过渡所需要填充的自然文本。原则是尽量让医生进行选择性输入(单选、多选、勾选或数字),尽量减少医生找不到合适选项或模棱两可选项的可能性。

　　结构化病历模板的编制是一个非常复杂和非常困难的工作。现实情况是不少医院上线了结构化电子病历系统,但不少科室写出的仍是非结构化病历,其中一个主要原因就是这些科室没有进行结构化病历模板的编制或编制出的模板不合适。解决这个问题的办法是引进其他医院相同病种的结构化模板,然后再结合医院实际情况进行适当修改;还有一个办法就是利用自然语言处理技术,从大量非结构化电子病历中抽取结构信息,自动形成结构化病历模板,但这项技术尚未成熟,离实际应用还有一定距离。目前有医院正在进行尝试。

即便我们有了结构化电子病历模板,仍然有很多医生不愿使用。主要原因是结构化病历输入速度慢、枯燥无味、容易干扰临床思维。需要强调的是所谓结构化病历并不是完全结构化病历,通常是半结构化的,也就是结构化程度需要有折中。事实上,结构化程度太高,医生不易接受。因此,我们只需要对必须结构化的内容进行结构化。

另外一种结构化病历的方法是用自然语言技术把非结构化病历转换为结构化病历。转换需要利用结构化病历模板携带的结构信息。

结构化病历是电子病历系统的核心内容,也是电子病历系统其他功能的基础。因此,电子病历结构化是提高病历质量、医疗质量和医疗安全的基础工作。

(二) 电子病历与医技信息系统

电子病历中的内容真正由医生和护士书写的并不多。医院医技科室使用各种医疗设备对病人或其标本进行检查或检验,会产生大量临床数据(放射影像、超声影像、病理影像、生理电信息、检验值等),经相关医技信息系统或医技科室的医生分析后,形成检查检验报告,存储在对应的医技信息系统或临床数据中心内。当医生打开电子病历时,可以调阅这些报告、影像或波形。

严重影响医疗质量和安全的现象之一是临床医生没有及时调阅检查、检验报告,以致耽误诊断时间,错失救治时机,容易酿成医疗纠纷。解决这个问题的方法是由医技信息系统向电子病历系统推送检查、检验报告,并触发电子病历系统为新到报告给出显示提醒。一种更智能的功能是当医生调阅报告后,系统对报告自动小结,并将小结内容插入电子病历的适当位置,医生稍作修改签名即可。这样,电子病历系统才具备告知和提醒功能,有利于减少医疗差错的发生,也有利于提高病历质量,减轻医生文书工作负荷。

临床医生为病人做检查检验时,需要向医技科室发送申请。申请中需要注明检查目的、检查方式、检查内容、病人现有症状、体征、当前服药情况、某些检查结果等内容。不同的检查或检验往往需要注明的内容不完全一样。医技科室的医生非常需要参考这些信息,以便发出更有把握或更准确的报告。然而,临床医生通常会图省事,随便填点内容就发送。这时,医技科室的医生有时会要求临床医生补全后重发申请,有时图省事就会给出相对笼统或武断的报告。因此,由于申请携带信息量不够,导致检查检验报告质量和效率降低的事件时有出现。

解决这个问题的主要方法是编制结构化申请模板,让临床医生下达检查检验申请时,能够自动从电子病历中摘录所需信息,从而提高临床医生书写电子申请的智能化程度。另外,也可让医技科室的医生书写病人信息时,有权调阅该病人的电子病历内容,以及其他检查检验报告或数据(医学影像或电生理波形等)。

大型医院除了大型医技科室以外,往往还有遍布医院各个角落数量众多的小检查、小检验、小处置治疗室(为叙述方便,简称小医技室)。这些小医技室多隶属于某个临床专科,通常有一些比较特殊或非主流的医疗设备,用于这个专科病人的个别项目的检验或检查。这些设备可能因缺乏标准接口或接口条件(接口协议、文档、软件)不能与电子病历对接。这就导致了电子病历内容的不完整性问题。小医技室的报告对全院而言比例很小,但对其所隶属的专科而言往往是百分之百。因此,医生往往需要找来纸质病历才能看到完整的病历内容,对于临床医疗和临床科研都非常不便。这种情况也可能导致医生漏读报告而导致医疗差错。解决这个问题,需要为所有未能与电子病历系统对接的检查检验设备的计算机安装虚拟打印服务,在打印纸质报告的同时,产生一份电子影像文件;并附加病人姓名、住院号、检查时间等数据,发送到临床数据中心,供电子病历调用。

(三) 电子病历与数字化病区

电子病历尽管有很多优点,但是也有几个非常明显的缺点。其中对医疗安全和医疗质量影响最大的缺点就是电子病历的可及性很低。纸质病历模式下,医生只要拿到病历夹,就能阅读病人所有病历内容,可及性很高。电子病历模式下,纸质病历中的内容通常会比电子病历更新晚,有些医院是每天把电子病历中的内容打印出来,签名后,放入病历夹;有些医院是等病人出院后,再一次性打印所有电子病历内容,签名后放入病历夹;已经实现电子签名的医院,电子病历的内容不再打印,病历夹中只有需要病人手写签名的知情同意书等。无论哪种情况,医生只有在电子病历中才能看到完整并及时更新了的病历内容,但前提是要在医院内网的计算机上看。而现在的病区只在医生办公室和护士办公室才有内网电脑,而这些电脑往往被年轻医生书写病历所占用,以致高年资医生经常抱怨看不到病历。以前,医生查房时带上病历夹就能随时查阅病历,现在查房时,要想看到病历,必须事先把病历内容打印出来。

因此,如何提高电子病历的可及性,让医生随时随地可以调阅病历,对提高临床安全有重要意义。

一些医院已经试点过的解决方案有:移动推车、平板电脑和智能手机。但效果不是很好。移动推车比较笨重,占地面积较大,在病房里推来推去不够方便,还比较费力。上午集体查房,等把推车推到病床前,切换窗口,选择床号,翻病历到合适位置所需的时间,也许比上级医生在病床前停留的时间还长。如果病人出现紧急情况,医生更不可能把推车推到病床旁后,再处置病人。平板电脑比较移动推车要方便多了,但也有一些问题导致医生不太愿意使用。能够放进白大褂口袋的平板电脑由于显示窗口不够大,对于高年资医生使用起来有困难。显示窗口比较大的平板电脑又因为不能插入白大褂口袋,而使用起来不方便,当医生需要两只手为病人进行诊疗操作时,较大的平板电脑不好往哪儿搁。智能手机比小平板电脑的显示面积更小,使用起来更不方便。另外,使用虚拟桌面技术开发平板电脑和手机应用,存在性能低、交互体验差,不易为医护人员所接受。重新针对平板电脑和手机的操作系统及小显示界面开发专门的应用软件,存在开发难度大、周期长、成本高、维护困难等问题。针对上述情况,医院提出了一种"床头一体化医护信息终端"解决方案,这种方案一旦成功,不仅能解决电子病历的可及性问题,还能解决数字化病区的许多其他问题。

医疗过程中经常存在着大量转抄数据的现象,不仅增加了医护人员的劳动强度,而且对医疗安全也会构成威胁。比如,每个病区的护士办公室都有一块护理信息白板,上面有护士手工抄写的本病区的某些床号及其需要关注的医嘱或事项。这些内容要求主班护士及时从电子病历和医嘱系统中提取出来,准确抄写到护理白板上;医生办公室也有一块类似的白板,只是由医生转抄需要医生关注而已;护士办公室还有一块病人一览表,上面插着每个床位上病人的姓名、性别、年龄、诊断、病情、护理级别等信息。一旦这些信息发生变化,主班护士需要及时修改;类似的内容也会出现在每张病床的床头卡上,同样也由护士负责抄写和修改。这些手工转抄的内容是对病人临床信息的高度浓缩,信息量大,非常重要,如出现错误很容易成为医疗安全隐患。由于这些数据都是来源于电子病历和医嘱系统,借助信息技术完全可以电子化和自动化。湘雅二医院在部分病区实现了电子护理信息白板、电子病人一览表、电子床头卡,能够自动跟踪电子病历和医嘱系统,根据预先制定的规则自动提取信息并刷新内容,减轻了医护人员的工作量,避免了转抄错误和内容滞后,对于提高医疗质量、确保医疗安全起到重要作用,受到了医护人员的好评。

三、提供决策参考,推进持续改进

PDCA 循环最早由休哈特提出,后来被戴明加以完善,广泛用于全面质量管理的一种工作程序,其科学性、程序性及有效性受到医院管理者的普遍关注。PDCA 循环由 4 个阶段,8 个步骤构成,具有大环套小环,小环保大环,互相促进,推动大循环阶梯式上升,循环不断进行,质量不断提高的特点。其中 P 表示计划(Plan);D 表示实施(Do);C 表示检查(Check);A 表示处理(Action)。

PDCA 循环中任何一个阶段都需要有足够的信息才能顺利进行。比如,在计划阶段,我们需要足够的信息才能发现和明确问题,才能分析和验证导致问题的主要原因;在实施阶段,我们需要把任务、规范、标准、流程等信息以快速、便捷的方式上报和下达给全体相关人员,并及时了解和掌握实施情况、发现和纠正偏差、控制实施质量和进度;在检查阶段,我们更是需要实时采集和分析运营过程中产生的大量数据,对实施效果进行客观评价;在处理阶段,我们需要更多信息来系统地总结实施过程中取得的成果和经验,并进行标准化,以便进一步推广;同时,也需要更多信息,来发现更深层次的问题,以进入下一个 PDCA 循环。因此,信息在 PDCA 循环中起着非常重要的作用。

PDCA 循环与闭环控制系统原理基本相同,都有赖于信息的闭环流转。医院信息化建设正在朝临床方向深入,为了更好地支撑医疗安全管理,医院特别强调管理信息与临床信息之间的对接,形成闭环信息流,把医疗质量管理过程"物化"到临床信息系统的工作流中,以便更有效地规范医疗行为,管控医疗质量。

把抗菌药物管理的 PDCA 循环引入到临床信息系统中,实现临床信息与抗菌药物管理信息之间的闭环流传,对临床工作流中的多个环节进行信息监测和控制,起到了较好的效果。选择有重要意义的抗菌药物使用强度作为重点监测指标,通过对这个指标的监测,全面掌控抗菌药物管理的实际效果。药学部为每种抗菌药物及其剂型设置了 DDD 值(WHO 推荐的药物限定日剂量),据此,临床信息系统便可计算全院、每个病区或每个医生管辖床位上的在院病人或出院病人的抗菌药物使用强度。首先,我们计算全院某个时段出院病人的抗菌药物使用强度,以了解医院抗菌药物临床应用现况,发现比卫计委要求的每 100 人每日 40 个 DDD 数要高出不少。然后,医务部和药学部组织多次论证会议,根据医院实际情况,确定了明确的控制目标:要求用两年时间,将全院抗菌药物使用强度降到规定水平。目标一旦明确,就是如何向全院各个病区合理地分配控制任务。通常的做法是,要求每个病区的抗菌药物使用强度按相同比例的幅度和速率下降。但实际工作中需要区别对待。对那些抗菌药物使用强度原本就较低的病区,控制力度和速率相对要小;对那些抗菌药物使用强度原本较高的病区,控制力度和速率相对要大。最后,我们根据各病区专科性质、当前抗菌药物使用强度等因素,对每个病区的控制指标作出适当调整,通过信息系统把这些控制信息传输到每一个医生的工作桌面。当医生下达医嘱时,他可以看到整个病区、自己所管床位,以及正在开具医嘱病人的抗菌药物使用强度。信息系统会在医嘱审核时,实时更新这些指标,以便医生可以及时予以调整。同时,信息系统会实时监测和计算全院或各个病区在院病人抗菌药物使用强度,并与设定的控制目标比较,及时向医务部和药学部反馈预警信息,形成完整的信息控制环路。

除此之外,计算机辅助医嘱系统(CPOE)对抗菌药物分级管理、围手术期预防性抗菌药物管理和临床合理用药提供了强有力支持。我们把医务部和药学部制定的抗菌药物分级管理规则"物化"到临床信息系统中,为每个临床医生设定了抗菌药物使用权限。一般情况下医生不能越级开具抗菌药物医嘱,仅在急诊或值班等特殊情况下,可以先开具较高级别抗菌药物,但对疗程有严格限制,并且,事后系统会提醒上级医生进行审核和补签;在手术麻醉信息系统中"物化"了手术病人预防性抗菌药物使用规则,系统会要求临床医生提供手术名称、手术切口等级、手术部位等信息,并根据这些信息提供首选的围手术期抗菌药品的种类及剂量;合理用药系统是嵌入到 CPOE 中的专业化临床药学知识库,当医生开具医嘱点击审核按钮时,CPOE 会向合理用药系统传递尽可能多的与临床用药相关的信息,以便合理用药系统对药物过敏史、药敏情况、药物相互作用、禁忌证、副作用、注射剂体外配伍等进行审查,协助医生正确开具药品医嘱,有问题时能及时提醒和警示,减少错误发生。

以"全时空"破解"113 现象"

近日,中南大学湘雅二医院推出"全时空门诊"等系列医改措施,直指群众就医""挂号 1 小时,检查 1 小时,就诊 3 分钟"的"113 现象",引起舆论热议。有人拍案叫好,也有人认为不太现实。究竟何为"全时空"?其作用和实施效果如何?推出背后又有怎样的内在逻辑?就此,《中国科学报》记者采访了湘雅二医院有关负责人。

时空管理,凸显医改新思维

"'全时空'门诊的'时'指的是在正常工作时间内,非医生门诊时间也开放预约;'空'则指预约成功的患者可到门诊室之外的医生所在地点就诊,比如实验楼、教学楼等。"湘雅二医院院长周胜华解释道。

不独医生,检查拍片等大型设备也全天待命。"设备 24 小时连续工作,'人休机不休',尽量延长影像、检验等医技科室开放时间,减少患者检查等候。"

与延长时间同样重要的还有"调度"。新政要求:CT、MRI 实行错峰检查、弹性派班,如上午7点至9点、下午4点至6点这两个早、晚时段,检查对象以住院病人为主,把中间的时间尽可能留给门诊病人。

2010 年,湘雅二医院曾在全国率先推出自助诊疗一卡通。这一次,他们还将自助终端机从门诊大厅延伸到了医生的办公区和实验室。

上述举措均指向同一个目的,即将群众从就诊排队等非医疗性等候时间中"解放"出来,赢得更多有效就医时间。

湘雅二医院门诊部主任段绍斌向记者透露,该院去年门诊量达 261.2 万人次,每天接诊近 1.3 万人次,每天接诊医师 200 余人。开展全时空门诊之后,每天接诊量虽变化不大,但接诊医师增加到了每天 300 余人。

照此推算,过去每位医生平均每天要看60多位挂号患者,现在只需看40位,相当于为每位患者延长了约一半的就诊时间。

移动社交,延伸医生手和眼

美国医学思想家埃里克·托普在《颠覆医疗——大数据时代的个人健康革命》一书中将医学革命的动力归因于数字革命,建议"医生应意识到社交网络的流行程度,并了解社交网络在患者获取健康信息和建议时所扮演的重要角色"。

托普的思想在中国医学界引起了反响。3月26日,周胜华向湘雅二医院全体医护和管理人员推荐这本书,并宣布该院微信预约平台正式开通。

记者登录微信看到,只需关注相应公众号,点击预约挂号,选择城市、医院、科室和医生……湘雅二医院医生的近期可预约时间便赫然在目,可自由选择号源。加上注册的时间,整个过程最快不到1分钟。

除微信外,下载APP也可实现导医、挂号和咨询服务。第三方负责人朱青向记者演示了这款APP的功能。"用户可任选一种方式,通过图文或语音向医生咨询病情,并得到解答。"

据了解,湘雅二医院已建立起统一的号源池,开通全部科室、全部医师非门诊排班外的号源,门诊部还将每周排一次全时空门诊时间表。

4月3日中午,记者致电询问当前使用过APP预约湘雅二医院的人数。经后台统计,此时通过APP在该院预约挂号成功的市民已达593位。

上述数字显然还有很大的提升空间。记者在挂号大厅随机采访时发现,在窗口排队挂号的人仍占绝大多数,部分市民选择了自助机挂号,通过网络预约前来的还只有个别年轻人。

医患共推,数字医院需时日

"医院将医疗改革与信息化结合,这个方向很好。"湘雅二医院精神卫生研究所所长李凌江表示,新事物的推广都需要一个过程。李凌江早年在哈佛大学公共卫生学院作研究期间,对于信息化带来的便利感受很强烈,国内外的体会对比也同样明显。

李凌江拿出一张保存至今的哈佛大学校园卡向记者介绍,十多年前哈佛大学已初步建成包括电子病历系统在内的数字化医院,从门诊、发药到住院,所有信息都记录在小小一张卡内。

不过,由于有发达的社区医疗和转诊体系,病人不是什么病都找到大医院,令后者的压力远不及我国。

对于"全时空"的含义,李凌江也有另一番理解。在他看来,"全时空门诊"并不等于"全天候医生","医院推出全时空主要是基于病人角度考虑,为了让病人能够在任何需要的时候找到医生就诊,而不是要求医生必须全天候工作"。

华中科技大学公共卫生学院的一项研究指出,相对发达国家,我国的医院信息化总体水平相对滞后,不少医院仍停留在财务管理阶段,真正涉及临床医疗、为病人服务的还不多,信息化在医院管理中的应用有待"加深"。

湘雅二医院党委书记周智广认为,完善转诊制度和推进医院自身信息化同样重要。他建议患者理性就医,同时积极适应新手段。"要完全破解'113'现象,需靠医院、患者和全社会共同努力。"周智广说。

(来源:《中国科学报》,2014 年 4 月 16 日,第 6 版)

第三节　临床大数据和移动互联网开启新纪元

一、大数据和移动互联网带来的个人健康革命

随着云时代的来临,大数据(big data)也吸引了越来越多的关注。大数据具备海量、高速、多样性、易变性等特点。大数据究竟有多大?2013 年中国产生的数据总量超过 0.8ZB,即 8 亿 TB,相当于 1200 万个中国国家图书馆藏书量。

埃里克·托普在《颠覆医疗——大数据时代的个人健康革命》一书中阐述了大数据将带来的医学革命:iPhone、云计算、3D 打印、基因测序、

无线传感器、超级计算机,这些改变了我们生活的事物,将再一次地融合在一起,对医学进行一次"创造性破坏"。在这超级融合之下,权力第一次交回到我们自己手中,而只有我们自己,才能真正将这场医学革命进行下去,颠覆医疗。

1998年底前,一名全科医生每年收到的各种指南合计重达22公斤。如今,一个内科医生如果想跟踪更新知识,每天需要读19篇文章。以前,一个医学大师,可以掌握80%以上的医学知识,医生具有绝对权威;如今,当医学知识分散在不同专家头脑中,尤其一些生物学数据库(如基因组库)已经放在云端,遵循开放原则供全球调阅。因此,作为病人,他面对的是一个网络化的信息库存和知识库,而不仅仅面对单个医生。现代医学越来越依赖于具体数据的采集和判断。随着传感技术、纳米技术等科技的发展,对"人"信息的感知,已经打破了空间和时间的限制。医学诊断正在深化为全人全程的信息跟踪、预测预防和个性化治疗。病人的"参与性"和"选择权"的重要性会愈加体现。

随着移动互联网的发展,传统的医疗格局也将被再造。过去5年,随着平板电脑和智能手机的爆炸式普及,数以万计的医疗健康移动应用程序(APP)可以从线上商店下载到移动终端设备中。移动医疗已经成为医疗行业发展和创新的焦点,尤其在消费者或患者健康照护、疾病预防和治疗等领域。移动医疗APP主要针对三个方面,即针对患者疗程管理,针对特定疾病类别和针对特定人群。移动医疗APP可以使医疗照护价值得到强化,提升健康管理水平,通过减少医患之间直接干预的频率和患者的健康成本,提高医疗卫生体系整体效率,而其与外部传感器联合使用的应用程序,将延伸医院的功能,是未来的爆发点。

IMS医疗健康信息学院调查发现,尽管少部分APP已有令人印象深刻的功能(如心电图读取、血压/血糖监测等),但大部分APP设计和功能均很简单。2/3的APP可以提供信息,但其中只有一半能提供操作指示,仅1/5可以跟踪和收集用户数据。

有研究认为,尽管医疗保健APP的数量正在迅速增长,但现阶段其功能有限,主要用于预防和保健。未来功能开发重点是远程监控,从而获取额外的患者数据来辅助健康管理。APP 达到患者全疗程覆盖,预防保健类 APP 是主流,自我诊断类、处方取药类、用药依从性类 APP 的数量处于较低水平。某些重大疾病领域或特定人群,仍然有巨大移动医疗需求未得到满足,未来市场空间巨大。

目前,很多医院已经实现了手机挂号,手机预约等服务。在不久的将来,医生和患者都将通过手机接入大数据,从而实现更多功能的交互。手机报告单、手机影像片、手机处方以及更加完备的健康管理传感系统,将会给医疗事业带来光明前景。

二、临床大数据系统应运而生

在 2012 年中南大学启动的综合改革中,湘雅医学领域的最大变革是发展思路的改变——遵循医学以临床为出发点、以临床为最终指向的特点,将发展重点放在临床,以此带动基础医学研究、医疗服务水平、医疗管理等方面的发展。在推出"湘雅名医"工程建设、"最美护士"评选等举措的同时,学校投资 1 亿元建设湘雅临床大数据系统,2013 年项目正式启动。

在信息高度发展的当代社会,数据已渗透到各行各业和人们生活、工作的各个领域,正在改变着人们的传统认知,也必将成为社会发展的重要因素。在这样一个大背景下,在临床医学领域进行大数据系统建设的探索和应用,意义重大。在湘雅临床大数据系统建设涵盖的 5 家附属医院中,年门诊量超 1000 万人次,这样庞大的医疗体量会产生同样庞大的医疗数据。这些数据是临床科学研究、基础医学研究和医学教育的巨大资源。学校期望通过大数据系统的建设,一方面积累病例资料,以数字化的方式,让医疗从业人员、患者、医院和政府管理者快捷、方便地掌握临床情况,促进医疗卫生领域的管理、科研、教育和服务水平的提高;另一方面,为老百姓提供实时、便利的医疗服务。因此,湘雅临床大数据系统建设将开启一个数据医疗时代,不仅是临床治疗和基础医学研究之间紧密结合的纽带,还将对湘雅的发展、湖南省医疗事业的发展,乃至全国的医疗卫生体制改革，产生不可估量的积极影响。

三、方兴未艾的湘雅临床大数据

2013 年，从湘雅医院、湘雅二医院、湘雅三医院、湘雅口腔医院和湘雅医学院肿瘤医院等 5 家医院申报的 309 个项目中评选出的 101 个立项项目，都是由湘雅多家医院在某一种或某一类疾病领域的专家组成团队，共同建设大数据库。项目建设内容涉及大部分常见和重要疾病，包括医疗技术、临床医学、医疗和护理质量及安全等领域的问题。每个项目将连续五年获得年度经费不低于 20 万元的资助。

配合湘雅临床大数据系统建设，信息科学与工程学院近期已成功研制出流式健康测量原型系统和健康信息推送原型系统。流式健康测量原型系统以透明计算理论为基础，实现了在智能手机、平板电脑、PC 机等多种平台上，按需加载不同医疗设备厂商提供的测量程序，对体温、脉搏、血压等多种人体生理指标进行测量，并将测量结果传送到湘雅大数据中心。该系统可以在医院、社区、家庭等不同场景中应用，是实现医疗大数据采集的一种有效手段。而健康信息推送原型系统则可以将湘雅大数据中心里用户的医疗测量结果，实时推送到用户的手机推送到用户的手机、平板、PC 机等多种平台上；用户也可以通过该系统从大数据中心查询历史测量数据，从而获得方便快捷的医疗信息服务。

附件

中南大学湘雅临床大数据系统建设项目管理办法
（2013 年 10 月 10 日）

为鼓励广大临床医务工作者充分利用好我校各附属医院的临床资源，做好湘雅临床大数据系统建设项目管理工作，制定本办法。

一、项目资助范围

学校各附属医院临床大数据系统的建立、长期动态建设和运行。

二、项目组人员要求

学校各附属医院在职在岗临床医务人员及有关医院管理人员,可申请主持湘雅临床大数据系统建设项目。参与人员可包括:医、药、护、技等专业技术人员,公共卫生专业人员,信息处理和软件开发人员,研究生(医学、计算机科学与技术、软件工程专业等)。鼓励各附属医院人员共同申请。

项目负责人要求如下:

1. 技术职称在副高以上。

2. 遵纪守法,爱岗敬业,治学严谨,学风正派,具备良好职业道德,无学术不端行为。

3. 具有奉献精神,同意负责或参与建立的临床大数据系统的知识产权属于中南大学。

4. 承诺所主持的临床大数据系统建设项目用于本校临床医疗、教学、科学研究、医院管理等相关工作,有责任避免临床大数据系统内容的丢失,并有责任避免用于未经学校同意和授权的用途。

三、项目评审程序

1. 学校下发项目申请通知。

2. 符合资质的有关人员进行项目申请。申请人填写《中南大学湘雅临床大数据系统建设项目申请书》,并在规定时间内向所在医院提交项目申请。

3. 各附属医院对本单位的申报项目进行审核后,向学校医院管理处报送申请项目。

4. 学校组织专家评审。

5. 学校对拟资助项目进行公示。

6. 学校确定资助项目。

四、基金资助原则

学校于 2013 年起每年投资 2000 万元资助"湘雅临床大数据系统建

设项目"100~200项,拟连续资助5年。

鼓励各医院自筹资金扩大本院临床大数据系统的规模。

五、项目管理方式

1. 实行项目负责人负责制,由项目负责人所在附属医院对项目实施过程进行管理和监督。

2. 项目经费可用于支付参与项目的研究生和合同聘用人员的薪酬和加班费。

3. 资助期内项目负责人须填写年度报告,学校对项目实施情况进行年度考核,对年度考核不合格的项目终止资助。

4. 资助期满时填写"项目结题报告"。

5. 本项目资助的湘雅临床大数据系统的知识产权属于中南大学。

六、附则

1. 申请项目获得资助后,如发现申请人存在学术不端或挪用项目资助经费等行为,学校将撤销原资助决定,追回已拨付资助经费,并保留追究相关责任的权利。

2. 本办法自发布之日起施行,由医院管理处负责解释。

参考文献:

1. Eric Topol. 颠覆医疗——大数据时代的个人健康革命 . 张南,魏薇,何雨师译 . 北京:电子工业出版社,2014.
2. 张鹭鹭,王羽 . 医院管理学 . 北京:人民卫生出版社,2013.

全书附件

寻"根"之旅 收获之旅
——耶鲁访问随感

作者：周胜华

　　根据中南大学和湘雅医学院的安排，我作为湘雅访美代表团的七人成员之一，在中南大学党委副书记、湘雅医学院院长陶立坚教授的带领下，于2011年5月7日赴美国访问。这次访问的主要目的是了解美国耶鲁大学医学院住院医生培训体系和医学教育情况，而我自己还带有一个重要任务——为医院寻求更广泛的国际合作途径。

　　经过近十四个小时的空中飞行，我们于纽约当地时间下午5点10分到达纽约纽瓦克机场，这是纽约附近的一个小机场。从机场到耶鲁大学所在的纽黑文约两小时车程，安眠药的残留作用让人昏昏欲睡。然而，公路两旁那类似原生态的树木草灌与零星相错的居民住房，让车上的人不时将话题转到天人合一、幸福指数、两型社会的话题。而当车驶入耶鲁校园后，则更是让人难以心静，有三百多年历史的一栋栋哥特式建筑错落有致，每栋建筑的位置、风格与周围环境融为一体，恰到好处。我试图在暮色中寻找校园的大门与围墙，这也是国内大学最在意的。

不过,马上发现这是徒劳的,因为纽黑文是因耶鲁而生的,纽黑文有多大耶鲁就有多大,或反之亦然。这就像转动起来的太极图,就是个圆满!

按照接待方雅礼协会的安排,我们一行于5月8日晚上八点住进了校园内(也是市区内)一家不大但非常精致名叫奥姆耐(Omni)的酒店。第二天,是当地的星期天,也是为了让大家"倒时差",接待方有意安排访问团自由活动。大家都难以按捺新到异地的兴奋,一早就在耶鲁校园自由漫步访游,教堂、市政厅、本科生学院和数十个独立学院的建筑历史久远,全被参天大树环抱,我们还特意提前参观了附属医院和耶鲁医学院。大家同样对其悠久的历史、厚重的文化赞叹不已,也对为大学、医院发展作出杰出贡献先辈们更加尊崇。我想,如何真正探寻湘雅与耶鲁精神的源泉与异质是今天我们每个人都在思考的问题,答案也远非三言两语所能回答。

周一我们开始了访问耶鲁的正式日程。上午9点,专车将我们准时接到圣拉斐尔(Saint Raphael)医院。这是纽黑文当地最大两家医院之一,也是耶鲁医学院的教学医院和住院医生培训基地,规模比国内的大医院小得多,只有511张床位,但医院历史很长。它于1907年由圣伊丽莎白慈善修女会创建,半个世纪前成为耶鲁的教学医院。医院的许多专科在美国都很有地位,院长是很有名的肾病专家,百忙中他还特意安排时间和我们作了短暂交谈。上午在医院住培负责人吴大夫和罗尔博(Rohrbaugh)教授主持下,讨论了这次访问的目的、计划与急需解答的问题。而我自己则更希望从两个完全不同的住院医生培训体系中寻找共同点和关键点,从而树立湘雅自己的特色与品牌,尽管这中间还有大量工作要做,就如同医改一样,必须有国家意志、计划和行动,住培项目才能最终走向规范化和制度化。

为进行深入的了解,周二早上7点我们赶到圣拉斐尔医院参加每周一次的大内科集中学术讲座,这是耶鲁保持了多年的传统。内科定在每周二早晨7时半,其他科则是安排在周一至五的早上或中午,这样等于整个医院每天都有一个以上学术报告。讲者一般是从外院邀请,也可是本院医师甚至是住院医师,要求全科医生必须参加且还必须在听完报告后填写一张反馈意见表。凭表在各自业务档案中记一分,每年必须积 60 分,每十年要参加一次继续教育考试。科主任和教授级的专家则要求每年必须有几次外出讲座的记录,就连耶鲁的大医生们也不能幸免,足见在美国当医生绝不是铁饭碗和轻松活! 恰好当天的主讲是耶鲁医院心内科主任约翰教授,讲座内容是难治性高血压,所讲的内容虽不算精深,但非常实用和有导向性。我想,长期在这种环境下熏陶不想成专家都难! 讲座结束后,我和约翰主任作了很好交谈,得知他 15 岁的女儿正在热心学习中文,他也强烈地表现出访问中国与长沙的愿望。

　　紧接着是与耶鲁医学生和负责学生基本技能培训的老师座谈,交流中印象最深的是,学校从一开始就十分注重培养学生与病人的沟通技巧,为此还请一些经过培训的志愿者,甚至是表演系的学生扮演病人。学生有机会从第二学年起就以四人为一组,每组固定一位老师一直指导两年,耶鲁各附属医院的医生都很乐于担任该职,两年下来等这些学生真正进入临床时,已是医患沟通的"老手"了,而国内则是严重的忽视了这一教育。

　　访问期间,我们还观摩了耶鲁医院早上大内科系统的巡回学术报告(Medical Grand Round)。早上 8 点刚过,只见内科上至白发苍苍、西装革履的资深医生和科主任,下至住院医生和医学生各层次人员陆续到达。只是本院正式医生进来后还要刷卡签到。八点半报告准时开始,由内科主任亲自主持,报告人是该院大内科(General Medicine)的一位女助教(Assistant Professor)。她的经历颇有意思,从耶鲁毕业并完成住培后即在美国其他州做过纯粹的医生,也到过诊所工作,后来又从事过公共卫生研究,最后还是决定回耶鲁做学者型医生。她报告的内容是有关改善心衰病人预后所面临的挑战。讲的是有关企图通过用远程电话干预出院病人日常生活来改善心衰病人预后的研究,这其中大部分工作都是她自己做的,得出的则是一个完全阴性的结果,但出人意料的是她竟以第一作者身份将该研究发表在去年的新英格兰杂志上。这可是临床研究最权威和最顶级的刊物,以至于它每年变动的影响因子到底是多少都不重要,杂志名字本身就是标志和招牌。这一颇感意外的收获让在场的听众也都感惊奇,善意的笑声和听者窃窃私语应是最好的说明。但我相信多数听众应该会明白或许正是讲者丰富的经历和从不同视角来研究临床问题的思路使她在助教的岗位上完成了绝大多数医生一辈子梦想却又难以实现的事,今天的报告肯定有助于她在耶鲁的长期立足与发展,但谁又能断定她的报告不会造就更多的跟随者呢?

在耶鲁访问期间,先后有三位耶鲁医学院的副院长与我们座谈关于耶鲁学生培养的理念与宗旨。几位院长都明确指出耶鲁培养的是在未来具有领导或引领能力的学生,但学校不主张学生之间竞争式的你追我赶的学习氛围,而是强调学生个性需求与发展,并努力营造同学间互相帮助,共同发展的气氛,为此学校考试不多,更不会用成绩排名。和美国其他医学院一样,耶鲁的学制也是四年,但有近50%的学生会延长至五年才能准备好毕业论文,而第五年的学费是全免的。在交流中我们得知,耶鲁的教师和医师晋升也十分严格甚至苛刻,三年住培结束后还要经过三年甚至更长时间专科(fellowship)培训,在附属医院工作一定要参加教学和研究。从助教到副教授至少要十年以上时间,完不成这台阶就必须走人。而从副教授晋升教授则是凤毛麟角,程序则和我校差不太多,只是各系院主任决策权很大,申请者必须在国内某领域成绩突出并为同行所熟知。校长办公室至少要请十位专家(其中七位是外院专家)进行推荐评价。如果其中一位有负面之词这次晋升也就"泡汤"了。但在附属医院也有一些临床或教学成绩很突出但研究稍差而不能晋升的人员,医院为稳定并发挥他们积极性,会给他们加薪和给一定的头衔,这一点很值得我们借鉴。

在美的10多天里,遇到了许多湘雅的老校友,他乡遇故知,胜似亲人。我想,湘雅如有一群这样的海外学者掌扶,崛起之日定当指日可待。

如果说百年之前是被迫打开国门的中国让湖南有了一次"被耶鲁"的机会,那今天则应该是更多湘雅人要走进耶鲁、走进哈佛、走向世界的难得机会了。愿湘雅人都能体会到"一代责任看湘雅"的历史与现实内涵。

当我们走进雅礼协会总部所在地那栋有着沧桑岁月之感的暗红色小楼时,我们不禁有一种来寻湘雅之"根"、找湘雅之"魂"的联想。而会长姚南希女士的年轻漂亮和精明能干给我们留下了深刻的印象,据说她是在前任会长因故去职后由协会委托国际猎头公司从高盛集团挖得的人才,说不定也是雅礼协会发了一次美国金融风暴的"国难财",不然我们很难将在金融场上打拼了十几年的高手与一个拥有百年历史推行文化、教育和慈善事业的非政府团体掌门人联系在一起。新会长也果然出手不凡,在总书记访美时,在奥巴马总统在白宫举行的欢迎宴会上,南希会长作为总统邀请的贵宾也是唯一一位受邀的美国非政府组织负责人,并与奥巴马和总书记一起就座主桌,无不让在场的众多社会名流、达官贵人惊羡不已!而用南希自己的话说,这一切不是说她个人多么出众和幸运,而是百年来雅礼协会在推动中美交流所作出的贡献(当然也包括我们湘雅人的贡献)为世人所公认,也是现今中美关系的日益重要让协会又有了新的发展空间。也恰巧当晚她受国务卿希拉里之邀,第二天面见希拉里讨论落实奥巴马去年访华时与我国政府达成的分四年向中国派出十万美国留学生的计划,此时由中国政府派出的特别代表率团在华盛顿出席第三届美中战略对话,会长的荣幸受邀,这其中必定又有我们湘雅的大机会!

而与耶鲁医学院罗伯特(Robert)院长会见时,湘雅和耶鲁医学院两位院长的握手一刻让我们每个人为之动情,具有 200 年历史的耶鲁医学院和百年湘雅在过去的岁月中,既有擦肩而过失之交臂的遗憾,但却还总有一种剪不断、理还乱的念念情怀。愿陶院长这次与罗伯特院长的牵手能在中美加强交流的大背景下,在雅礼协会能人会长南希女士的积极推进下结出新果。俗话说:亲戚越走越亲。也愿耶鲁这在大洋彼岸的"远亲"成为我们多方面合作的"近邻"。

（来源：中南大学湘雅二医院网站）

友访马里兰　再聚休斯顿
——我院代表团访美侧记

作者：周胜华

为贯彻落实院党委建设国内一流、国际知名研究型医院的战略决策，我院代表团于 2012 年 11 月中旬出访美国。与马里兰大学(University of Maryland)医学院缔结合作之约，并对霍普金斯大学(The Johns Hopkins University)医学院进行友好访问，同时正值湘雅海外校友会(Xiangya Overseas Alumni Association)成立十周年，借此良机，我应邀参加了在休斯顿举行的庆祝活动。

马里兰州地处美国东海岸中部，邻接首都华盛顿，有"自由之州""小美国"之称。位于该州巴尔的摩(Baltimore)市的马里兰大学医学院成立于 1807 年，是美国最古老的五所医学院之一，也是首个制定住院医师培训制度的学校，科研一直位居全美医学院前列。作为马里兰大学医疗系统(University of Maryland Medical System)的王牌医院，马里兰大学医学中心(University of Maryland Medical Center)拥有全美最系统的创伤中心，一流的杂交手术室，世界上最先进的手术设备和最宽敞的内科监护、心外重症监护和远程急诊手术病房。1968 年成立的世界上第一个创伤休克中心(Shock Trauma Center)开创了重症监护医学领域"黄金时间"的概念，因 97% 的抢救成功率成为世界典范；肿瘤中心致力于肿瘤疫苗，新型抗肿瘤药物和联合疗法的研究，2004 年第一个对肝癌患者进行立体微创粒子灌注放疗(SIR-Spheres, microscopic beads infused with radiation)治疗；作为全美领先的器官移植中心之一，2005 年成为美国第一个进行活体供肾者微创肾摘除术达 1000 例的医疗中心，就在今年 3

月,该医学中心完成了轰动全球的世界上最复杂的全脸移植手术。

有缘千里相会,马里兰大学医学中心与我院有着很多相似之处。该医学中心在全美所处的地位与我院在国内所处地位相当,医学中心也是教学医院,在职医生均为医学院的教员,而它在急救、肿瘤、移植等方面的优势正是我们之所需。同时,巴尔的摩是连续 21 年排名全美第一的霍普金斯大学医院所在地,马里兰大学与其仅几个街区之隔,无异于"关公面前耍大刀,鲁班门口木匠活"。"马大"与世界顶尖级高手为邻,还能挥洒自如、享誉全球,定有其过人之处值得我院学习借鉴。此外,我们还可借"马大"之桥,加深对霍普金斯医院的了解与合作,可谓一举两得。

马里兰大学医学院方面也非常重视我们的到访,给予了积极热情的接待。见面仪式上,分管财务、教学、学生事务、法律事务、国际对外交流的副院长悉数到场,在友好的气氛中亲切会谈、深入交流。第二天晚上,刚刚结束对中国考察赶回美国的马里兰大学副校长、医学院院长艾伯特·雷切(E.Albert Reece)教授,特地在当地一家颇有名气的希腊餐馆为我们举办欢迎晚宴。据悉,他这次来我国考察的目的是准备在青岛开办分校,可见美国对我国医学教育、医疗市场这块蛋糕的重视与垂涎!

在接下来的考察中,包括创伤中心、急诊、心胸内外、精神心理、肿瘤中心、老年医学等六个专科或中心主任亲自陪同并热情向我们介绍各自学科的特点与优势,讨论未来合作的形式与途径。特别值得一提的是创伤治疗中心和肿瘤治疗中心。创伤治疗中心有着全球独一无二的救治模式,由现场——直升机、救护车等多种转运形式——医学中心进行鉴别诊断、手术、康复,可谓一气呵成!不论伤情如何,病人只要能送到中心,就有 97% 存活机会,这的确是难以想象的惊人成就!如能与他们合作,必将有利于提高我院备战国家紧急医学救援队的实战水平,也为我院牵头省创伤救治中心的组建提供全新的思路与目标。肿瘤治疗中心坚持以病人需要为第一,通过多科联合会商,为每位肿瘤病人选择最优治疗方法的举措,给我们留下了深刻的印象。而相比之下,国内各个医院,也包括我院,还处于单兵作战的初级阶段:外科医生"一刀切之"为快,放疗医生动则放疗照射,介入医生"一管到底"誓不休。这种落后的治疗模式,亟待引起国内同行的深思与反省!

通过四天详细的交流互动、实地参观,双方就医务人员互访交流、急诊急救、胸外和肿瘤等学科合作,选送八年制优秀医学生赴美学习交流等达成共识。医学院院长艾伯特·雷切教授亲自出席签约仪式并签字,从而为这次访问画上了圆满的句号。

这次能成功访问马里兰大学,不能不提到一个人,就是前任马里兰州首府安纳波利斯(Annapolis)市执行副市长鲍勃·艾杰(Bob Agee)先生,正是他在任上促成了安纳波利斯和长沙结成友好城市。鲍勃先生似乎是担心我们学不到足够多的东西,给我们安排了近乎令人疯狂般紧凑而忙碌的行程并不给任何"讨价还价"的余地。但在我们成功签署友好合作备忘后,他却似目睹新人结合的媒婆一般,喜形于色,并以东道主的热情张罗"庆功宴",拿出了自己珍藏多年的中国茅台为我们洗去奔波的风尘,让连日的辛劳消失殆尽。在访问的最后一天下午,或许是想彰显他当年管理安市的成绩,他特地安排我们一行驱车一小时参观访问安市。该市历史悠久,在美南北战争时曾一度作为美国临时首都。早年为开发美洲,成千上万的非洲黑奴被贩运至此,从这里上岸开启他们在美洲的血泪史。而现在安市作为美国天然良港,被誉为"帆船之都",每年这座只有四五万人口的城市,却吸引了全球三百多万游客到访;当然,这也与全美四所军校之一、美国唯一一所海军军官学校设在该市有关。在车上,我们尽情欣赏窗外美景,不时由衷赞叹这座城市一流的规划、布局和天人合一、海天一色的自然风貌,算是对鲍勃先生多年苦心经营的最好回报。

地处巴尔的摩的霍普金斯医学院被奉为"医学圣地",所以常有"没到霍普金斯就等于没到巴尔的摩"之说,我们自然不会错失"朝圣"的良机。在紧张的行程中,我们拜访了霍普金斯医院院长班尼特(Richard G. Bennett)教授、老年医学中心主任杜尔索(Samuel Durso)教授,向他们介绍了我院详细情况,探讨合作可能性。我院规模、繁重工作量、所取得成绩给对方留下了深刻印象,为今后合作奠定了基础。此间,我院特聘教授、霍普金斯大学医学院老年研究中心负责人之一——冷晓教授为这次访问穿针引线、牵线搭桥,可谓功不可没。这也充分体现了我院大力海外引智、扩大医院影响、实现医院腾飞这一战略布局的工作力度。

此番访美,另一重要任务是参加美国湘雅海外校友会成立十周年庆祝活动。"十年树木、百年树人",十年前,校领导和部分海外校友在美国休斯顿发起成立了湘雅海外校友会。经过十年的发展,校友会在全美十余个城市设立了分会,使校友们从孤单打拼到抱团发展。校友会在促进湘雅医学院旅居海外的学者及科技专业人才之间、海外校友和湘雅医学院之间的信息交流,弘扬湘雅治学精神,增强校友之间的友谊等方面发挥了巨大的作用。校友会成立十年,湘雅医学院也将迎来百年"华诞",百年湘雅急需海外校友和学子的大力支持与回馈!此次重聚各位校友及到会领导一定别有一番滋味在心头!即将走进新百年的湘雅也期待着这次在休斯顿重逢后的下一个十年,海外校友和母校本身都有各自的惊喜。

11 月 17 日,来自海内外百余名湘雅学子、湘雅医学院及附属医院负责人组成的母校代表团重聚于美丽的休斯顿,参加十周年庆祝活动。休斯顿总领事是湖南老乡,由于公差在外,特派副总领事参加活动并作了热情洋溢的讲话,休斯顿湖南乡亲会也专门举办招待会庆祝校友会成立十年。湘雅海外校友会历任会长和副会长争相畅言,纷纷代表全体海外学子表达了他们对母校的深深眷恋。田勇泉副校长也深情致辞,希望湘雅海外校友会不仅成为海外学子相互沟通和联系的纽带,更应该作为他们同母校交流的桥梁和平台,共同促进湘雅医学的繁荣和发展。

在学术交流报告会上,校友们分别介绍了在干细胞、遗传学、肿瘤放疗、临床技能培训和医疗安全等方面的成绩。报告时间虽短,但却足见校友们在各自领域的造诣与影响,在场者无不倍感自豪与振奋!我院受校友会之邀作了两个报告,在关于《湘雅科研现状和中国科研资助机制》的报告中,我们衷心希望校友们帮助母校和医院时,充分发挥各自的建树与资源,在对国家未来的科技卫生决策和政策引领中发挥湘雅人应有的影响。而《特大型综合医院医疗安全 SAFE-CARE 体系初探》的报告,介绍了我院近年建立的 SAFE-CARE 体系,引起大家的热议与共鸣。其实,虽然中美医疗体制全然不同,但在医疗安全与风险防范上却有太多共识,其中最大的共同点就是临床工作中一定得按标准、规矩(stand)行事和保持充分有效的医患沟通(communication)。

庆祝活动上还有一件值得我们二院人高兴和自豪的事:在我院工作多年、现为我院客座教授的刘振启教授被评为湘雅海外杰出校友。我想,这里必然有他在美国的不懈奋斗与努力,但也一定与他骨子里存在的二院人勤勉刻苦、务实创新的基因相关!

十天匆匆的美国之行虽已结束,但美国友人的热情好客、湘雅校友的拳拳之心仍在眼前挥之不去,发展医院及学科的千钧重担依然在肩,任重而道远!

(来源:中南大学湘雅二医院网站)

2008 年 5 月 12 日,四川汶川县发生 8.0 级地震。地震发生后,中南大学湘雅二医院曾先后派出 15 批次共 48 名医疗队员奔赴地震灾区,救治了 4000 多位伤员,并在院内成立爱心病房,收治 49 位转运的伤员,为抗震救灾工作作出了积极的贡献。本文将开启尘封的抗震日记,"再忆 5·12"。本文作者为震后第二天率队赶赴四川灾区的湖南省第二医疗队队长,现湘雅二医院院长周胜华教授。

"再忆 5·12"
——开启尘封的抗震日记

作者:周胜华

"5·12"本是一个"天使之节"——国际护士节,然而自从 5 年前 5·12 汶川大地震的那天起,这一天又赋予了国人另一种意义与记忆。作为当时卫生部和湖南省抗震救灾医疗救援队的一名成员,5 年来,救灾前线的人与事始终让我难以忘怀。作为队长,尽管在繁忙之余每天试图记下些什么，也本是该收藏或封存的个人记忆与秘密，然而"4·20"雅安大地震再次勾起了自己对往事的回忆。电视新闻中那熟悉、亲切又不断让人感动、震撼的画面，促使自己利用"五一"假期，打开尘封了五年的日记，整理当时在仓促中记下的人与事的点点滴滴，想与思的原汁原味，希望能为医院的发展和青年人的成长提供一些"正能量"。也献给当年一同参加抗震救灾的队友、同事和此刻正赶往雅安抗震的我院的医疗队员。

出发：2008 年 5 月 14 日，下午 4：30 于飞机上

接到去四川灾区参加救灾医疗队的通知刚刚 30 个小时，我们就搭乘卫生部和省人民政府派的南航 CZ071 专机从长沙出发飞往成都。但今夜我们最终目的地在哪里，是汶川还是北川？或是都江堰？大家心里都没底，但队员们都有一个共同心愿，那就是要到最前线去，到最需要我们的地方去。

回想过去的 30 个小时，一切都是那样的紧张而又忙乱。从温总理第一时间赶赴灾区，我就已预感作为一名医务人员的责任与义不容辞了，这次召集的医疗队员都是医院的骨干，业务上不用担心，但如此强大的地震，如此多的伤亡，对此我们这一代人都缺乏经验，所以凡事只能往最坏处想，作最坏的打算。我知道自己最大的责任除了圆满地完成本次任务外，就是要把 20 名队员全部安全地带回来。

出发前，我最大的担心是所带的药品、器械不够，队员们自备的饮用水也不够，但在机场，其他医疗队很多物品因严重超重以至会影响飞行安全，都没能随之同行，被黄花机场的货运人员不容商量地留在了长沙。这又说明我们一切行装从精、从简、从需的决策是对的。但不知此刻灾区的情况如何，我们带的药品及器械又能撑几天。登机时听说卫生厅有 50 辆救护车及保障物品后续就到，这也让我心里感到有些底气和宽慰。

从医院出发的时候，领导和同志们相送的场景，让人心情十分复杂，毕竟我们这一代人作为共和国公民都没有经历过如此的大灾。像几年前抗非典一样，我们这些所谓的白衣天使们又在经历一场生离死别，此时心中热情与悲情一同交织。妻子坚持要来送别，为不让她难过，我只能装着兴奋与没事，而没去理会她。大约她也看出了我的心事，不忍在现场久留,让我分心,便独自躲在车队离院必经之路——她工作的病房前默默伫立,可惜车队路过时她没能透过黑色的车窗玻璃看见我在拼命地朝她挥手。车队飞驰而过,她最终没能知道我在哪辆车上,而我也是心里一阵发酸,但暗暗发誓,我一定会安全地回来,一定会把全体队员平安带回家,也一定会圆满地完成这次光荣而艰巨的任务。

到达:5 月 15 日,上午 11:05 于急救现场

一直未能抽出时间来记录点什么。

昨晚的飞机于 18:11 分准时降落在成都机场,一下飞机就感到了机场异常繁忙,军车和贴了救灾标志的平常绝不可能进入的民用客车及卡车在机场川流不息,突来的灾情不免让机场的组织工作忙乱。下午两点就到机场的吉林省医疗队在停机坪上等了五个小时,因随行的各类物品不能一同带往灾区的队员们只能苦等。我省的 7 个队还算幸运,四川省卫生厅派了 4 台客车,2 台货车,在警车的指引下,我们只等了一小时便离开了成都双流机场。

出机场前我们就得知湖南省医疗队被分成两个大组,湘雅、湘雅二、湘雅三院领队的 1、2、3 队及 CDC 进驻彭州,另外的队员去龙泉,而彭州是成都周边地区转来伤员最多的地区之一。没能去汶川一线,让我有些惋惜,同时心里的压力也轻了一些。我们的车队大约在晚上 10 点到达了彭州市医院,这是一家县级医院,平常开放床位约 300 张,在这次救灾中被指定为伤员的重点二线急救点。短短不足 48 小时,这里就收治近 2000 名伤员,而重一点的伤员都安排去成都治疗。我们的到来将使这一局面得到根本的改变,经商量省厅领导,决定在这一点派驻第二、第三两个医疗队,约 40 名队员,以湘雅二医院和湘雅三医院为主力队员。

领到任务,我们便查看医院的环境,从病人及医院周边的群众得知这次灾情的严重远超想象,彭州的一个旅游景点可以说是顷刻人间蒸发,变了模样。就在我们到的当天该地还发生多次余震,这使得我们不敢入住室内。在医院和一群志愿者的帮助下,我们搭起自己的帐篷后,便和医院领导及骨干队员查看了病人的病情,再一看表已近凌晨 2 点。

为保证第二天队员有充足的体力,我催促大家尽快休息,大都也是和衣而睡。这时却得知一名外伤病人急需手术,骨科的倪江东教授(编者注:时任骨科副主任,现任大外科主任、创伤骨科主任)主动带领队员投入了抢救。我们的工作终于就这样揭开了序幕。

开始:5 月 15 日,晚 9 点于彭州医院医务科

昨夜 1 点已与彭州医院的负责人讨论好了今天的工作方案,尽管在帐篷入睡已是凌晨 3 点,一睁眼就到了早上 6 点。听凌晨做手术的倪江东和麻醉师曹丽君(麻醉科副主任医师)说手术时输液管在空中及桌子上晃动,说明仍是余震不断,因此既要尽快地开展好工作,同时又要保护好大家的安全,是医疗队两件同等重要的头等大事。

由于灾区的供应并不能充分保障,加上还有众多的病人同样需要免费供应食品及餐食,所以今天早餐各队员都限量供应一小碗稀饭和两个小馒头。从医院食堂女服务员那充满歉意的眼神,我们也感觉到了她们的无奈,各位队员也非常理解并给予配合。

上午 8 点不到就陆续有伤者转来救治点,天上不时飞来飞去的直升机,预示着转来的伤员必定不少。各种情况的伤员都有,大多是山里无助的山民,由于在山里阻隔了 2 天,伤口多已发红感染,有的已经溃烂。一个青年伤员的脚趾经过清创、换药后,不得不切除其中的一个,以避免感染的扩散。令人感动的是这里的山民在大灾面前仍然表现出善良、坚强,他们的眼里是企盼求助,脸上却没有一点抱怨与责怪。面对这样一群善良的人们,我们的灵魂也得到了一次净化。

考虑到队员们从长沙出发近 40 小时基本未合眼,我下决心为队员在救治点附近找一个招待所。一是让大家做一下简单的个人卫生,二是希望能让大家安稳地休息一晚。然而,晚上 8 点刚入住不久,大家就因感觉到房屋震动而慌忙跑到室外,招待所的老板也在路边支起了帐篷。

几经权衡,我还是决定让各位队员进入室内休息并洗漱一下,以便明天有充足的精力投入工作。

晚上湖南卫视义演赈灾现场连线采访了我们,队员们都非常鼓舞。

手机上我们都收到很多朋友、同事、领导和亲人的问候短信,也让我们感到十分亲切。

我让大家穿好服装入睡,随时准备撤离,心里则暗自祈求老天保佑,让我们安静地熟睡一晚。

5月16日,晚10点

昨天的祈祷总算灵验,大多数队员在连续工作了近40小时后都能进入梦乡,也有队员告诉我早上6点房间家具有明显晃动。但有了昨晚的经历后,大家也就不再那么紧张了。

尽管已是震后3天了,彭州的店铺大部分还是店门紧闭,街上穿梭的大都是来送伤员的救护车和运送物资的卡车,我们在医院的工作更是一片繁忙。

今天收治的病人似乎比昨天要少些,加之队员们都是各医院的业务骨干,一天几十位伤员的治疗似乎远没达到队员的负荷,加之出发时大家想的都是去汶川这样的震中区,一种有劲使不上的感觉在部分稍年轻的队员中蔓延。他们也多次要求去更前线,或者随当地的120去一线转运病人,据说我们的另一个医疗队就安排部分人员编入了当地的120。预计说服队员服从指挥部的统一指挥,发挥作为国家医疗队专家的作用将会成为今后几天自己工作的一个主要任务。其他转送来的病人也都具有震撼性的,一位怀孕七月的孕妇跟着丈夫和几位朋友去一个叫银厂沟的风景区游玩,突然山崩地裂,稍走前不远的几个朋友瞬间不知去向,她和丈夫连爬带滚花了六个小时,才遇到救援的人员。她沿途看见不少的人苦苦呻吟,双脚或整个下半身压在岩石下,有的已是奄奄一息。求生的本能及为了腹中的孩子,她只能在这些人身边放瓶矿泉水,并安慰他们不久便会有人来救的,便匆匆逃难。尽管她的叙述中仍带有明显的懊悔与歉意,却丝毫不影响队员对她的尊敬。大家一边给她清创、输液,一边给她买了牛奶、面包并将志愿者送给医疗队的水果分给她,终于使她的情绪安静了许多。

下午5点,有关湖南医疗队能否进山急救的问题,也有了实质性的进展,经过多方交涉,指挥部终于答应能让四辆从湖南支援的救护车进山救人,但我们 20 名队员作为专家不能冒险同行。大家赶紧给来自岳阳的 120 司机备好干粮和矿泉水,让他们带上指挥部发给的棉大衣和通行证,以羡慕、妒忌的眼光送他们出发。我们也暗自为他们祝福,也祈祷他们明天(通知他们要在山上过夜)能带回更多的生还者。

5 月 17 日

昨夜又发生较强的余震,今天当地报道说有五级,发生的时间是在夜里零点五分。事先有通知,医院也都将 2 楼以上的病人转了出来。我们得到通知时已是零点前几分钟,为不打扰队员的美梦,我一直处在清醒状态。果真十分钟不到,室内的一切物品及身体就有明显晃动,而我似乎还听到一声闷响。大家紧急散出后,为是否要再住进帐篷而激烈讨论,最后是女老板一锤定音:如果听到了闷响声,最好还是别再住室内。于是大家停止了争论,除了中医附一两位青年骨科医生不愿美梦再受打扰外,其他人都毫不犹豫地搬进了约一里路外的帐篷。

昨晚的湖南卫视义演晚会,因微波信号传输的问题,没能将上午湖南卫视赴川采访小组拍摄的不少队员抢救伤员的画面传回,最终未能在晚会上播出,大家多少有些沮丧。但是,看到演播厅有那么多老师、同事、亲人在里面,又感到很开心,大家都争着在里面找自己的亲人。这是入川几天来大家最开心的时刻。

刚进入零点,就收到妻子发来"生日快乐"的信息,今晨又收了。刚才自己偷偷在外面吃了碗面条,算是过了一个非常有意义的生日了。其实本也没打算再怎么办,总觉得过了 45 岁这座山就应走下坡路了,正好明天是骨科董忠根医生(骨科副教授)的生日,于是便安排赵丽萍副主任(护理部副主任、临时党小组长)明天为他买一个蛋糕,大家一起再庆祝一下。

(19:50 停笔)

5 月 17 日,晚 10 点再记

昨天就听说胡总书记要来彭州,说明彭州的灾情前几天被忽视了,

现在已引起了中央重视,结果今天当地的报纸全部是介绍彭州的灾情如何严重,救灾措施又是如何的有力等等。总书记也果真于今天来到了彭州,并去视察灾情最严重的小鱼洞、银厂沟等地。我们队员中也有3位队员实在耐不住媒体报道的鼓动,一起私下去了灾区的纵深地区,看到了全部是满目荒凉、遍地倒塌的房屋和军人正在处理的一具具尸体,军人们都清一色的套了口罩。三位队员回来的路上也充满传奇,回来时遇到了总书记的车队。看到他们三个兴奋得不得了的样子,我也不好多说什么,只强调下次一定要集体行动。

由于队员中有同学和细心的人,最终没能瞒过自己今天生日的事。大家早已准备好要为我到外面办生日聚会,费尽口舌总算说服大家带上医院为我们准备的盒饭,加上再到餐馆炒几个川味菜,一同回到驻地小聚一下。不想大家还是办的非常丰盛,还特地买了一大束鲜花。我从内心里感谢他们,并宣布明晚将在帐篷为董忠根医生办一个别具意义的蛋糕烛光生日宴会,大家更是觉得开心。其实大家心里也没底,因为省卫生厅的领导正赶去成都开会,要夜里一点才能赶回驻地,不知会带回什么新的任务。

5月18日,晚10点

入川已整整四天,一直没有睡个安稳觉。

昨夜仍有明显震感,躺在床上犹如船上,而多数队员已习以为常,不再有任何躁动。刘君武副厅长(时任湖南省卫生厅副厅长、中医药局局长,现任湖南省医院协会会长)昨夜从成都赶回已很晚,一早就传达了上级的精神,说明今天起将派部分队员去更前线的灾民安置区和收治站,而这正是大家所企盼的。我们很快就召集了6名队员分乘两辆救护车,于上午十点准时向灾区纵深挺进。

气温渐高,院内交叉感染的风险越来越大,前天我们的队员就诊断了当地首例气性坏疽的病人。据说整个成都发现了6例,此病一旦传播后果不堪设想,所以根据指挥部的统一安排,医院住的轻病员必须尽快转移到其他灾民安置点。其中一个来自小鱼洞的重灾区的伤员须转至离医院约 15 公里的升平县初中学校的安置点。因为经几天的共同工作，加之同是心血管专业，彭州医院的书记对我也是特别关照，破例亲自陪我乘 120 救护车送这位 70 岁的老人去了这个安置点，同时顺便参观一下乡镇卫生院。没想把一个伤员送到安置点也很费周折，原因是这个只有 1500 人安置能力的安置点已挤满了 4000 名灾民，增加一个人都犹如增加一个巨大的负担。好在陪我去的医院书记还真是当地有脸面的人物，几个电话加上几句软硬兼施的交谈，总算是把病人移交了。然而，病人靠着拐杖蹒跚进入安置点时，我心里不禁一紧，他足上的伤口还明显红肿，并有渗出，但愿安置点的当地医务人员能给予强力的治疗。

晚上，生日晚会大家非常开心。而晚间新闻已宣布明天至 21 日为全国哀悼日，且公布地震为八级，彭州正式宣布为灾区。这都预示我们的工作会更加复杂与艰巨。

5 月 19 日，晚 9:53

到达彭州第五天，我们医疗队终于将于今日乘车向山里、向村户开拔，这使大家异常兴奋。其实我们早已料到，由于大规模的医疗队转移运输代价与成本太高，短时间内难以有另一支能替换我们的队伍到达，所以我们未来主要任务必定要进山走村串户，送医送药了。但愿我们这帮省城里来的大教授能一直保持住旺盛的精力和热情。然而，天气渐热，每天近 100 公里的往返里程及高强度的乡村保健、防疫任务，必定使大家感到疲惫不堪，必须让大家要保持理性和体力。于是，便经常用各种语言给大家以"暗示"。

开往山区的车队由我省派的三台及当地医院的一台救护车组成，刘厅长也和我们同行，出城不到 20 公里，只见公路边的房屋屋顶形如筛孔、瓦片散落满地。等车再前行不久，就可见到处倒塌的房屋及处处可见的山体滑坡，军人们在忙碌地扫清公路的障碍，拆除路边随时可见的危房。我把脑袋探出窗外，想多拍几张这难得一见的照片，却立即被一位神情严肃的士兵制止。不到一小时，我们就赶到了一个叫白鹿的重灾区，这也是这几天当地媒体重点关注的一个地区，这里的房屋倒塌达

90% 以上，所幸的是由于房屋本身就轻质简陋，并未造成严重的伤亡。但村民几乎已是一无所有，只能集中栖身于路边简陋的油布棚里。生活安排得还是有序，集中一起的做饭点，堆积了外地送进的各种蔬菜，灾民的情绪也还乐观，对我们的远道而来充满惊叹和感激，对党和政府赞不绝口。在他们看来，能在如此大灾中活过来就算是万幸，其他都不敢多想。

为赶回医院参加 2 点 28 分举行的全国公祭活动，我们在完成了 4 个村民集中点巡视后，就急忙赶往城里。途中，收到了卫生部协调组发出的尽快寻找一位失踪广东医疗队员的信息。医疗队员本身安全问题再次让我感到沉重，我只能再次向队员们强调纪律的重要性。另外两条消息也让人心里感到沉重，一是四川卫生厅发出一条信息鼓励各位队员再接再厉，在未来 7~10 天打好防疫防病的攻坚战；二是说这几天还有 6 级左右的地震。因为经过了前几天的战斗洗礼，大家似乎也不再怎么在意，更多是关心下一步的工作怎么做。各自藏在内心的在灾区工作的心理承受期到底有多久？

5 月 20 日，凌晨 1:30 急录

我自信这真是人生难得再有第二次相似的经历了：由于白天的体力透支，躺在床上一会就昏昏入睡了。一条长沙发来的信息把我们从睡梦中惊醒，说他在中央电视台看到预告，说今、明二天彭州有 6~7 级的地震发生，这时当地电视台也不断滚动播放提示，提醒和催促市民尽快找空旷地休息，店老板也敲门不断催促我们离开。就在此时，全城的手机信号中断约 5 分钟，大大小小的车辆夹杂着人流向成都方向而去，彭州似乎就要变成一座空城。此时医院的领导也驱车赶到我们的住地，一是通知我们马上搬到室外，二是告诉我们工作点帐篷已被子医院病人占用，我们的栖身之处稍后再想办法。而此时我清点人数，惊奇地发现还有四名队员因要把当天的新闻和照片发给医院，正在网吧忙碌，而此时手机联系已不可能，我只能以命令口气派另外两名队员去寻找，好在 15 分钟后大家终于相聚。当我们赶到医院时，呈现在眼前的是一场大战即将来

临的紧张现象。彭州医院领导急切地分给我们两个帐篷,神情紧张地让我们分乘三辆救护车在市区找空旷地方扎营。容不得多想,我们组织队员与厅领导一起,终于在市公园大门口的一块空地上随便铺设了几块塑料布,并展开从长沙带来的一套野营行头,14 位男士就这样安营扎寨了。接着,我同样以强制性命令的口气,催着 6 位女士在救护车里小睡。由于我们这些男士的扎营地就靠在马路边,过往的人行,飞驰的车辆,以及高音喇叭宣传车催促室内人员撤离的揪心刺耳音,让人怎么也难以入睡,反倒勾起了大家的兴致。大家说,今夜到要挺起胸膛昂着头看看七级地震是什么样子。然而,这十几条铮铮汉子,最终未能挺过数日来的疲倦与困乏,不到半小时,我耳边就响起了鼾声奏响曲。这是只有疲劳到了极点的人才能发出的鼾声。其实,我自己的内心也是充满的矛盾,我们一切都准备好了,难掩心里的"期待"!可又想灾区的人民,灾区的子弟兵,要知道有时候最后一根稻草能压死一只骆驼啊!而对这样强的地震预报,明天我们还能进山吗?　(2:00Am)

5 月 21 日,晚 8 点

前天夜里虽有余震,但远没有预报的那样强烈,更是由于大家都是路边就地而宿,也似乎没什么感觉就算过去了。

尽管预报有强烈余震,进山走村串户的活还得照常进行,临行前反复告诫队员集体行动。然而,下午集中归队时传来消息有队员掉队,更说有队员进村时被狗咬伤。这些都说明集体行动的重要。晚饭后,我不得不召集相关队员,先是集中重申了纪律,接着又是找个别队员单独谈话。其实,自己内心对队员想更深入地走进灾区纵深,更真切地去体会这难得一见的大自然的神奇力量也很理解。但队员们的安全问题容不得任何含糊与妥协。也就在此时,心里一种尽快完成任务,尽早率大家早日回家的感觉也尤显迫切。

关于被困灾民受压 196 小时还能成功被救出的这种情况,我第一时间就感觉到它是一个标志性新闻事件。从我省派往前线的潇湘晨报记者刘少龙处得知消息后,我便立即通知所有队员迅速赶到医院集中,作好紧急抢救的准备。然而等了十分钟,仍然不见救护车影子,大家都感事情的蹊跷。此时,一辆军用吉普车飞速而来,下车军官也急切寻问被救者的下落,我突然预感到病人可能就在我们一墙之隔的乐山医疗队,我带这位军官立即赶过去。果然一位严重脱水,极度衰弱的老妇人刚被送到。经过极短的时间判断,确定幸存者生命体征基本安稳,乘吉普车来的军官不容讨论,命令式的口吻要求急转成都。我也就在一瞬间决定将病人立即转华西医院,容不得半刻思考,将赵丽萍主任推上救护车,自己也一脚跨进车内关上车门,在那辆军用吉普车的开道下,向成都飞驰。

一路上病人处于模糊状态,呻吟躁动不止,我们在设法让她安静的同时,及时向华西医院领导及有关媒体报告病人的状况,并告知媒体病人的儿子这几天一直找母亲,能否尽快通知其赶到华西医院 ICU。

毕竟有军车开路,原本一个多小时的路程只用了 40 分钟就赶到了。华西医院负责人、担架车和多家媒体已在那等待。就在我们刚将病人安顿在 ICU 病床上几分钟,病人的儿子也匆忙赶到,那母子生离死别的团聚场景顿时让在场的医务人员潸然泪下。在回彭州的路上,我们得知湖南卫视在国内媒体中最先报道了震后 196 小时被我们救治的重要新闻,同车的四川乐山医疗队的同行在惊叹湖南医疗救援反应速度的及时,也不断夸湖南卫视的节目敏感,并让我们答应她们在整个任务完成后带他们到长沙见汪涵等主持明星。

回到住地已是次日凌晨一点。

5 月 22 日

昨天转运华西的被困 196 小时病人引起了各大媒体关注,作为成功转运了这个病人的医疗队自然也备受关注。昨夜就接到湖南卫视的电话,约我今天上午十点,到临时设在成都一家三星级酒店的工作室接受直播访谈,在去成都的路上又接到央视的电话,希望在上午 11 点接受电话连线采访。此时很为队员们做出的成绩高兴,队员们也为自己的工作和学校向各医疗队发来的慰问信倍感自豪。到达成都预定地点时,离直播还有一些时间,我买上几份当天的报纸,见各报都在醒目位置登出了昨天送来华西的病人,其中还专门描写了这个病人与两只小狗的传奇故事。这个病人是震前到山里拜佛的香客,不巧碰上了地震,她在被泥土压住被困的几天里一直靠点滴雨水维持生命,还有庙里方丈养的两只小狗一直陪伴着她,小狗还不时在她脸上舔舔;在当地搜救的军人正是根据两只狗的叫声找到她的。记者在文中除了表示出对这位万幸的幸存者的关注外,也提请市民关注这两只义犬的命运和下落。确实,大灾面前任何生命都同样值得珍惜,更何况它们曾经与她相依相伴 7 天 7 夜。

坐在湖南卫视临时工作室所在的酒店的大堂沙发上,感觉原本非常普通的沙发是那样豪华,不知不觉就坐在上面甜甜地入睡了,还是卫视记者将我推醒,我连忙赶到楼上完成了直播和央视的电话连线。回到彭州,一看还有一点空闲时间,又特地去了当地很有名的寺庙兴龙寺。当地居民无不惊奇地说,如此强的地震,寺庙内一座千年古塔却毫发未损,一定有灵验之处。于是,我以非常虔诚的心情,敬香拜佛,为全体队员和灾民祈福。也真有点神奇,刚从寺庙回队,就得知明天彭州医院的领导会同我们全体队员一起到当地灾害最核心区银厂沟风景区巡查,同时也是医院领导估计我们离回家的日子不远了,他们几经联系,终于能让我们这一直盼望又难于启齿的愿望得以实现。全队得到这个消息既感高兴,更感激主人的精心安排,其实他们也还有很多更重要的事要做。

5 月 23 日

今天终于看到这近十天来一直想看到的银厂沟,一路的惊险才知为什么沟内除了军人,任何外人包括地方救援队都不能进入。入山的路每隔 1~2 公里就被山体滑坡阻断,全靠士兵修建的临时山石路通行,其中一个山体是整个山顶尖都下降几米,巨大的岩石,甚至从来未见的可能来自地球深处的褐色巨石横亘在眼前,让人不寒而栗。救护车的司机可能从来没有走过这样艰难的泥石路,经常要我们下车帮忙推车或打手势帮助引导通行,到了沟区更是死一样的寂静。银厂沟号称成都的肺,负氧离子丰富,每个周末都有数万人前来休闲度假,据说地震的当天不是周末但游客还不少。即便地震过去近十天,前期进入的成都军区的部队做了大量的清理工作,地震造成房屋、财产损失和人员伤亡的痕迹仍然随处可见。面对此景,我们都不敢想象当时正在兴高采烈游玩的情侣、母女、老人面对顷刻间的天塌地陷是何等恐惧及如何相携逃亡或从容面对死神的。此时也只有我们看到的一双双沾满泥土的鞋帽、衣服和一些残缺的画板,儿童玩具和断裂的钓鱼杆在默默地诉说各自主人的悲剧。

在回城的路上,救护车上十分寂静,我知道队员的心情一定不好,一种想家的感觉突然在心里萌发。在沟里,看到另一种情景也让我特别伤感,为了防止灾后疫情发生,防疫队员和警察正在用木棒或冲锋枪追杀已经找不到主人的流浪狗。看到它们在人类追逐下疯狂逃窜的样子和惊恐的眼神,自己更为那两支帮助挺过 196 小时的幸运者的义犬的命运担心。其实在如此大灾面前,众生都是平等的,它们也是大灾的幸存者,不知未来的文明社会能否有更好的办法来处理这或许不起眼的小动物,善待一切生命。这或许也是我们民族真正崛起和成熟的日子。

尽管一路心情沉重,但路上收到了让所有队员无比开心的信息:指挥部通知全体队员护送灾区严重伤员回湖南省各大医院治疗,并有第二批医疗队来接替我们的工作。救护车上顿时一片欢腾了!

后记(2013 年 5 月 1 日)

在与前来交接换岗的我院第二批医疗队员团聚后,又参加了彭州市卫生局举行的答谢和欢送"晚宴",之后,我们第一批医疗队于 25 日早上从彭州出发,经绵阳于当日中午抵达德阳火车站。在车站执行搬运伤员上火车任务的是邱少云烈士生前所在部队,现在是军中的王牌空降兵,队员们在空闲之余也争着和这一英雄部队合影留念。就在搬运伤员上车时发生了强烈的余震,月台、铁轨、列车在不停地晃动,但再大的余震也挡不住大家护送伤员返湘的决心。

在彭州至德阳的一路上,我反复在思考着这次大灾到底让我们失去了什么,得到了什么,又感悟到了什么。大灾面前,灾区人民为何如此冷静地面对周围的一切?队员们为何心甘情愿地为他们付出一切?曾有一位路透社的记者追着问我们的队员,你们从千里之外来到这里,到底是自愿还是受政府所迫，因为在西方国家要想使一批医师、教授成群结队地在大灾后的第二天就赶去救灾是想都不敢想的事。我们的队员都坚定地回答：我们 100% 的自愿！或许这正是我们所得到的……

后来，我从当时同我们一起乘火车回湘的记者口中得知，那两只陪伴和救助受压 196 小时香客的义犬，已被爱心人士找到并被收养在成都爱心人士家中。我曾两次利用出差的机会回到彭州并看望这两只可爱的小狗。而今，彭州人民医院整体搬迁至新址，彭州的市容也发生了惊人的变化。

"5·12"这个日子注定把医务人员和大灾联系在一起了，无论是非典、汶川大地震，还是这次雅安大地震。绿色和白色总是出现在第一时间和最前线，而这些白衣人员在一夜可以被人称为天使，过后不久都又沦为"白魔"。要破解这其中的答案或许靠我们民族在这次面临大灾面前所表现出的坚韧、包容和相互理解，而这一切的基础就是善良和爱。其实这些我们都不缺乏，只是在大灾和患难来临时才表现得一览无余。

（来源：中南大学湘雅二医院网站）

后 记

历时两年,当这部 20 多万字的书稿即将交付印刷时,已是 2014 年盛夏。深夜,窗外的虫鸣鸟叫声和片片蛙声,犹如要唤醒我们这群人——既可称得上是湘雅的传承者,但与历经百年风雨、饱受岁月风霜的"湘雅"相比,却又显得如此稚嫩。我们该想些什么? 我们该干些什么?

我时常在思考,湘雅历经百年,湘雅二医院仅有 56 个年华,究竟是什么能使二院、使二院人在短短的 50 余年拔地而起,横空出世。那种能让二院人在一个晚上使医院环境变个样,并在无数的各类评比竞赛中"只争第一、不拿第二"的团队追求,其精神源泉、其文化之根究竟在哪? 或许这答案永远和岁月一起珍藏在二院人的心中,却又时刻表现在他们的日常行为之上。

回首近十四年 5000 多个日夜的医院管理岁月,对于当年全院职工的极力举荐、支持,甚至用"选票"将我"抬上"医院管理者岗位,我始终心存感激。角色的转换,使我和妻子原本设计好的人生发生了颠覆性的改变。此刻,我要感谢胡冬煦校长、孙振球副书记等湘雅一大批老领导的谆谆教诲,使自己能在较短的时间内从一个专业技术骨干向医院管理者艰难转身。还要感谢中南大学高文兵书记、黄伯云老校长在我 48 岁的本命年,给我思考与实践的更大平台。这一切,都使我在这十余年尤其是近四年来,日日夜夜不敢倦怠分秒,生怕辜负领导,失望群众。

担任医院管理者的这十余年,正是中国社会经历多元发展的时期。

传统的价值体系,甚至道德底线受到严重的冲击和挑战。医院作为一个浓缩版的社会,无法也不可能成为一方净土。今天,中国医院的院长无不在"处处补漏处处漏,事事担心事事惊"中煎熬,接受历练,艰难向前。如何构筑一张网,防范医疗差错,保障医疗质量,并不断把网织密,使之成为一道真正意义上的"防火墙",乃是本书写作的初衷。

就在此书交稿时,中国的医改进一步向纵深发展。党的十八届三中全会提出的健康产业新概念和国内医患关系仍然紧张,某些医院挂白旗、戴钢盔上班的尴尬现实告诉我们:中国的医改前程光明,但道路依然十分曲折。可喜的是,我们苦苦思索如何更好地发挥"国家队大医院"的担当精神之时,张尧学校长提出的加强医院内涵建设,切实改善服务,坚持以病人为中心、以医生为核心,建立临床大数据等理念,为我们提供了一条发展的新思路。再塑"王者"湘雅的日子必将到来!

然而,作为业务出身的医院管理者,毕竟跳不出医生的视野,就像孙悟空始终跳不出如来佛的手掌心,我们也冲不出行业的篱笆。在编写此书的过程中,我明显地感觉到力不从心,然明知无力却勉而为之,错误难免多多,更有可能挂一漏万。然而,就像要向老师交卷的学生,我们真有行医中的"如临深渊、如履薄冰"之感;好在只当是在外打工的游子献给百年母亲的生日礼物,自然也就心中坦然了。所谓"礼不在贵,有心则诚"。这也是我向全体二院人的一份真诚谢意,同时还是我对早些年因病离世、我则未能尽孝的母亲的报答;此外,我把它献给我的妻子,算是作为改变当初彼此约定、走上自己新的事业轨迹的致歉信。

2014 年夏于长沙暮云·山水南雅

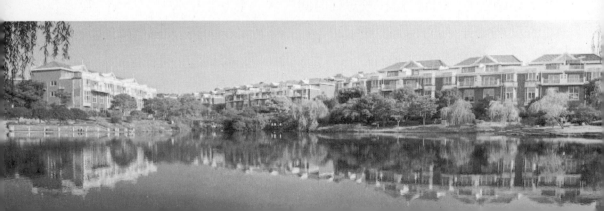